腎臓を守る 食事シリーズ ❸

腎臓病 たんぱく質40gの献立集

改訂版

自治医科大学
附属病院／附属さいたま医療センター

監修●宮本佳代子
栄養指導・献立●佐藤敏子
献立●茂木さつき／荒川由起子
手塚洋子／猪野瀬渚／野城詩乃
病態解説●田部井薫／大河原晋

調理●今井久美子

女子栄養大学出版部

はじめに

『腎臓病 たんぱく質40gの献立集』は、「腎臓を守る食事シリーズ」の3巻目として2011年に発刊されました。この間に腎臓病の食事療法も少しずつ変わってきました。医学の進歩や患者様ご自身の療養生活の取り組みの成果もあり、高齢期まで元気にすごせるようになりました。しかし、どんなかたでも加齢に伴い「食物を噛む力、飲み込む力の低下」「筋力の低下」が起きてきます。また、栄養価計算の根拠となっている日本食品標準成分表も改訂されました。このような背景を踏まえ、今回の改訂に至りました。

医師から「たんぱく質40g」を指示されて本書を手にされたかたには、たんぱく質制限食にはじめてとり組もうとされているかた、体格のよい男性、ご高齢のかたなどいろいろなかたがおられると思いますが、本書は主にたんぱく質制限食にはじめてとり組まれるかたのために全体を構成いたしました。

したがって、腎臓病の病態と食事療法の基本、今回の改訂では高齢期の食事管理についても書き加えて解説しました。病態の解説では、検査値からご自身の病状を知る方法も紹介しました。ご自身が実践されている食事療法がうまくいっているかどうかの指標となるのが検査結果と体重です。検査結果は、現在の腎臓の働きを示していますから、検査結果に関心を持ち、体重を測る習慣は、ご自身でも体調の変化に気づくことができるようになり、よい療養生活を送るのに役立つことでしょう。

また、本書では、献立を1食単位で紹介しました。1食あたりの目標とするたんぱく質量に段階を持たせた献立（5g、10g、20g、30g）のなかから、1日40gの献立になるよう3食を組み合わせてご活用ください。これによって、日常の食生活で起こってくる、さまざまな場面、たとえば、外食が多くなりがちな時、宴会や家族・友人との食事会でごちそうを食べる日，中食を利用したい時にも対応できるようになります。それぞれの、段階別の献立を見ていただくと、たんぱく質摂取を節約したい時の工夫、ごちそうを食べたい時の前後の食事の調整の仕方や注意点がおわかりになると思います。ここに示した工夫をとり入れていただくと、「たんぱく質40g」でもおいしく満足感のある食事が実現し、たまにはご家族や友人との食事会も楽しめるようになると思います。

本書が、皆様のよりよい療養生活のお役に立つことを著者一同願っております。

宮本佳代子

目次

CONTENTS

この本を使う前に

本書は、慢性腎不全で、たんぱく質制限などの食事療法を指導されているかたに活用していただくものです。献立は、１日の摂取目安量を次のように設定してあります。

エネルギー 1800kcal

たんぱく質 40g

食塩 6g

カリウム 1500mg

● 本書の大きな特徴は、朝昼夕1食ごとの献立を選択・組み合わせ式にしてあることです。組み合わせ方によって、1日のたんぱく質摂取量を30gあるいは50gと指示されたかたにもご利用いただけます（カリウム量はカリウム制限の有無やその程度に応じて調整が必要な場合もあります）。

● エネルギーをもっと増やしたいときの対策は、84ページをごらんください。

● 中食をとり入れた献立や、お祝いにも向く献立、また、外食のとり方のアドバイスなども紹介しています。

※食事療法は、かならず主治医と管理栄養士の指導のもとで行います。医師は皆さんの病状や体格、年齢、性別、活動量などを考えて摂取栄養量を指示し、それをもとに管理栄養士は皆さんに合った具体的な食事のとり方を指導します。まずそれをよく聞いて、上記の栄養設定量にほぼ合う場合に、管理栄養士に相談のうえで本書をご利用ください。

● 腎機能を守る食事のポイント

POINT 1　たんぱく質を控える

腎機能が落ちてくると、たんぱく質の代謝産物である有毒な窒素酸化物が排泄されずに体にたまってしまいます。自分の腎機能に合ったたんぱく質量を守ることが大事です。

POINT 2　エネルギーの確保

たんぱく質を制限しているときにエネルギーが不足すると、体のたんぱく質が減り、むくみや貧血、体力低下、腎機能悪化などを招きます。たんぱく質の少ない食品でエネルギーを補給するように努めましょう。

POINT 3　食塩は控えめに

食塩のとりすぎは血圧を上昇させ、腎機能に負担をかけます。1日6gを目指します。

POINT 4　カリウムのとりすぎに注意

カリウムは控えめが基本です。血清カリウムの値に合わせて調整します。

※病気と食事療法についてのくわしい解説は「慢性腎不全の治療と食事アドバイス」（97ページ～）をお読みください。

1日の献立は、5つのパターンから組み合わせます

この本では、たんぱく質量など栄養量の異なる5コースの献立を、全部で53種類紹介しています。この中から、決められた1日のたんぱく質量（本書の中心は40g）に合うように3食のコースを組み合わせ、1日分の献立が立てられるようになっています。まずは各コースのたんぱく質量や特徴をお伝えします。組み合わせ方は次ページをごらんください。

朝食 たんぱく質 10g

8献立

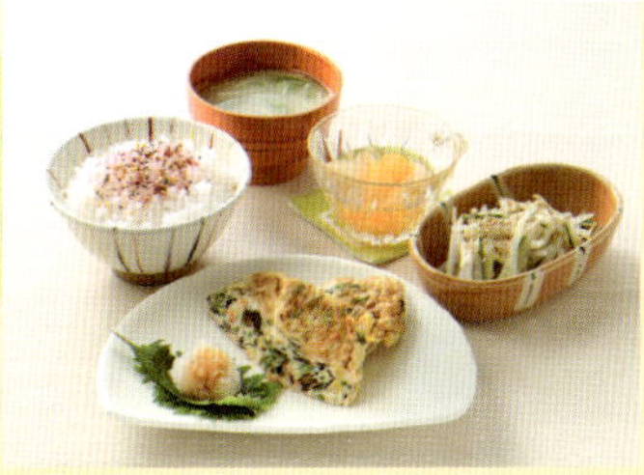

たんぱく質10gの朝食メニュー

〔1食の栄養量目安〕

エネルギー	600kcal
たんぱく質	10g
カリウム	350mg
食塩	2g

卵料理や納豆などをとり入れた朝食向きのごはん食とパン食の献立を、4点ずつ紹介しています。主食は低たんぱくの穀物を使用。栄養量は［昼夕10g］と同じなので、昼食や夕食としてこのコースから選ぶこともできます。

昼食・夕食 たんぱく質 10g

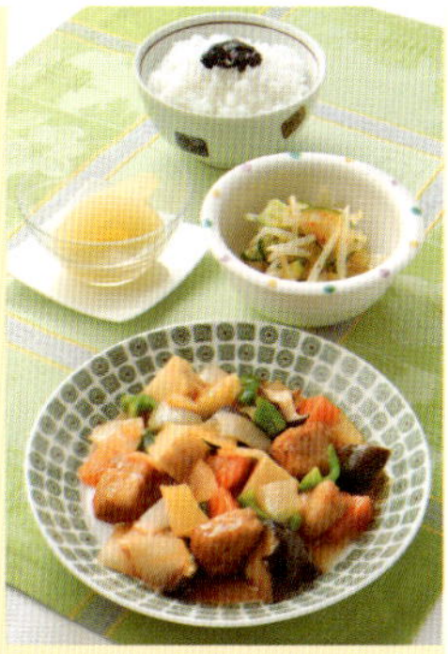

21献立

たんぱく質10gの昼食・夕食メニュー

〔1食の栄養量目安〕

エネルギー	600kcal
たんぱく質	10g
カリウム	350mg
食塩	2g

昼食や夕食向きのたんぱく質10gの献立で、ごはん物やめん料理もあります。主食は低たんぱくの穀物を使用。

● 21献立のうち5つは、中食をとり入れたメニューです。

昼食・夕食 たんぱく質 20g

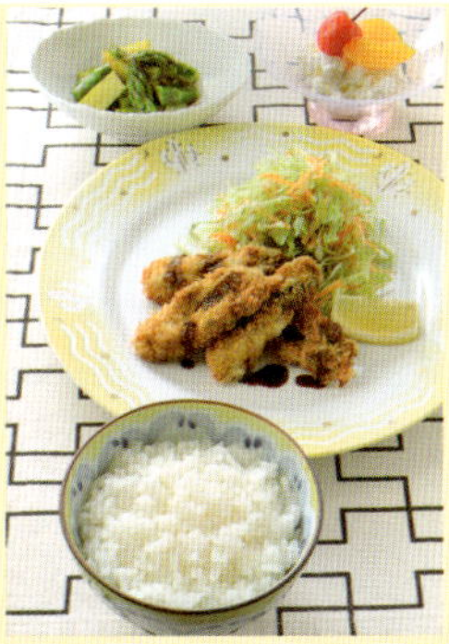

20献立

たんぱく質20gの昼食・夕食メニュー

〔1食の栄養量目安〕

エネルギー	600kcal
たんぱく質	20g
カリウム	700mg
食塩	2g

たんぱく質20gなので、肉や魚の量が［昼夕10g］よりやや多めです。主食は普通のごはんやパンを使用。

● 20献立のうち5つは、中食をとり入れたメニューです。

特別な日 たんぱく質 5g

たんぱく質5gのメニュー

2献立

〔1食の栄養量目安〕

エネルギー	500kcal
たんぱく質	5g
カリウム	175mg
食塩	1.5g

たんぱく質を5gと少なくし、ほかの栄養価も低くおさえた献立。ほかの2食のたんぱく質が多くなるときに使います。

特別な日 たんぱく質 25g

たんぱく質25gのメニュー

2献立

〔1食の栄養量目安〕

エネルギー	700kcal
たんぱく質	25g
カリウム	900mg
食塩	2.5g

お祝いや来客などで少しごちそうを食べたいときのために、たんぱく質を25gにした献立です。

※どの献立も、エネルギーは目安量の±5%、たんぱく質は±10%ほどの範囲におさめてあります。

1日の献立の組み合わせ方

前ページに紹介したように、この本の5コースの献立はたんぱく質量で分けてあります。この中から3食でそれぞれとるコースを、下の例を参考にして合計のたんぱく質量が40gになるように組み合わせます。そのコースの中から、その日に手に入る食材や体調、嗜好などに合った献立を選びましょう。
合計のたんぱく質量が40gになるように組み合わせると、どんな組み合わせでも、1日のエネルギーは約1800kcal、カリウム1500mg、食塩6gとなるように作られています。

基本的な組み合わせ例

たんぱく質　朝10g ＋ 昼10g ＋ 夕20g ＝ 1日40g

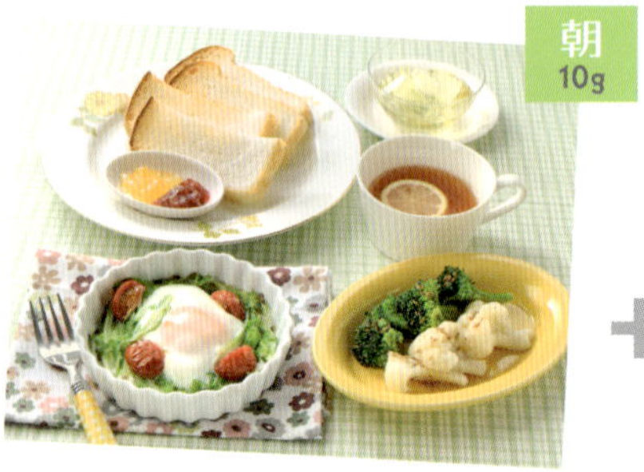

朝食　[朝10g]
卵と野菜のココットの献立

3食の中でのコースの入れ替え（たとえば朝に［昼夕10g］、昼に［昼夕20g］、夕に［朝10g］コースを選ぶなど）は自由です。

＋

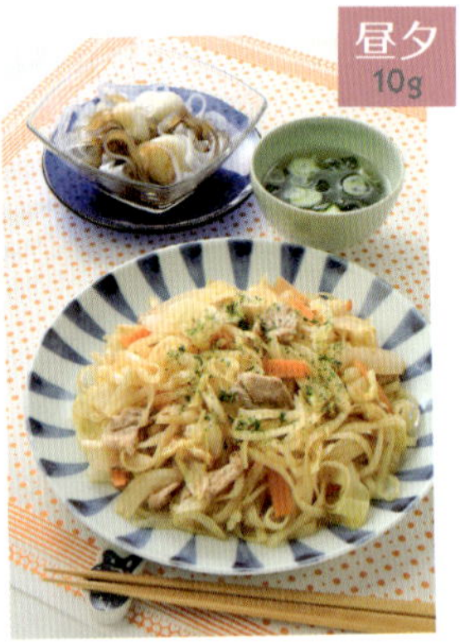

昼食　[昼夕10g]
ソース焼きそばの献立

＋

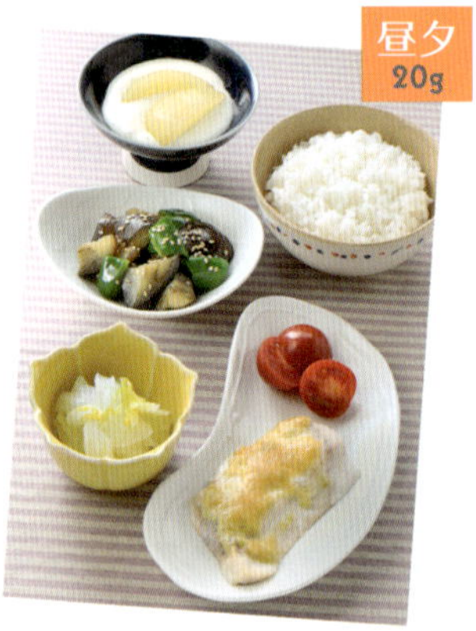

夕食　[昼夕20g]
カジキのみそマヨネーズ焼きの献立

家でお祝いをしたいときは

たんぱく質　朝10g ＋ 昼5g ＋ 夕25g ＝ 1日40g

昼にお祝いをするなら［たんぱく質25g］を昼食にするなど入れ替えは自由です。

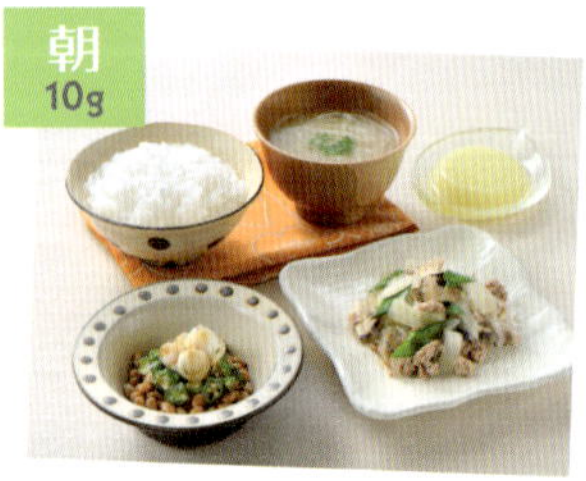

朝食　[朝10g]
オクラ入り納豆の献立

＋

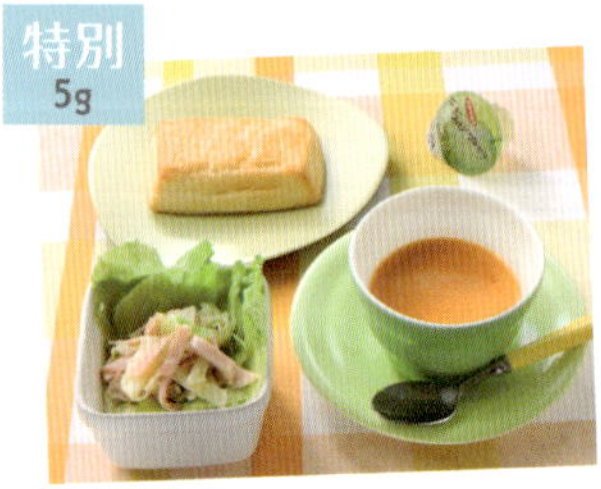

昼食　[たんぱく質5g]
低たんぱくパンとサラダの5g献立

＋

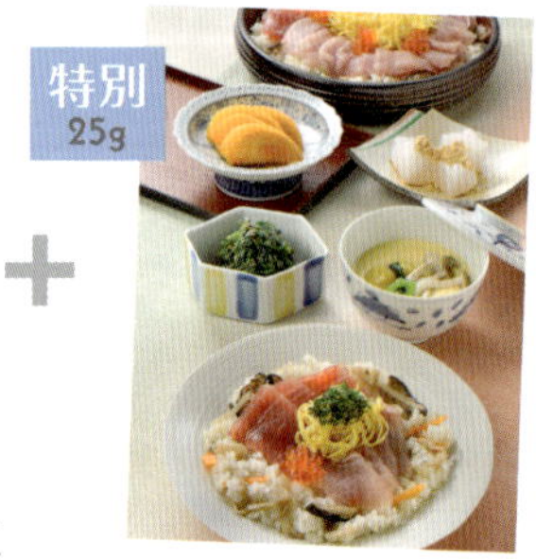

夕食　[たんぱく質25g]
魚介ちらしずしの特別献立

外食をするときの注意

外食（または中食）をする場合、その外食の栄養量とほかの2食の合計が1日分の栄養量に合うように調整をします。
たとえば家庭での2食にこの本の献立を利用する場合は、下記のように、外食でとれる栄養量はたんぱく質だけでなくエネルギー、食塩、カリウムの量も決まってくるので、それを目安にして食べる量を調節しましょう。もし調整しきれないときは、ほかの2食でも調整します。
実際には、外食で4つの栄養量をすべて把握して調整するのはむずかしいかもしれませんが、89ページの「外食のとり方アドバイス」や、[昼夕10g] [昼夕20g] の中の中食利用の献立を参考に、実践してみましょう。

例1〕 **家庭で [朝10g] と [昼夕10g] の献立をとるとしたら・・・**
外食の栄養目安量は（[昼夕20g] と同じ）
エネルギー600kcal　たんぱく質20g　カリウム700mg　食塩2g

例2〕 **家庭で [たんぱく質5g] の献立を2回とるとしたら・・・**
外食の栄養目安量は
エネルギー800kcal　たんぱく質30g　カリウム1150mg　食塩3g

コースの中から献立を選ぶときの注意

献立作成では、組み合わせたコースの中から自由に選べるのがうれしい点です。ただし、嗜好だけに任せずに、3食でなるべくいろいろな食材をとれるように心がけて選びましょう。

中食利用の献立も活用を

[昼夕10g] と [昼夕20g] のコースでは、中食を一部にとり入れた献立をそれぞれ5献立ずつ紹介しています。忙しいときや少し手を抜きたいとき、気分転換をはかりたいときなど、ときにはこういうメニューも参考にしてください。

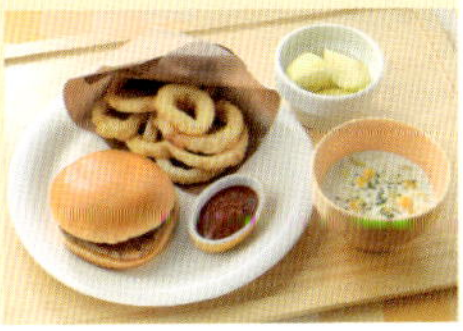

1日たんぱく質30gの人・50gの人も利用できます

指示された1日のたんぱく質量が30gの人や50gの人も、たんぱく質の合計量が合うようにコースを組み合わせて使うことができます。ただし、たんぱく質40gの場合を基準としているので、エネルギー量やカリウム量の調整が多少必要なこともあります。

● 1日のたんぱく質が30gの人は、本書と同シリーズの第1巻『腎臓病たんぱく質30gの献立集』をご活用ください。「1日のエネルギー1600kcal、たんぱく質30g、食塩6g未満の献立」を基本として、カリウムを1500mg以下におさえる対策や、エネルギーを1800kcalに上げる対策も盛り込んであります。
また、同シリーズの第2巻『腎臓病透析患者さんのための献立集（たんぱく質50g）』では、「1日のエネルギー1600kcal、たんぱく質50g、カリウム1500mg、食塩6g未満の献立」を紹介しています。この栄養量に該当する人は透析患者さんでなくてもご利用いただけます。

食事療法、継続と成功のカギは

1.
計量じょうずに なりましょう

計量用具をそろえて、なんでも計る習慣をつけましょう。1ml用のミニスプーンも必携です。何度か計っていると、見ただけで重さの見当がつくようになり、外食のときに量を推測するのにも役立ちます。

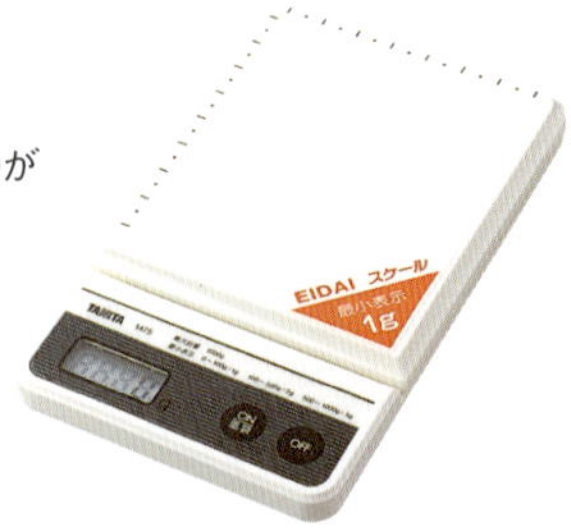

計量ばかり
1g単位で計れるものがおすすめです。

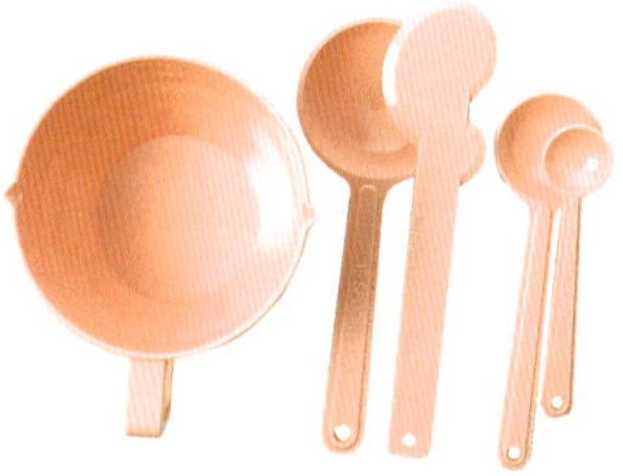

計量カップ・スプーン
材料表の調味料のカップは200ml、大さじは15ml、小さじは5ml、ミニは1ml（ミニスプーン）です。すり切り用の専用へらを使うとより正確に計れます。

計量カップとスプーンの使い方

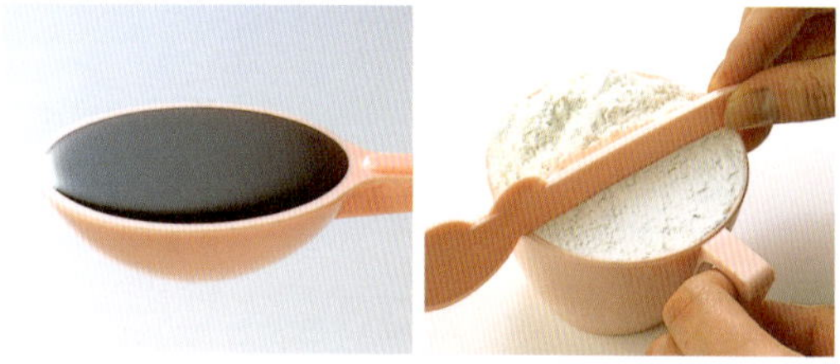

大さじ（小さじ・ミニ・カップ）1杯
液体は盛り上がるくらいに満たします。みそなどはすきまなく詰めて、へらで縁に沿ってすり切ります。粉類はふんわりすくってへらですり切ります。

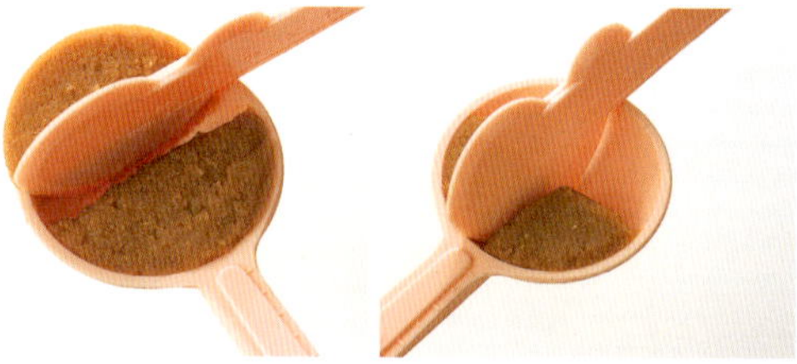

大さじ（小さじ・ミニ・カップ）1/2、1/4など
みそや粉類はまず1杯を計り、へらの曲線部分で分割して余分を払います。液体の場合は目分量で調節します。

2.
低たんぱくの 特殊食品を 活用しましょう

ごはんなどの主食に低たんぱくの特殊食品を利用すると、肉や魚介などおかず材料をより多くとることができます。特殊食品は食塩やカリウム量も少なく、エネルギー補給にも好都合です。お菓子、総菜、調味料などもあります。（⇒135ページ）

3.
1日にとりたい 食品の目安量を 覚えましょう

たんぱく質制限といわれると、むやみに肉や魚介を控えてしまう人もいますが、体に必要な栄養はきちんととることが大事。1日にとりたい食品の目安量を覚えましょう。（⇒115ページ）

4.
家族と いっしょに食事を 楽しみましょう

本書の料理の多くは、分量の調節をすれば健康な家族も楽しめます。なるべく家族で同じ料理を囲み、食事療法について理解を深めてもらいましょう。

献立ページの見方

2. 献立の名前

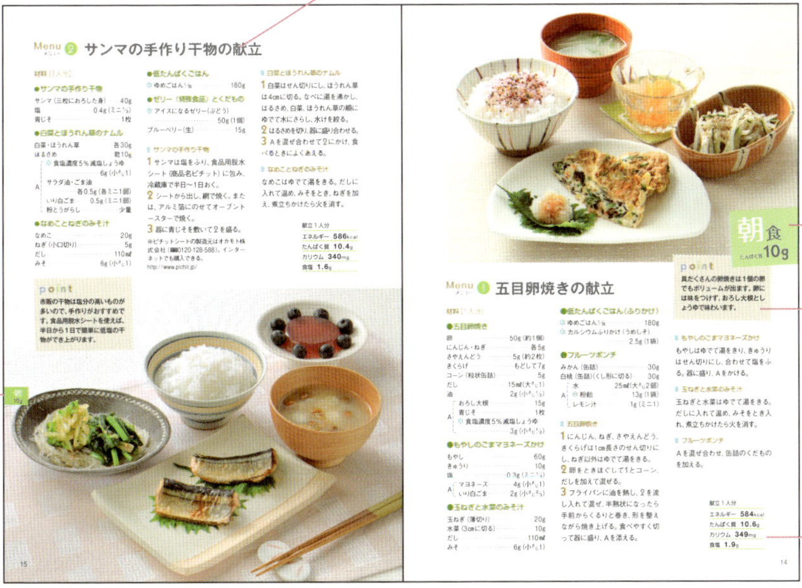

1. 献立のコース名

3. 献立や料理のポイントなど

4. 献立１人分の栄養価

5. 各コース別献立のメニュー一覧と各料理・献立の栄養価

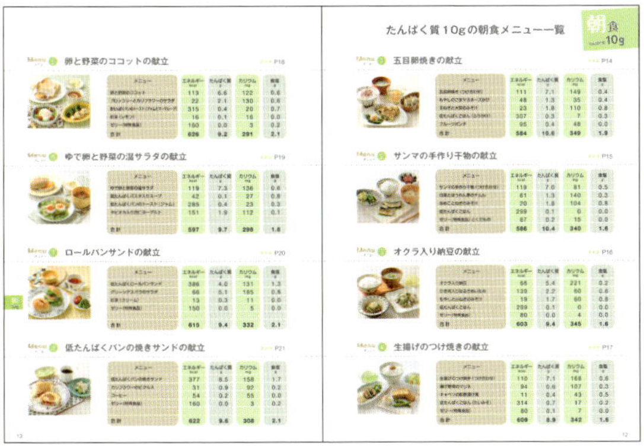

1. 献立のコース名

朝10g、昼夕10g、昼夕20g、たんぱく質5g、たんぱく質25gの5つのコース別に、一目でわかる色マークをつけました。

2. 献立の名前

選択しやすいように、主菜の名前をつけました。

3. 献立や料理のポイントなど

各献立や料理の特徴や工夫点などがわかります。

4. 献立１人分の栄養価

エネルギー、たんぱく質、カリウム、食塩の量を表示。

5. 各コース別献立のメニュー一覧と各料理・献立の栄養価

各コースの献立が写真入りの一覧になっているので、選択の際に便利です。各献立の料理1品ごとのエネルギー、たんぱく質、カリウム、食塩量も掲載。

料理を作る前に
かならずお読みください

■ **✻マーク**…材料表に✻マークおよび「低たんぱく」と表示した食品は、通常の食品に比べてたんぱく質や食塩を少なくしたり、エネルギーを多くしたりした特殊食品です（ただし、特別用途食品〈病者用食品〉として消費者庁で許可を得た「低たんぱく質食品」とは限りません）。特殊食品はメーカーによって栄養素の含有量が異なるので、参考として製品名を記しましたが、その製品を特に推せんしているわけではありません。各製品の栄養価を参考にして、入手しやすい製品をご利用ください（135ページ）。本書の料理に使用した特殊食品の栄養価は2019年5月時点のものです。

■ 材料に記してある食品の重さは、ことわりのないかぎり、食べられない部分を除いた調理前の正味重量です。

■ 材料も調味料もきちんと計量して使いましょう。8ページの計量のしかたをご参照ください。

■ だしは、削りガツオでとったものを基本とします。こんぶやいりこでとったものはカリウムやリンが多いのでやめましょう。だしのもとを使ってもかまいませんが、やはりこんぶやいりこ使用のものはやめ、できるだけ食塩無添加表示のある製品を選びます。一般品の場合、食塩を30～40%含んでいます。袋に記載されているナトリウム量あるいは食塩相当量を確認して使いましょう。ナトリウム量から食塩相当量への換算式は、118ページをごらんください。

■ 作り方に「ゆでる」と書いてある野菜類は、忘れずにゆでてカリウムを減らしましょう。本書では、ゆでた野菜で栄養価を計算しています。

■ 本書では、カリウムを減らすため、野菜は切ってからゆでるようにしています。

たんぱく質10gの朝食メニュー

朝食向きに、卵、納豆、干物、サンドイッチなどをとり入れた、
たんぱく質10gの和洋のメニューを8つご紹介します。
お好みに合うメニュー1～2種類を
「朝の定番メニュー」と決めておくのも手軽です。

＊1日の食事の中での組み合わせ方は、6ページをごらんください。
＊昼食や夕食にもご利用いただけます。

朝
10g

掲載メニュー1食の栄養量

- **エネルギー600kcal**
- **たんぱく質10g**
- **カリウム350mg**
- **食塩2g**

たんぱく質10gの朝食メニュー

Menu メニュー 1 五目卵焼きの献立

>>> P14

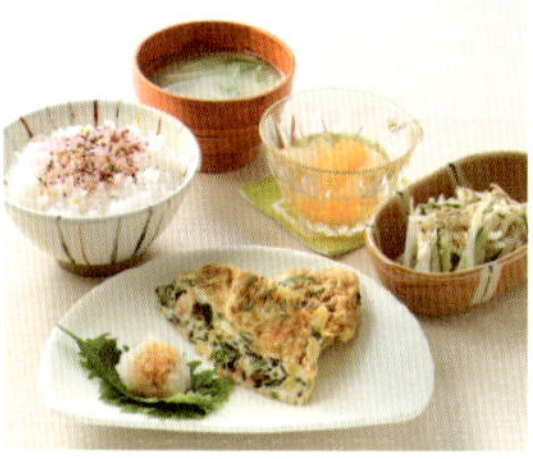

メニュー	エネルギー kcal	たんぱく質 g	カリウム mg	食塩 g
五目卵焼き（+つけ合わせ）	111	7.1	149	0.4
もやしのごまマヨネーズかけ	48	1.3	35	0.4
玉ねぎと水菜のみそ汁	23	1.8	110	0.8
低たんぱくごはん（ふりかけ）	307	0.3	7	0.3
フルーツポンチ	95	0.4	48	0.0
合 計	**584**	**10.9**	**349**	**1.9**

Menu メニュー 2 サンマの手作り干物の献立

>>> P15

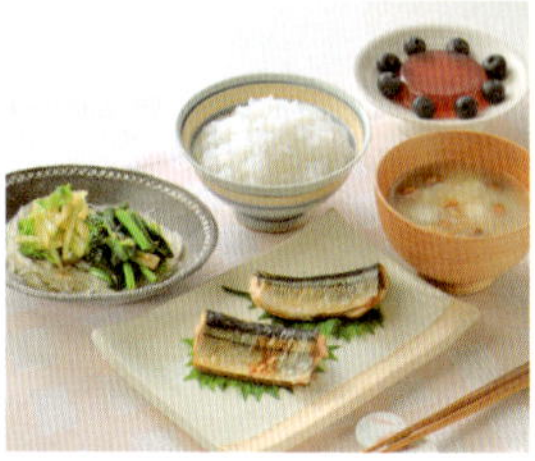

メニュー	エネルギー kcal	たんぱく質 g	カリウム mg	食塩 g
サンマの手作り干物（+つけ合わせ）	119	7.0	81	0.5
白菜とほうれん草のナムル	61	1.3	140	0.3
なめことねぎのみそ汁	20	1.8	104	0.8
低たんぱくごはん	299	0.1	0	0.0
ゼリー（特殊食品）とくだもの	87	0.2	15	0.0
合 計	**586**	**10.4**	**340**	**1.6**

Menu メニュー 3 オクラ入り納豆の献立

>>> P16

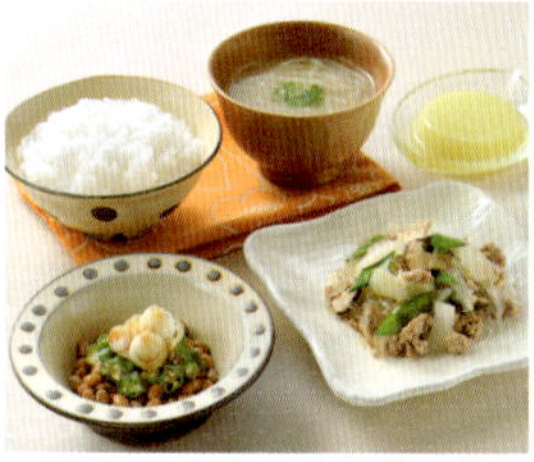

メニュー	エネルギー kcal	たんぱく質 g	カリウム mg	食塩 g
オクラ入り納豆	66	5.4	221	0.2
ひき肉入りはるさめいため	139	2.2	60	0.6
もやしと小ねぎのみそ汁	19	1.7	60	0.8
低たんぱくごはん	299	0.1	0	0.0
ゼリー（特殊食品）	80	0.0	4	0.0
合 計	**603**	**9.4**	**345**	**1.6**

Menu メニュー 4 生揚げのつけ焼きの献立

>>> P17

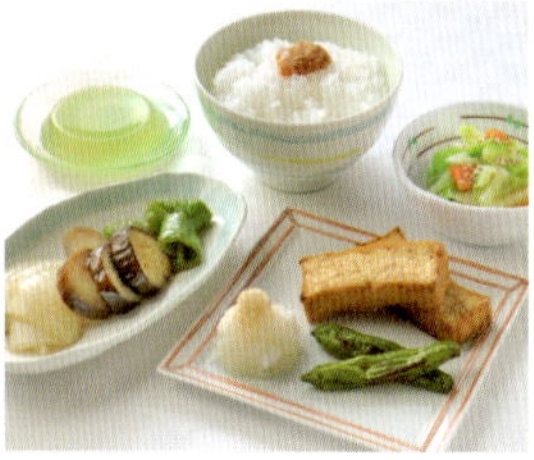

メニュー	エネルギー kcal	たんぱく質 g	カリウム mg	食塩 g
生揚げのつけ焼き（+つけ合わせ）	110	7.1	168	0.6
揚げ野菜のマリネ	94	0.6	107	0.3
キャベツの即席漬け風	11	0.4	43	0.5
低たんぱくごはん（たいみそ）	314	0.7	17	0.2
ゼリー（特殊食品）	80	0.1	7	0.0
合 計	**609**	**8.9**	**342**	**1.6**

Menu メニュー 5 卵と野菜のココットの献立

>>> P18

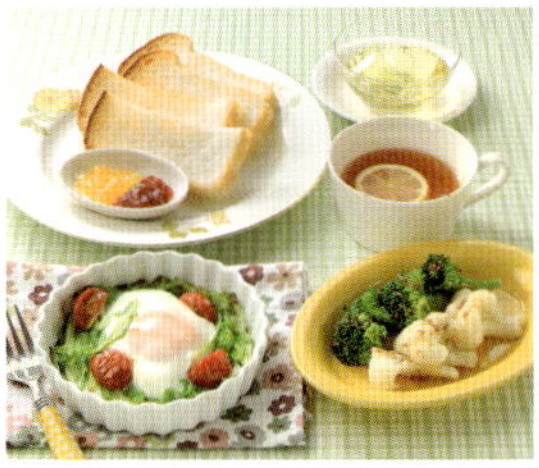

メニュー	エネルギー kcal	たんぱく質 g	カリウム mg	食塩 g
卵と野菜のココット	113	6.6	122	0.6
ブロッコリーとカリフラワーのサラダ	22	2.1	130	0.6
低たんぱくパンのトースト（ジャムとマーマレード）	315	0.4	20	0.7
紅茶（レモン）	16	0.1	16	0.0
ゼリー（特殊食品）	160	0.0	3	0.2
合計	**626**	**9.2**	**291**	**2.1**

Menu メニュー 6 ゆで卵と野菜の温サラダの献立

>>> P19

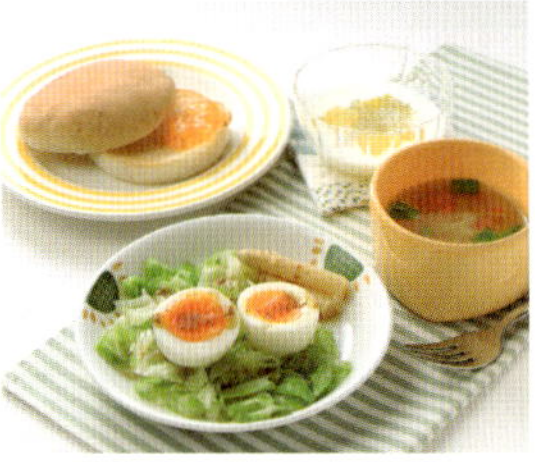

メニュー	エネルギー kcal	たんぱく質 g	カリウム mg	食塩 g
ゆで卵と野菜の温サラダ	119	7.3	136	0.6
低たんぱくパスタ入りスープ	42	0.1	27	0.8
低たんぱくパンのトースト（ジャム）	285	0.4	23	0.3
タピオカ入り杏仁ヨーグルト	151	1.9	112	0.1
合計	**597**	**9.7**	**298**	**1.8**

Menu メニュー 7 ロールパンサンドの献立

>>> P20

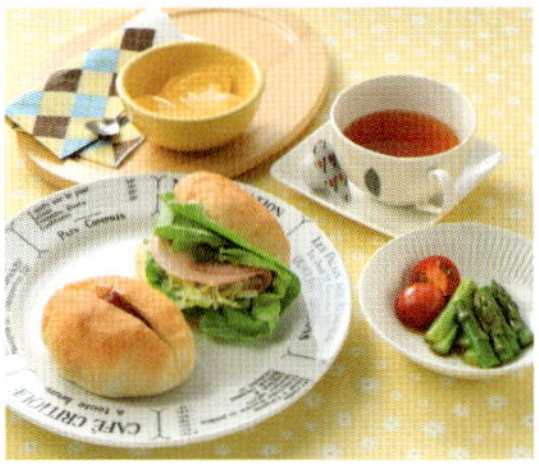

メニュー	エネルギー kcal	たんぱく質 g	カリウム mg	食塩 g
低たんぱくロールパンサンド	386	4.0	131	1.3
グリーンアスパラのサラダ	66	5.1	185	0.8
紅茶（クリーム）	13	0.3	11	0.0
ゼリー（特殊食品）	150	0.0	5	0.0
合計	**615**	**9.4**	**332**	**2.1**

Menu メニュー 8 低たんぱくパンの焼きサンドの献立

>>> P21

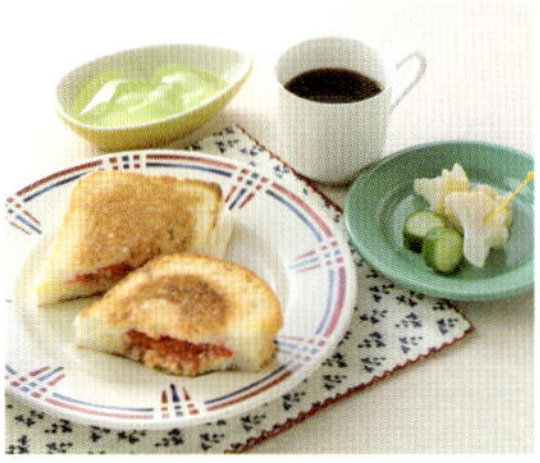

メニュー	エネルギー kcal	たんぱく質 g	カリウム mg	食塩 g
低たんぱくパンの焼きサンド	377	8.5	158	1.7
カリフラワーのピクルス	31	0.9	92	0.2
コーヒー	54	0.2	55	0.0
ゼリー（特殊食品）	160	0.0	3	0.2
合計	**622**	**9.6**	**308**	**2.1**

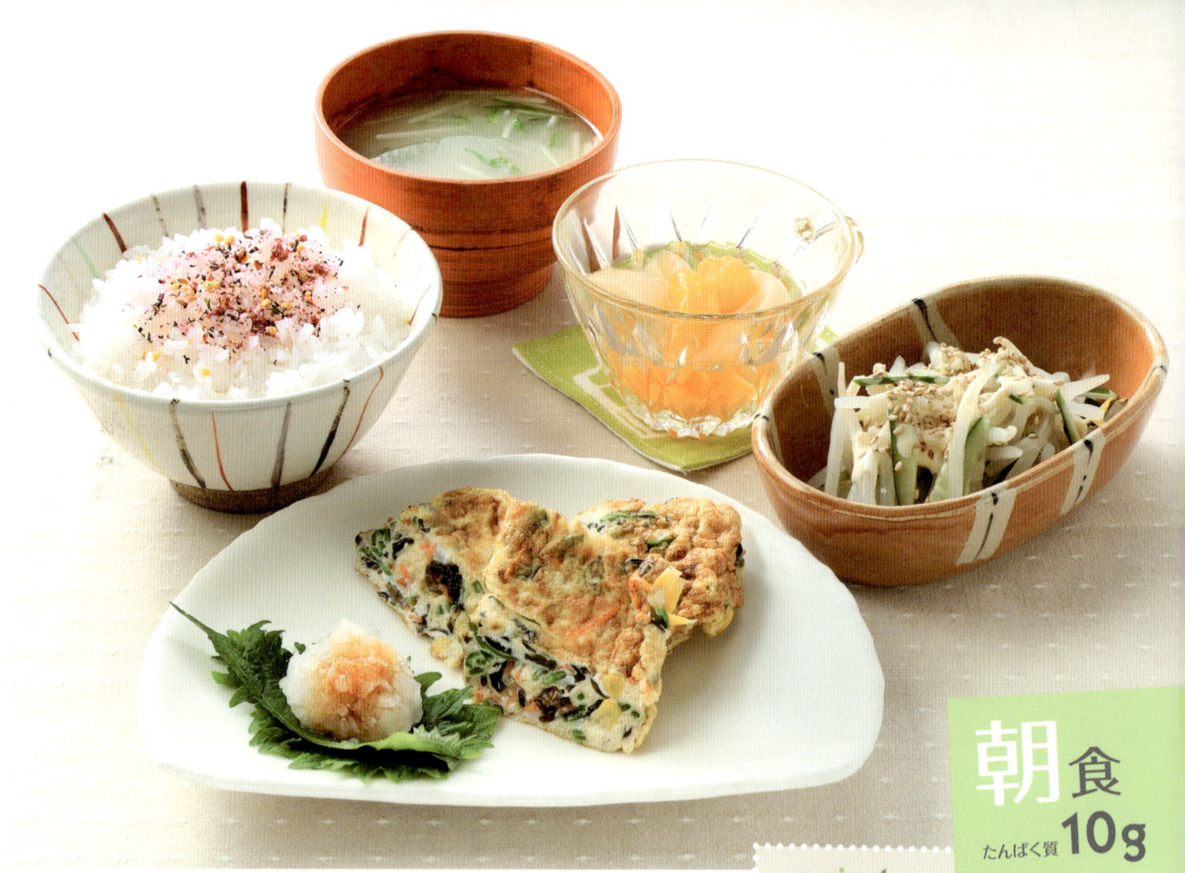

朝食
たんぱく質 10g

point
具だくさんの卵焼きは1個の卵でもボリュームが出ます。卵には味をつけず、おろし大根としょうゆで味わいます。

Menu メニュー ① 五目卵焼きの献立

材料［1人分］

●五目卵焼き

- 卵……50g（約1個）
- にんじん・ねぎ……各5g
- さやえんどう……5g（約2枚）
- きくらげ……もどして7g
- コーン（粒状缶詰）……5g
- だし……15㎖（大さじ1）
- 油……2g（小さじ½）
- A
  - おろし大根……15g
  - 青じそ……1枚
  - ❄食塩濃度5％減塩しょうゆ……3g（小さじ½）

●もやしのごまマヨネーズかけ

- もやし……60g
- きゅうり……10g
- 塩……0.3g（ミニ¼）
- A
  - マヨネーズ……4g（小さじ1）
  - いり白ごま……2g（小さじ⅔）

●玉ねぎと水菜のみそ汁

- 玉ねぎ（薄切り）……20g
- 水菜（3㎝に切る）……10g
- だし……110㎖
- みそ……6g（小さじ1）

●低たんぱくごはん（ふりかけ）

- ❄ゆめごはん1/35……180g
- ❄カルシウムふりかけ（うめしそ）……2.5g（1袋）

●フルーツポンチ

- みかん（缶詰）……30g
- 白桃（缶詰）（くし形に切る）……30g
- A
  - 水……25㎖（大さじ2弱）
  - ❄粉飴……13g（1袋）
  - レモン汁……1g（ミニ1）

五目卵焼き

1 にんじん、ねぎ、さやえんどう、きくらげは1㎝長さのせん切りにし、ねぎ以外はゆでて湯をきる。
2 卵をときほぐして**1**とコーン、だしを加えて混ぜる。
3 フライパンに油を熱し、**2**を流し入れて混ぜ、半熟状になったら手前からくるりと巻き、形を整えながら焼き上げる。食べやすく切って器に盛り、Aを添える。

もやしのごまマヨネーズかけ

もやしはゆでて湯をきり、きゅうりはせん切りにし、合わせて塩をふる。器に盛り、Aをかける。

玉ねぎと水菜のみそ汁

玉ねぎと水菜はゆでて湯をきる。だしに入れて温め、みそをとき入れ、煮立ちかけたら火を消す。

フルーツポンチ

Aを混ぜ合わせ、缶詰のくだものを加える。

献立1人分

エネルギー	584kcal
たんぱく質	10.9g
カリウム	349mg
食塩	1.9g

Menu メニュー 2

サンマの手作り干物の献立

材料［1人分］

●サンマの手作り干物

サンマ（三枚におろした身）……40g
塩…………0.4g（ミニ1/3）
青じそ…………1枚

●白菜とほうれん草のナムル

白菜・ほうれん草…………各30g
はるさめ…………乾10g
A
- ❄食塩濃度5％減塩しょうゆ…………6g（小さじ1）
- サラダ油・ごま油…………各0.5g（各ミニ1弱）
- いり白ごま……0.5g（ミニ1弱）
- 粉とうがらし…………少量

●なめことねぎのみそ汁

なめこ…………20g
ねぎ（小口切り）…………5g
だし…………110mℓ
みそ…………6g（小さじ1）

●低たんぱくごはん

❄ゆめごはん1/35…………180g

●ゼリー（特殊食品）とくだもの

❄アイスになるゼリー（ぶどう）…………50g（1個）
ブルーベリー（生）…………15g

サンマの手作り干物

1 サンマは塩をふり、食品用脱水シート（商品名ピチット）に包み、冷蔵庫で半日〜1日おく。
2 シートから出し、網で焼く。または、アルミ箔にのせてオーブントースターで焼く。
3 器に青じそを敷いて**2**を盛る。

※ピチットシートの製造元はオカモト株式会社（0120-128-588）。インターネットでも購入できる。
https://www.pichit.jp/

白菜とほうれん草のナムル

1 白菜はせん切りにし、ほうれん草は4cmに切る。なべに湯を沸かし、はるさめ、白菜、ほうれん草の順にゆでて水にさらし、水けを絞る。
2 はるさめを切り、器に盛り合わせる。
3 Aを混ぜ合わせて**2**にかけ、食べるときによくあえる。

なめことねぎのみそ汁

なめこはゆでて湯をきる。だしに入れて温め、みそをとき、ねぎを加え、煮立ちかけたら火を消す。

献立1人分	
エネルギー	586kcal
たんぱく質	10.4g
カリウム	340mg
食塩	1.6g

point

市販の干物は塩分の高いものが多いので、手作りがおすすめです。食品用脱水シートを使えば、半日から1日で簡単に低塩の干物ができ上がります。

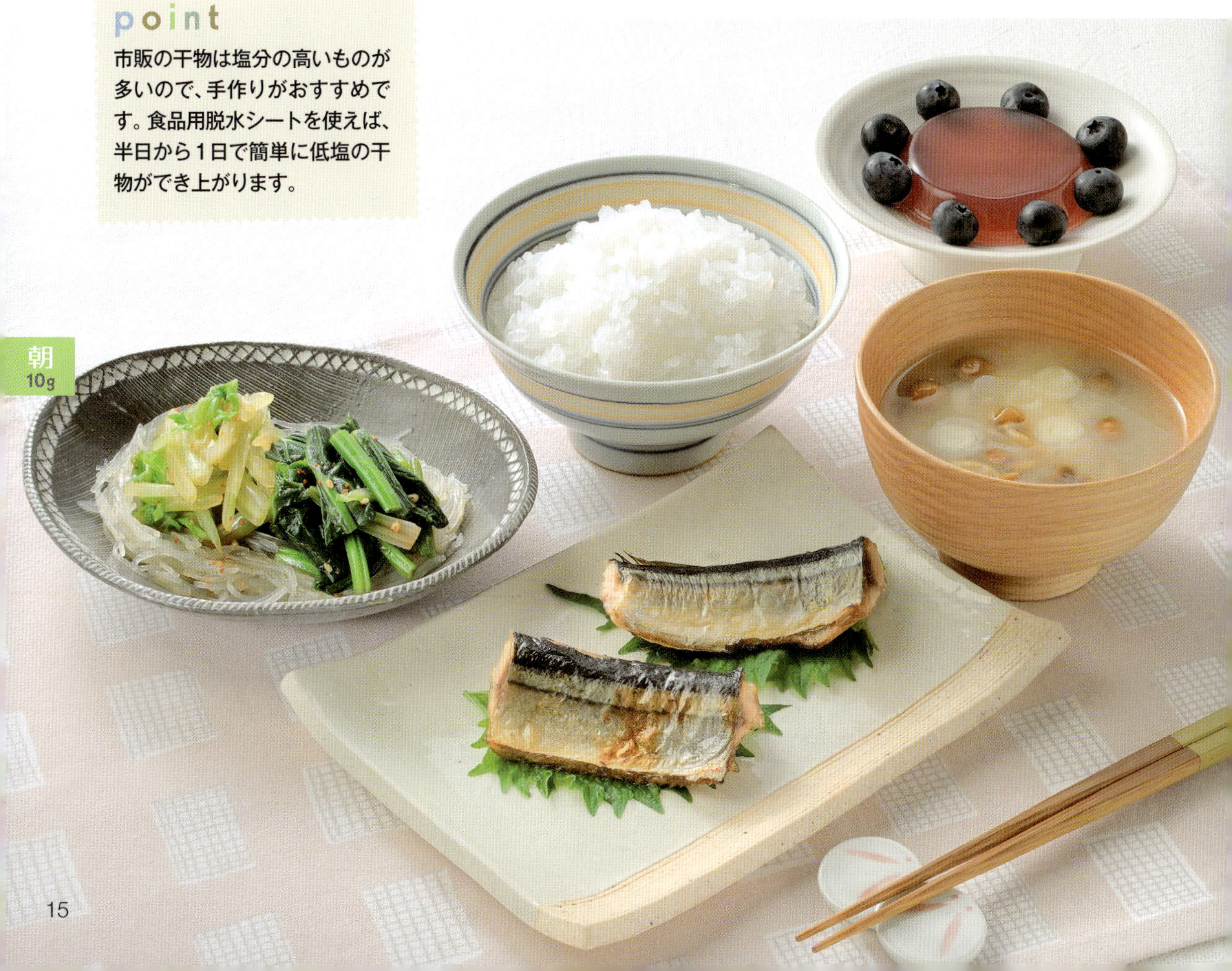

朝 10g

Menu メニュー 3 オクラ入り納豆の献立

材料［1人分］

●オクラ入り納豆

納豆……30g
オクラ……5g（小1本）
ねぎ……3g
❇食塩濃度5％減塩しょうゆ
……4g（小さじ⅔）

●ひき肉入りはるさめいため

豚ひき肉……10g
はるさめ……乾10g
玉ねぎ……10g
さやえんどう……5g（約2枚）
生しいたけ……5g（約½枚）
油……8g（小さじ2）
A［塩……0.6g（ミニ½）
A［こしょう……少量

point

納豆はたんぱく質もカリウムも多いので、30gにして野菜で増量を。はるさめを使ったいため物でボリューム感を添えます。みそ汁は1杯の量と味を覚えておきましょう。

●もやしと小ねぎのみそ汁

もやし……25g
小ねぎ（小口切り）……2g
だし……110mℓ
みそ……6g（小さじ1）

●低たんぱくごはん

❇ゆめごはん1/35……180g

●ゼリー（特殊食品）

❇アイスになるゼリー（りんご）
……50g（1個）

オクラ入り納豆

1 オクラはゆでて水にとり、水けをきって小口切りにする。ねぎも小口切りにする。

2 納豆を器に盛って1をのせ、しょうゆをかけ、よく混ぜる。

ひき肉入りはるさめいため

1 はるさめはゆでて水にとり、水けをきって食べやすく切る。

2 玉ねぎ、さやえんどうは一口大に切り、しいたけは薄切りにし、いずれもゆでて湯をきる。

3 フライパンに油を熱してひき肉をいため、火が通ったら1と2を加えていため、Aで調味する。

もやしと小ねぎのみそ汁

もやしはゆでて湯をきる。だしに入れて温め、みそを加え、煮立ちかけたら小ねぎを加えて火を消す。

献立1人分

エネルギー	603kcal
たんぱく質	9.4g
カリウム	345mg
食塩	1.6g

朝食 たんぱく質10g

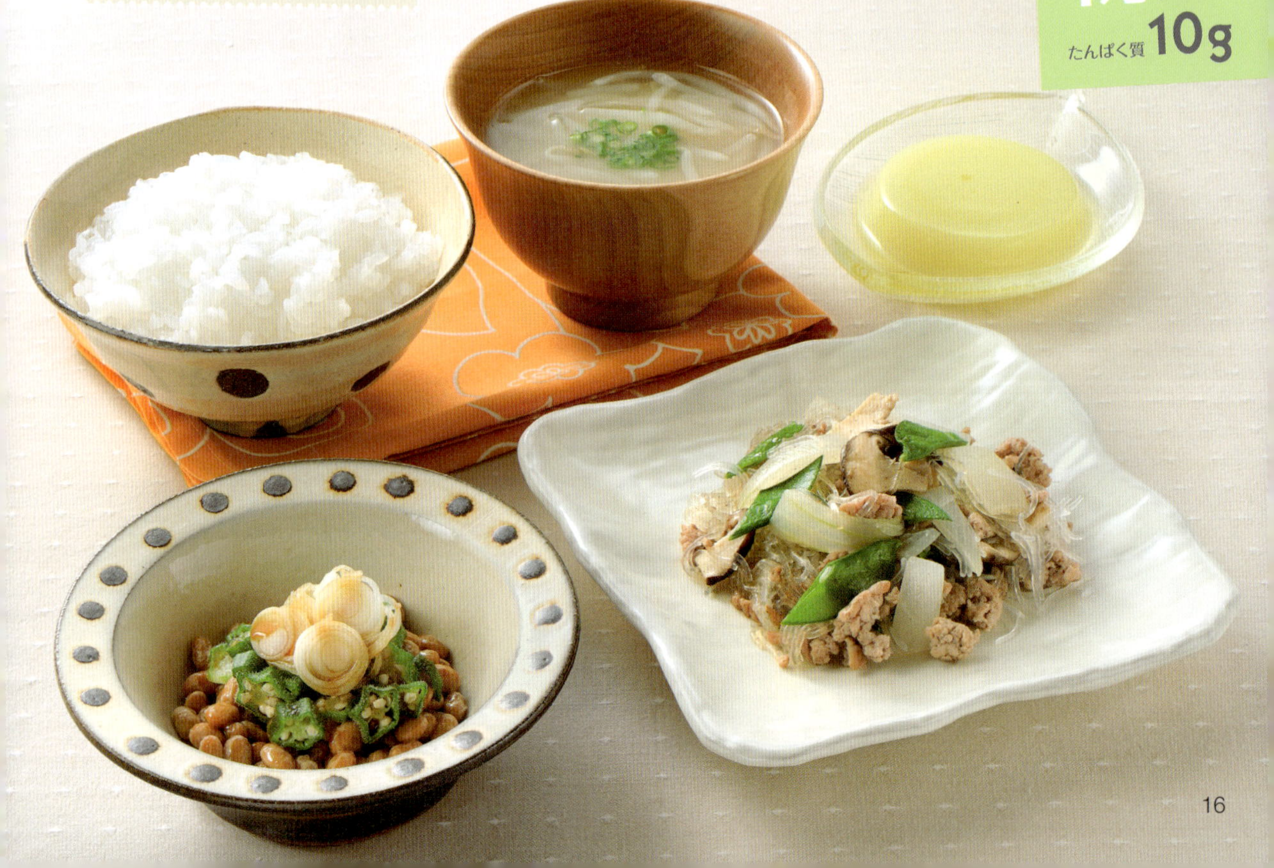

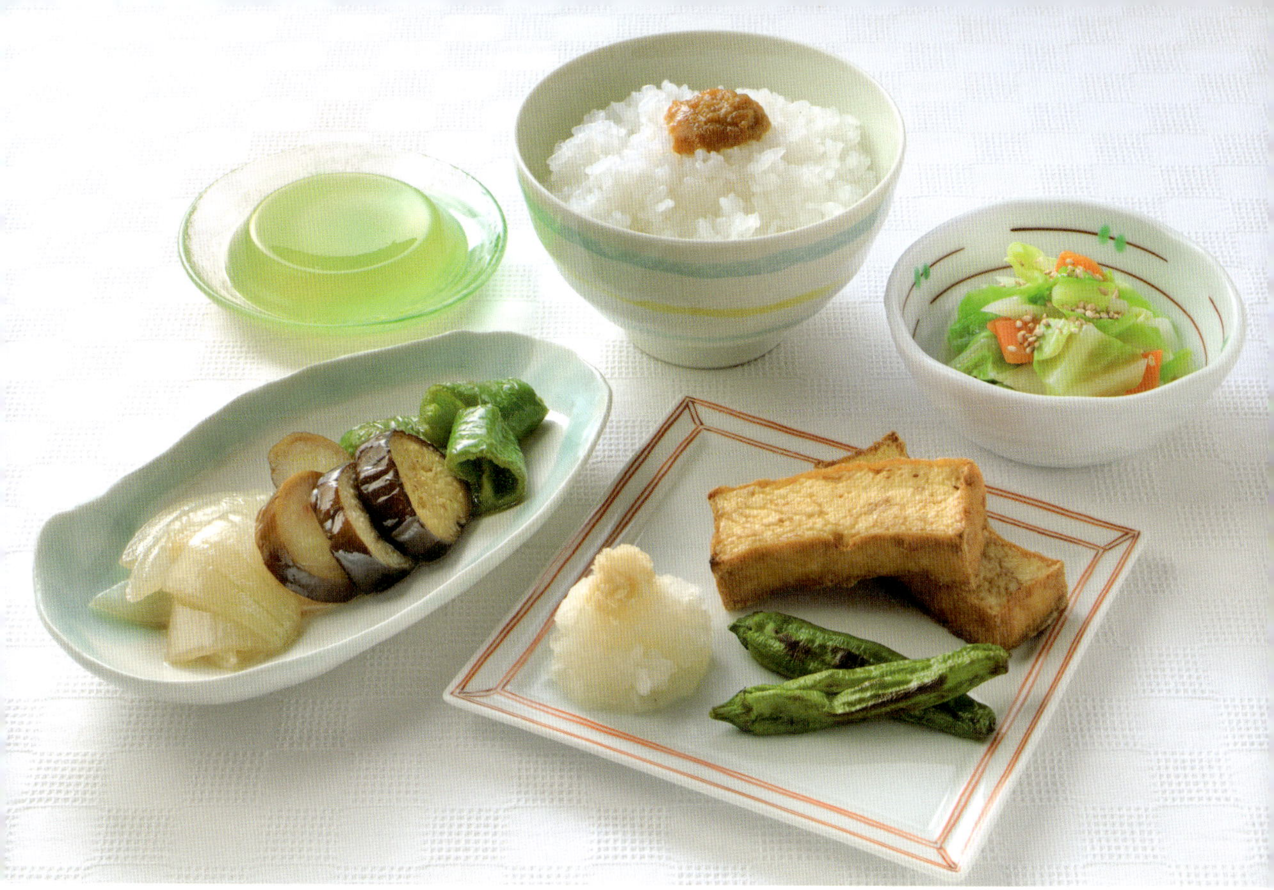

Menu メニュー 4 生揚げのつけ焼きの献立

材料［1人分］

●生揚げのつけ焼き

生揚げ……60g
A ❇食塩濃度5%減塩しょうゆ……6g（小さじ1）
A みりん……3g（小さじ½）
ししとうがらし……6g（約2本）
塩……0.3g（ミニ¼）
B おろし大根……30g
B おろししょうが……2g

●揚げ野菜のマリネ

玉ねぎ……30g
なす・ピーマン……各20g
揚げ油……適量
A 酢……10g（小さじ2）
A 塩……0.3g（ミニ¼）
A こしょう……少量

●キャベツの即席漬け風

キャベツ……30g
にんじん……5g
塩……0.5g（ミニ½弱）
いり白ごま……0.5g（ミニ1弱）

●低たんぱくごはん（たいみそ）

❇ゆめごはん1/35……180g
❇ジャネフたいみそ……7g（1袋）

●ゼリー（特殊食品）

❇アイスになるゼリー（ライチ）……50g（1個）

献立1人分
エネルギー **609**kcal
たんぱく質 **8.9**g
カリウム **342**mg
食塩 **1.6**g

生揚げのつけ焼き

1 生揚げは半分に切り、Aをからめて少しおく。
2 1と切り目を入れたししとうがらしをアルミ箔にのせ、オーブントースターで4～5分焼く。フッ素樹脂加工のフライパンで焼いてもよい。ししとうには塩をふる。
3 器に盛り、Bを添える。

揚げ野菜のマリネ

1 野菜は一口大に切り、玉ねぎとなすはゆでて湯をきる。
2 揚げ油を中温に熱し、水けをよくふいた1を入れてさっと揚げる。
3 Aを混ぜた中に2を漬ける。

キャベツの即席漬け風

キャベツは一口大に、にんじんは薄い色紙形に切り、どちらもさっとゆでて湯をきる。塩をまぶして器に盛り、ごまをふる。

point
生揚げ（厚揚げ）は食べごたえがあるわりには、たんぱく質が少なめです。マリネはエネルギー補給によい一品。前日に作っておくと楽です。

朝 10g

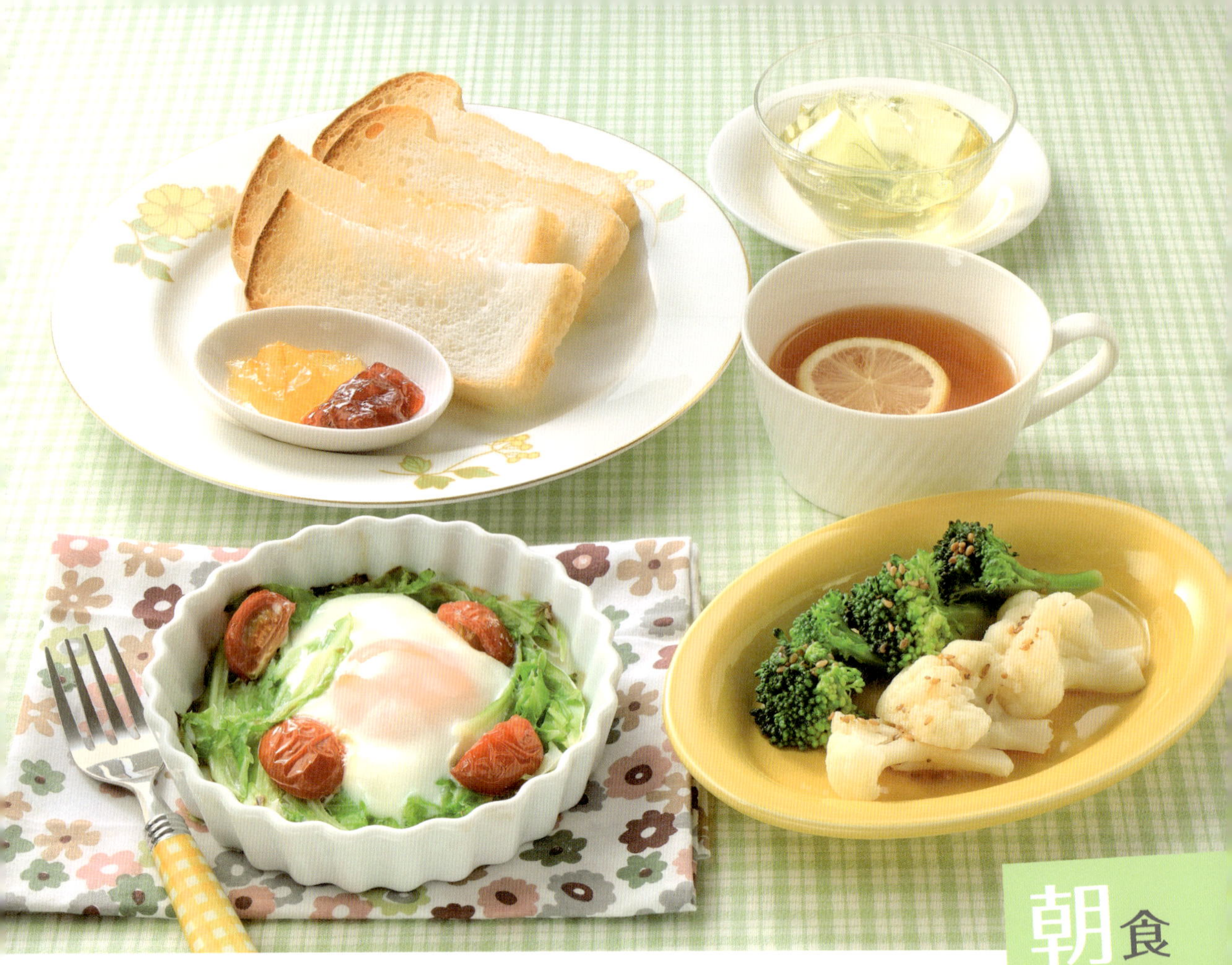

朝食
たんぱく質 10g

Menu メニュー 5 卵と野菜のココットの献立

材料［1人分］

●卵と野菜のココット

卵……50g（約1個）
キャベツ……30g
ミニトマト……10g（約1個）
油……3g（小さじ¾）
塩……0.4g（ミニ⅓）
こしょう……少量

●ブロッコリーとカリフラワーのサラダ

ブロッコリー……30g
カリフラワー……30g
ノンオイルドレッシング（市販品・好みの味）……7.5g（大さじ½）

●低たんぱくパンのトースト（ジャムとマーマレード）

❊越後の食パン……100g（2枚）
いちごジャム……10g（大さじ½弱）
マーマレード……10g（大さじ½弱）

●紅茶（レモン）

紅茶……110mℓ
砂糖……3g（小さじ1）
レモンの薄切り……1切れ

●ゼリー（特殊食品）

❊おいしくサポートエネルギーゼリー（りんご味）……98g（1個）

卵と野菜のココット

1 キャベツは一口大に切ってゆで、湯をきる。耐熱皿に入れて油と塩、こしょうをまぶし、底全体に広げる。
2 1に卵を割り落とし、ミニトマトを4つ割りにして周囲におく。
3 2をオーブントースターに入れ、卵が半熟状になるまで焼く。

ブロッコリーとカリフラワーのサラダ

ブロッコリーとカリフラワーは小房に分けてゆで、湯をきる。器に盛り、ドレッシングをかける。

point

ココットは手軽で彩りのよさが食欲をそそる、パン向きの主菜です。お好みにより、野菜をフライパンでいためて卵を割り落とし、蒸し焼きにしても。

献立1人分
エネルギー 626kcal
たんぱく質 9.2g
カリウム 291mg
食塩 2.1g

Menu メニュー 6 ゆで卵と野菜の温サラダの献立

材料［1人分］

●ゆで卵と野菜の温サラダ

卵……………………50g（約1個）
キャベツ……………………45g
ホワイトアスパラガス（缶詰）
……………………20g（約1本）
ごま入りドレッシング（オイル入り・市販品）…………7.5g（大さじ1/2）

●低たんぱくパスタ入りスープ

❄アプロテンたんぱく調整スパゲティタイプ…………乾10g
にんじん・ピーマン…………各5g
A ┌湯……………100mℓ（1/2カップ）
A │顆粒コンソメ……1.4g（小さじ1/2）
A └塩……………………0.2g
こしょう……………………少量

●低たんぱくパンのトースト（ジャム）

❄越後のバーガーパン…80g（1個）
あんずジャム………20g（大さじ1弱）

●タピオカ入り杏仁ヨーグルト

タピオカ……………………乾15g
パイナップル（缶詰）…………20g
A ┌プレーンヨーグルト………50g
A │❄粉飴……………13g（1袋）
A └アーモンドエッセンス……少量

■ゆで卵と野菜の温サラダ

1 卵は好みの状態にゆでて水にとり、殻をむく。

2 キャベツは一口大に切ってゆで、湯をきる。アスパラは半分に切る。

3 器に**2**を盛り、**1**を半分に切ってのせ、ドレッシングをかける。

■低たんぱくパスタ入りスープ

1 スパゲティは短く折って沸騰湯（塩なし）でゆで、湯で洗う。にんじんとピーマンは8mm角に切り、にんじんはゆでて湯をきる。

2 **1**とAをなべに入れて煮、野菜が煮えたらこしょうをふる。

■タピオカ入り杏仁ヨーグルト

1 タピオカは袋の表示時間どおりにゆで、水で冷やし、水けをきる（前日にゆでておくと楽）。

2 パイナップルは一口大に切る。

3 Aを混ぜ合わせて器に入れ、**2**、**1**の順にのせる。

献立１人分

エネルギー	**597**kcal
たんぱく質	**9.7**g
カリウム	**298**mg
食塩	**1.8**g

point

ホワイトアスパラ（缶詰）はグリーンアスパラよりカリウムが少なめですが、食塩を含む点にご注意を。タピオカはたんぱく質をほとんど含まず、エネルギー補給によい食材です。

朝
10g

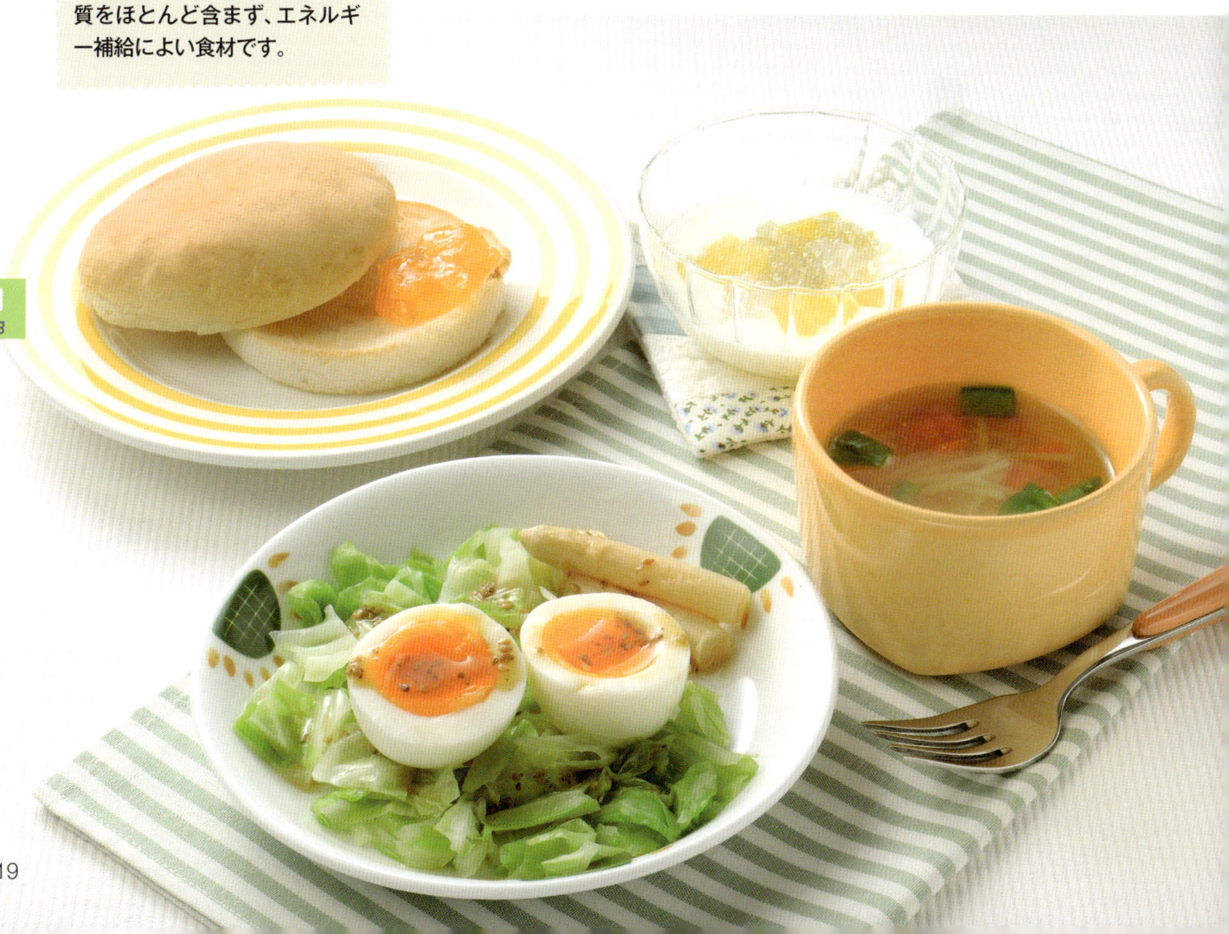

Menu メニュー 7 ロールパンサンドの献立

材料［1人分］

●低たんぱくロールパンサンド

❄越後の丸パン*……100g（2個）
ロースハム……20g
キャベツ……20g
サラダ菜……10g（約1枚）
フレンチドレッシング（市販品）
……7.5g（大さじ½）
いちごジャム……10g（大さじ½弱）

●グリーンアスパラのサラダ

グリーンアスパラガス……40g
ミニトマト……10g（約1個）
ノンオイルドレッシング（市販品・好みの味）……10g（大さじ⅔）
卵……30g（½個）

*写真のたんぱく調整ロールパンは終売のため、越後の丸パンに変更。たんぱく質が低いため、さらに卵を½個加えてください。

●紅茶（クリーム）

紅茶……110mℓ
コーヒー用クリーム……5g

●ゼリー（特殊食品）

❄カップアガロリー（モモ）
……83g（1個）

低たんぱくロールパンサンド

1 キャベツはせん切りにしてゆで、湯をきってドレッシングであえる。
2 越後の丸パンは切り目を入れてオーブントースターで軽く温める。
3 2の1個にはサラダ菜、ハム、1の順にはさみ、もう1個にはジャムをはさむ。

point

低たんぱくパンは温めるとよりおいしくなります。食べる直前に温めて具をはさみましょう。キャベツはゆでるとはさみやすくなり、カリウム摂取量も減らせます。

グリーンアスパラのサラダ

アスパラガスは根元の薄皮を除き、4～5cm長さに切ってゆで、水で冷やし、水けをきる。ミニトマトは半分に切る。ゆで卵半分を器に盛り合わせ、ドレッシングをかける。

献立1人分	
エネルギー	615kcal
たんぱく質	9.4g
カリウム	332mg
食塩	2.1g

朝食
たんぱく質10g

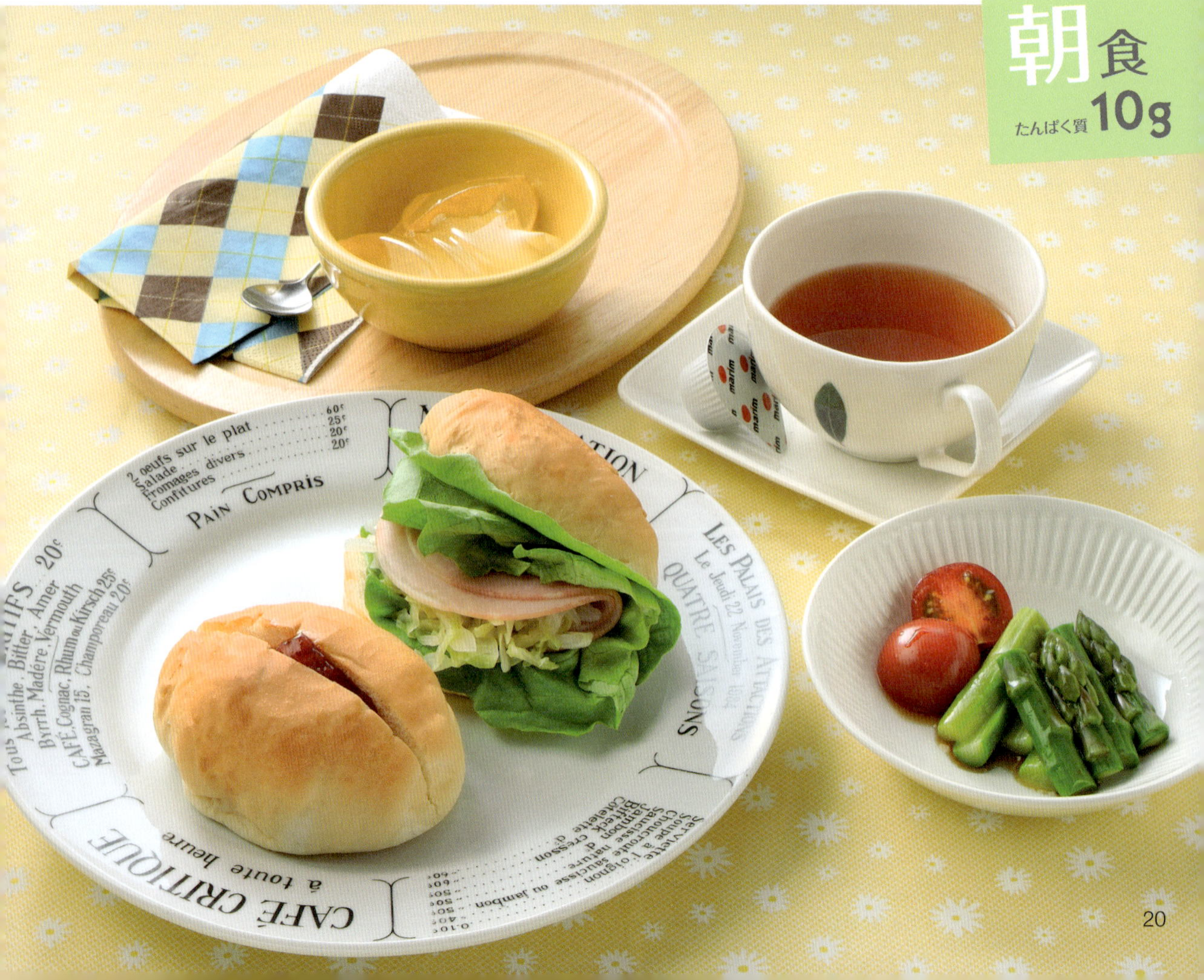

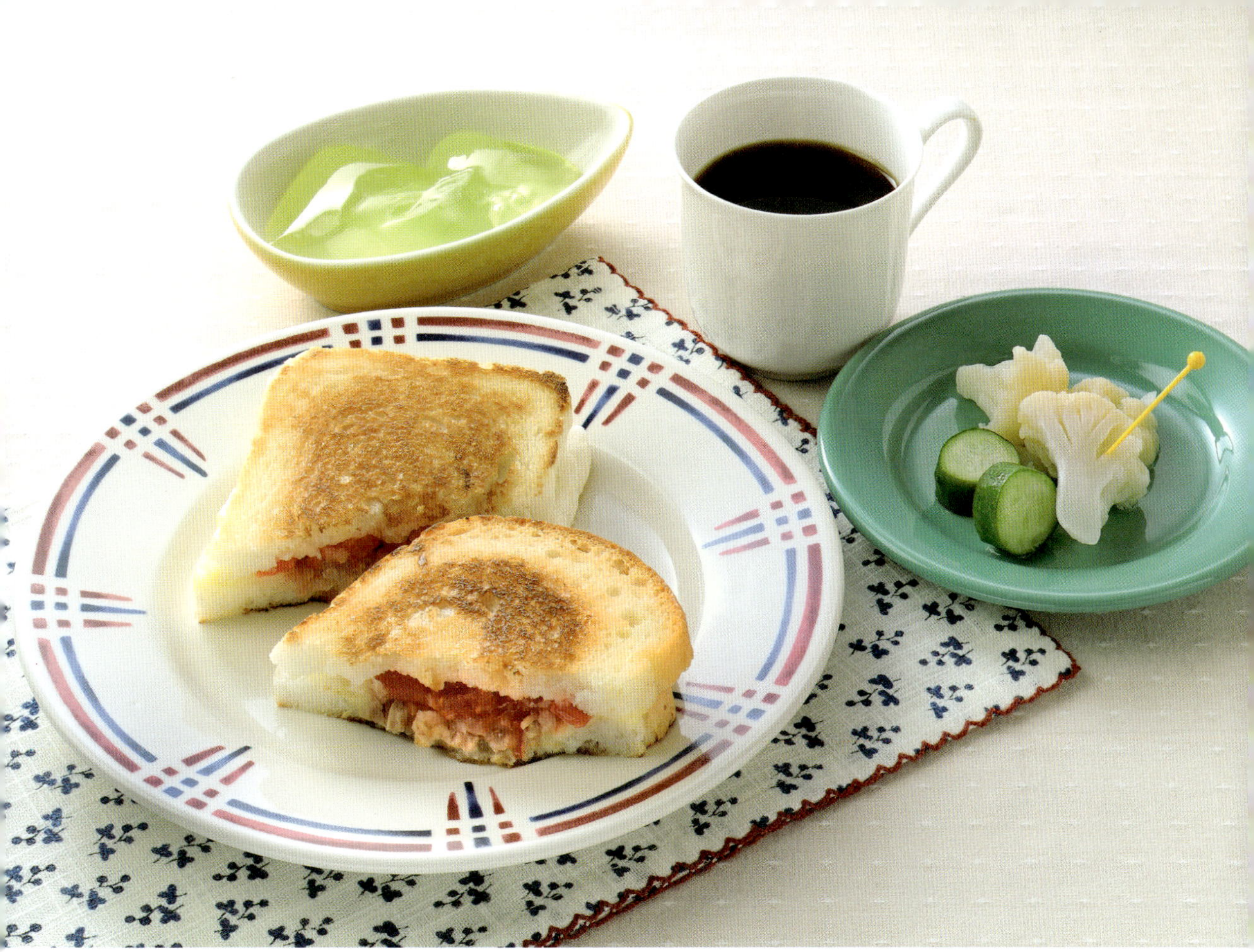

Menu メニュー 8 低たんぱくパンの焼きサンドの献立

材料［1人分］

●低たんぱくパンの焼きサンド

❊越後の食パン	100g（2枚）
スライスチーズ	20g（約1枚）
ツナ水煮（缶詰）	20g
玉ねぎ	20g
トマト	30g
塩	0.3g（ミニ¼）
こしょう	少量
バター	2g（小さじ½）

●カリフラワーのピクルス

	カリフラワー	30g
	きゅうり	10g
A	酢	15g（大さじ1）
A	レモン汁	5g（小さじ1）
A	塩	0.2g
A	砂糖	4.5g（小さじ1と½）

●コーヒー

インスタントコーヒー	1.5g
湯	適量
❊粉飴	13g（1袋）

●ゼリー（特殊食品）

❊おいしくサポートエネルギーゼリー（甘夏みかん味）…98g（1個）

低たんぱくパンの焼きサンド

1 玉ねぎは粗く刻んでからゆで、湯をきる。トマトは薄切りにする。

2 越後の食パン1枚の上にチーズ、ツナ、1をのせて塩とこしょうをふり、もう1枚のパンをのせる。

3 フライパンにバターの半量をとかし、2を入れ、押さえながら色よく焼く。裏も残りのバターで色よく焼く。半分に切って器に盛る。

＊バターが少ないので、フライパンはフッ素樹脂加工を用いる。パンにバターを塗って具をはさみ、ホイルに包んでオーブントースターで焼いてもよい。

カリフラワーのピクルス

1 カリフラワーは小房に分けてゆで、湯をきる。きゅうりは厚めの輪切りにする。

2 Aを合わせた液に1を漬け、味をなじませる。

point

カリッと焼けたパンの香ばしさと、しっとりした具のハーモニーに、食が進みます。レモン汁の酸味も加えたピクルスは、低塩でもおいしく味わえます。

献立1人分

エネルギー	**622**kcal
たんぱく質	**9.6**g
カリウム	**308**mg
食塩	**2.1**g

朝
10g

たんぱく質10gの昼食・夕食メニュー

魚介や肉、大豆製品などをメインに使った、
たんぱく質10gのメニューです。お弁当向きのメニューや、
主菜兼主食のごはん物やめん料理もいろいろ。
また、中食をとり入れたメニューもあります(44～48ページ)。

＊1日の食事の中での組み合わせ方は、6ページをごらんください。
＊朝食にもご利用いただけます。

昼夕
10g

掲載メニュー1食の栄養量

- **エネルギー600kcal**
- **たんぱく質10g**
- **カリウム350mg**
- **食塩2g**

たんぱく質10gの昼食・夕食メニュー

Menu メニュー 1 酢豚の献立

>>> P28

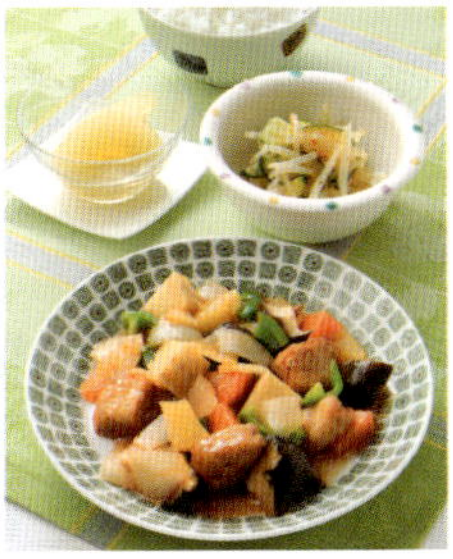

メニュー	エネルギー kcal	たんぱく質 g	カリウム mg	食塩 g
酢豚	210	8.1	286	1.0
もやしときゅうりの中国風あえ物	18	1.0	37	0.3
低たんぱくごはん（のり佃煮）	309	0.3	4	0.3
くだもの	43	0.1	28	0.0
合 計	**580**	**9.5**	**355**	**1.6**

Menu メニュー 2 揚げ出し豆腐の献立

>>> P29

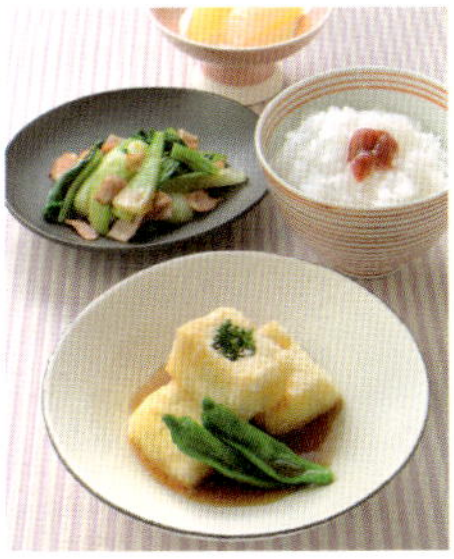

メニュー	エネルギー kcal	たんぱく質 g	カリウム mg	食塩 g
揚げ出し豆腐	174	7.3	175	0.4
青梗菜のカリカリベーコンあえ	28	2.4	149	0.7
低たんぱくごはん（うめびしお）	304	0.1	0	0.6
りんご缶の生クリームかけ	81	0.9	22	0.1
合 計	**587**	**10.7**	**346**	**1.8**

Menu メニュー 3 豚肉の野菜巻きフライの献立

>>> P30

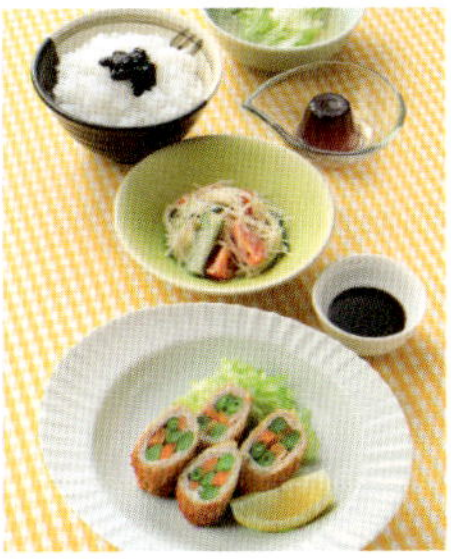

メニュー	エネルギー kcal	たんぱく質 g	カリウム mg	食塩 g
豚肉の野菜巻きフライ	164	9.2	241	0.4
はるさめときゅうりのサラダ	81	0.3	51	0.1
白菜のスープ	6	0.3	35	0.6
低たんぱくごはん（のり佃煮）	309	0.3	4	0.3
ゼリー(特殊食品)	50	0.0	1	0.0
合 計	**610**	**10.1**	**332**	**1.4**

Menu メニュー 4 揚げサンマのあんかけの献立

>>> P31

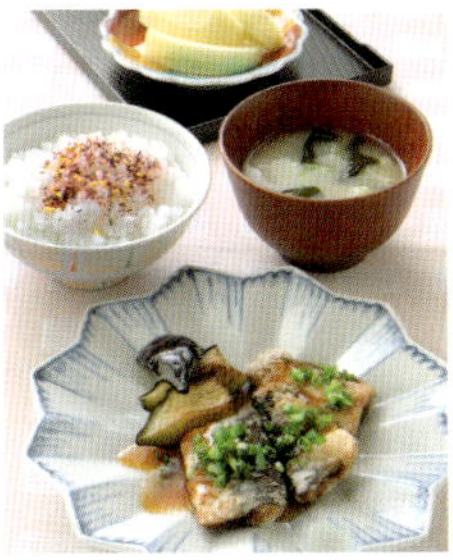

メニュー	エネルギー kcal	たんぱく質 g	カリウム mg	食塩 g
揚げサンマのあんかけ	220	8.0	156	0.4
キャベツとわかめのみそ汁	20	1.7	71	0.9
低たんぱくごはん（ふりかけ）	307	0.3	7	0.3
くだもの	43	0.1	90	0.0
合 計	**590**	**10.1**	**324**	**1.6**

たんぱく質10gの昼食・夕食メニュー

Menu《メニュー》 5 筑前煮の献立

>>> P32

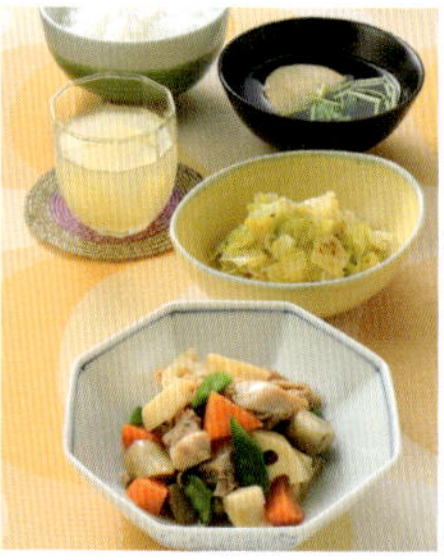

メニュー	エネルギー kcal	たんぱく質 g	カリウム mg	食塩 g
筑前煮	168	8.0	268	1.0
キャベツとシラス干しのあえ物	40	1.2	50	0.5
麩と三つ葉のすまし汁	7	0.8	28	0.5
低たんぱくごはん	299	0.1	0	0.0
りんご缶入りかんてん	68	0.1	7	0.0
合 計	**582**	**10.2**	**353**	**2.0**

Menu《メニュー》 6 タラの食パン衣揚げの献立

>>> P33

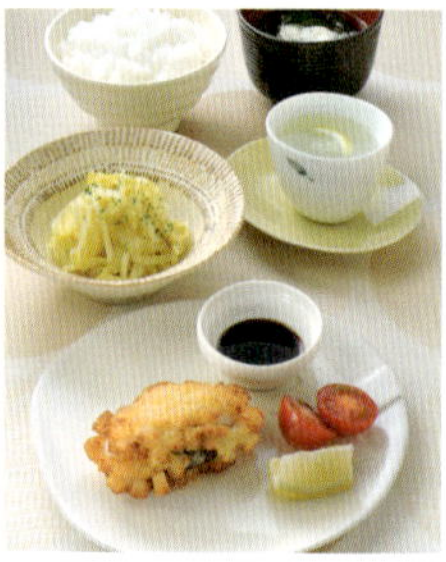

メニュー	エネルギー kcal	たんぱく質 g	カリウム mg	食塩 g
タラの食パン衣揚げ（＋つけ合わせ）	229	9.1	228	1.0
キャベツのカレー風味サラダ	33	0.6	65	0.3
わかめとねぎのすまし汁	6	0.7	33	0.6
低たんぱくごはん	299	0.1	0	0.0
レモンかんてん	56	0.0	15	0.0
合 計	**623**	**10.5**	**341**	**1.9**

Menu《メニュー》 7 幕の内風弁当の献立

>>> P34

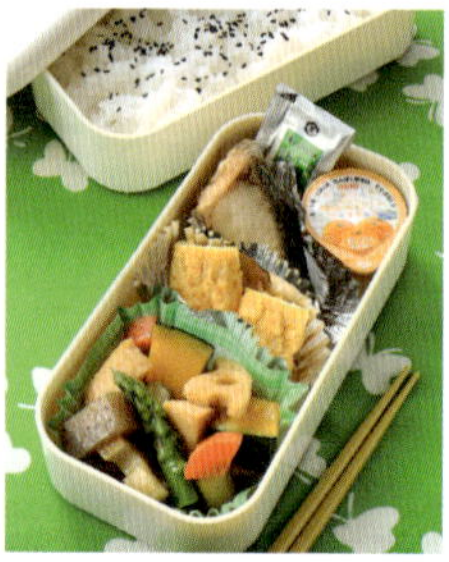

メニュー	エネルギー kcal	たんぱく質 g	カリウム mg	食塩 g
ギンダラのから揚げ（つけじょうゆ）	96	4.6	106	0.4
だし巻き卵	64	3.2	36	0.1
野菜の含め煮	104	2.5	170	0.7
低たんぱくごはん（ごま塩）	305	0.3	4	0.4
ゼリー（特殊食品）	53	0.0	3	0.0
合 計	**622**	**10.6**	**319**	**1.6**

Menu《メニュー》 8 タンドリーチキン弁当の献立

>>> P35

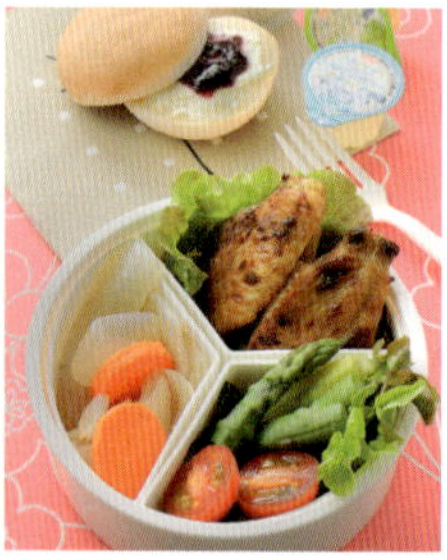

メニュー	エネルギー kcal	たんぱく質 g	カリウム mg	食塩 g
タンドリーチキン（＋レタス）	102	7.8	188	0.7
玉ねぎとにんじんのグリル	16	0.4	68	0.3
野菜盛り合わせ	5	0.4	55	0.0
低たんぱくパン（クリームチーズ・ジャム）	348	1.3	30	0.7
ゼリー（特殊食品）	106	0.0	4	0.0
合 計	**577**	**9.9**	**345**	**1.7**

Menu メニュー 9 三色重の献立

>>> P36

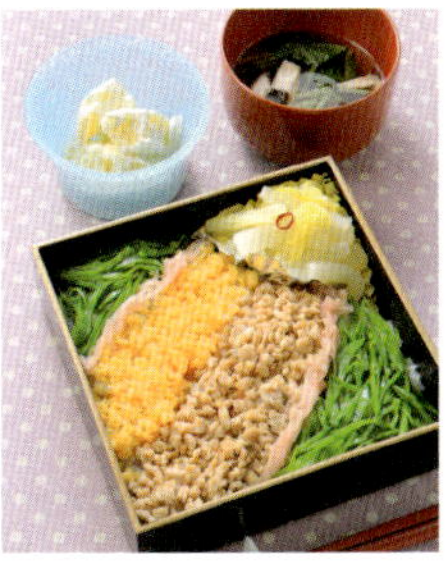

メニュー	エネルギー kcal	たんぱく質 g	カリウム mg	食塩 g
三色重（+つけ合わせ）	459	9.6	259	1.1
しいたけと三つ葉のすまし汁	4	0.6	37	0.5
パイナップルアイス	132	0.4	37	0.0
合 計	**595**	**10.6**	**333**	**1.6**

Menu メニュー 10 中華丼と春巻きの献立

>>> P37

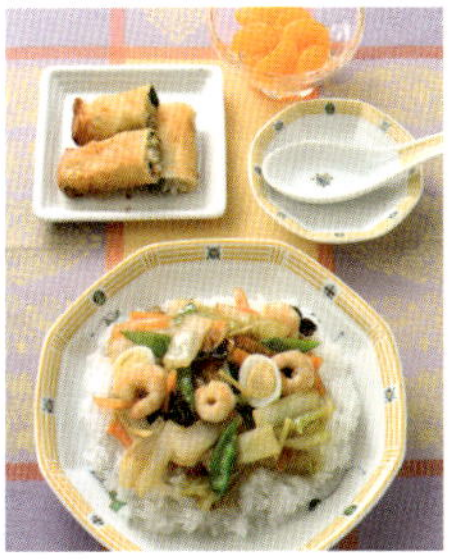

メニュー	エネルギー kcal	たんぱく質 g	カリウム mg	食塩 g
中華丼	450	8.8	228	1.8
春巻き	133	1.7	49	0.0
くだもの	32	0.3	38	0.0
合 計	**615**	**10.8**	**315**	**1.8**

Menu メニュー 11 ビーフカレーライスの献立

>>> P38

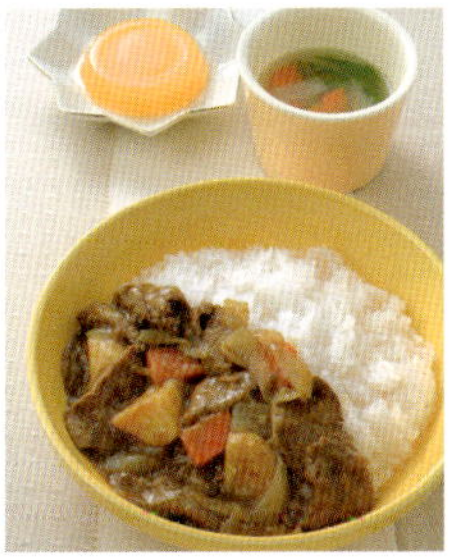

メニュー	エネルギー kcal	たんぱく質 g	カリウム mg	食塩 g
ビーフカレーライス	503	9.1	310	1.1
玉ねぎのスープ	25	0.4	35	0.6
ゼリー（特殊食品）	80	0.1	6	0.0
合 計	**608**	**9.6**	**351**	**1.7**

Menu メニュー 12 チキンドリアの献立

>>> P39

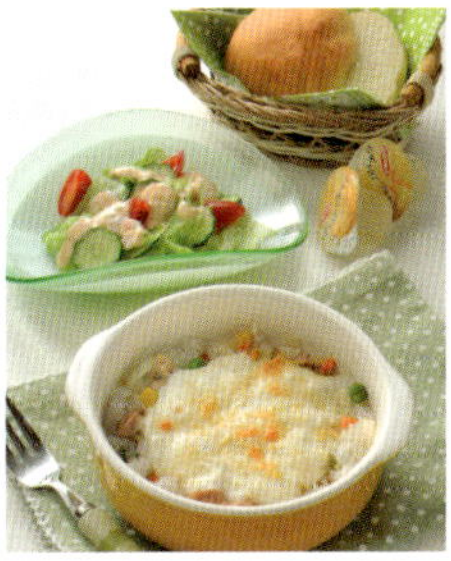

メニュー	エネルギー kcal	たんぱく質 g	カリウム mg	食塩 g
チキンドリア	325	7.3	172	1.2
エビと生野菜のサラダ	41	2.4	139	0.3
低たんぱくパン	143	0.2	6	0.3
ゼリー（特殊食品）	100	0.0	4	0.1
合 計	**609**	**9.9**	**321**	**1.9**

たんぱく質10gの昼食・夕食メニュー

Menu メニュー 13 カニあんかけチャーハンの献立

>>> P40

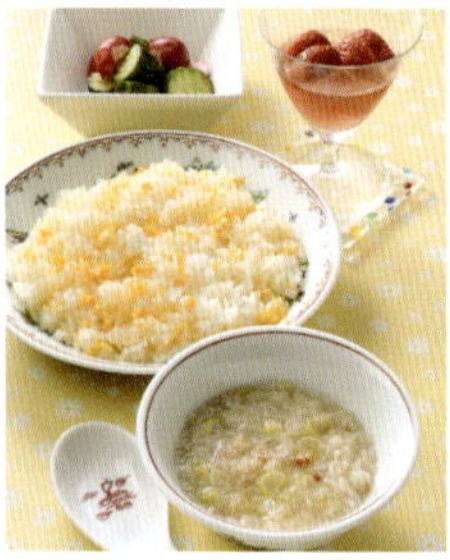

メニュー	エネルギー kcal	たんぱく質 g	カリウム mg	食塩 g
カニあんかけチャーハン	466	8.6	87	1.5
きゅうりとラディッシュの中国風酢漬け	31	0.7	144	0.2
いちごのサイダーゼリー	91	1.4	41	0.0
合 計	**588**	**10.7**	**272**	**1.7**

Menu メニュー 14 天ざるうどんの献立

>>> P41

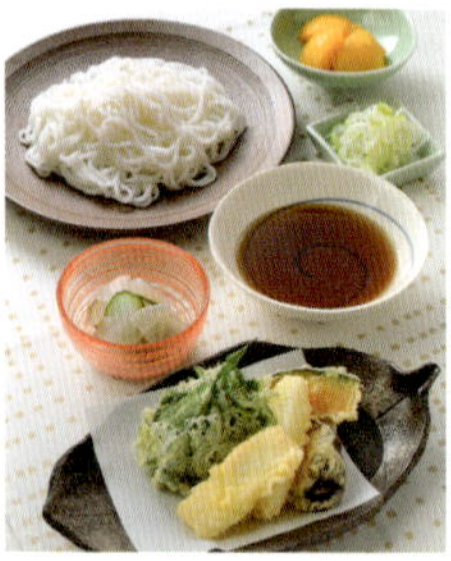

メニュー	エネルギー kcal	たんぱく質 g	カリウム mg	食塩 g
天ざるうどん	569	7.9	247	1.5
大根ときゅうりの酢の物	19	0.3	83	0.1
くだもの	43	0.3	40	0.0
合 計	**631**	**8.5**	**370**	**1.6**

Menu メニュー 15 ソース焼きそばの献立

>>> P42

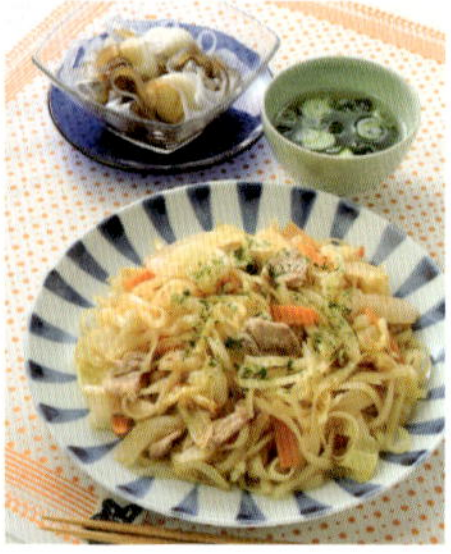

メニュー	エネルギー kcal	たんぱく質 g	カリウム mg	食塩 g
ソース焼きそば	443	8.0	276	1.2
わかめとねぎの中国風スープ	6	0.4	23	0.5
くずきりと白玉の黒ごまみつかけ	187	1.4	42	0.0
合 計	**636**	**9.8**	**341**	**1.7**

Menu メニュー 16 エビのトマトスパゲティの献立

>>> P43

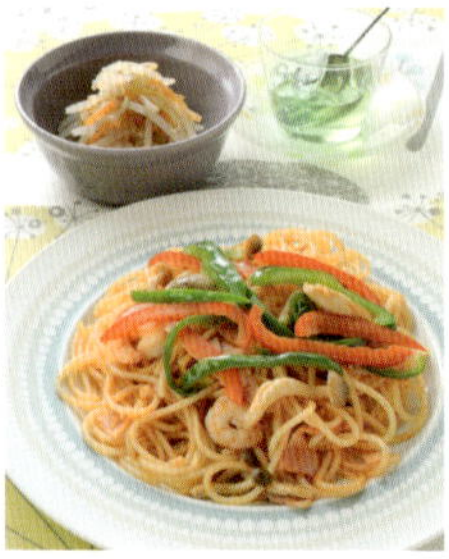

メニュー	エネルギー kcal	たんぱく質 g	カリウム mg	食塩 g
エビのトマトスパゲティ	429	8.0	318	1.3
もやしのごま風味サラダ	57	1.3	23	0.3
ゼリー(特殊食品)	150	0.0	5	0.0
合 計	**636**	**9.3**	**346**	**1.6**

Menu メニュー 17 肉じゃがの献立

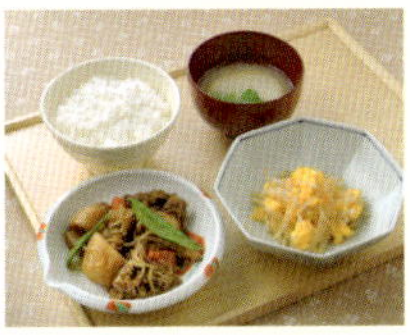

>>> P44

メニュー	エネルギー kcal	たんぱく質 g	カリウム mg	食塩 g
肉じゃが（市販品）	143	3.4	273	1.1
卵ともやしのマヨネーズいため	113	3.8	40	0.3
麩と三つ葉のみそ汁	28	1.3	56	0.6
低たんぱくごはん	310	0.9	0.0	0.0
合計	**594**	**9.4**	**369**	**2.0**

Menu メニュー 18 コロッケとおにぎりの献立

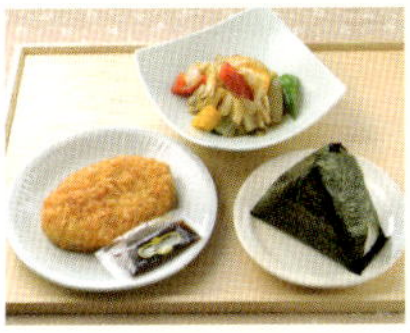

>>> P45

メニュー	エネルギー kcal	たんぱく質 g	カリウム mg	食塩 g
コロッケ（市販品）	309	4.0	156	0.7
おにぎり（市販品）	219	4.2	67	1.1
野菜のカレーいため	64	0.7	90	0.0
合計	**592**	**8.9**	**313**	**1.8**

Menu メニュー 19 レタスハムサンドの献立

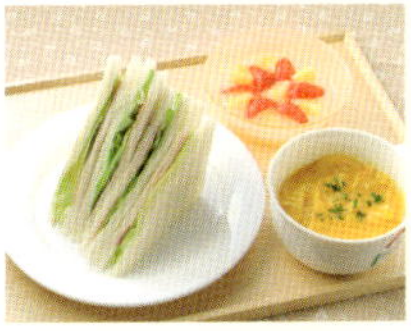

>>> P46

メニュー	エネルギー kcal	たんぱく質 g	カリウム mg	食塩 g
レタスハムサンド（市販品）	234	9.0	152	1.3
マカロニ入りかぼちゃスープ	238	1.1	105	0.4
特殊ゼリーのフルーツ添え	104	0.4	62	0.0
合計	**576**	**10.5**	**319**	**1.7**

Menu メニュー 20 肉まんとクリームパンの献立

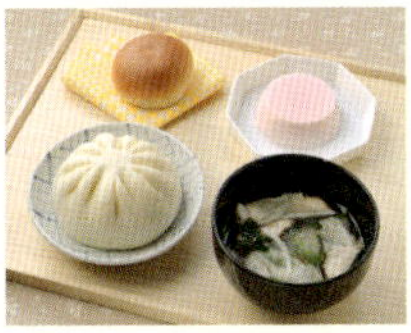

>>> P47

メニュー	エネルギー kcal	たんぱく質 g	カリウム mg	食塩 g
肉まん（市販品）	201	7.4	272	0.7
ミニクリームパン（市販品）	108	2.7	50	0.2
はるさめ入り中国風スープ	114	1.1	50	1.2
ムース（特殊食品）	160	0.0	4	0.0
合計	**583**	**11.2**	**376**	**2.1**

Menu メニュー 21 手延べそうめんの献立

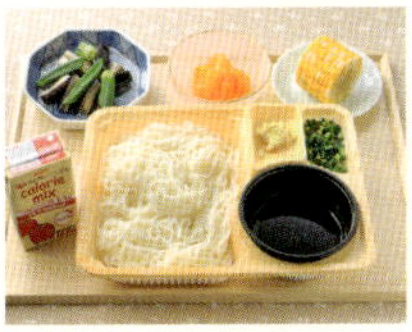

>>> P48

メニュー	エネルギー kcal	たんぱく質 g	カリウム mg	食塩 g
手延べそうめん（市販品）	272	7.9	65	1.8
なすとオクラのいため物	107	0.8	138	0.0
ゆでとうもろこし	30	1.1	87	0.0
くだもの	26	0.2	30	0.0
果汁入り飲料（特殊食品）	160	0.0	15	0.0
合計	**595**	**10.0**	**335**	**1.8**

Menu メニュー 1 酢豚の献立

材料［1人分］

●酢豚

豚もも角切り肉……30g
A しょうゆ……2g（小さじ1/3）
A 酒……2g（小さじ1/2弱）
かたくり粉……3g（小さじ1）
揚げ油……適量
B 玉ねぎ……30g
B ゆで竹の子……15g
B にんじん・ピーマン……各10g
B 干ししいたけ……もどして10g
B パイナップル（缶詰）……10g
油（いため用）……6g（小さじ1と1/2）
C 湯……60mℓ
C 顆粒中華だし……0.5g（ミニ1）
C トマトケチャップ……10g（小さじ2）
C ❇食塩濃度5％減塩しょうゆ……3g（小さじ1/2）
C 砂糖……3g（小さじ1）
C 酢……5g（小さじ1）
D かたくり粉……3g（小さじ1）
D 水……小さじ2

●もやしときゅうりの中国風あえ物

もやし……60g
きゅうり……10g
A しょうゆ……2g（小さじ1/3）
A ごま油……1g（小さじ1/4）
A 粉とうがらし……少量

●低たんぱくごはん（のり佃煮）

❇ゆめごはん1/35……180g
❇三島減塩のり佃煮……8g（1袋）

●くだもの

洋梨（缶詰）……50g

point

7種の材料を使った酢豚は彩り豊かで歯ごたえも充分。このようにあんをからめる料理は低塩でも味が濃く感じられ、高い満足感が得られます。もやしは野菜の中では低カリウムです。

■酢豚

1 豚肉はAをまぶして10分ほどおく。かたくり粉をまぶし、中温の揚げ油できつね色に揚げる。
2 Bは一口大に切り、玉ねぎ、にんじん、しいたけはゆでて湯をきる。Cは合わせておく。
3 中華なべにいため用の油を熱し、**2**の野菜を入れていためる。
4 **3**に**1**の肉とパイナップルとCを加え、大きく混ぜながら煮立て、Dの水ときかたくり粉を加えて手早く混ぜ、とろみをつける。

■もやしときゅうりの中国風あえ物

もやしはゆでて湯をきり、きゅうりは斜め薄切りにし、Aであえる。

献立1人分
エネルギー 580kcal
たんぱく質 9.5g
カリウム 355mg
食塩 1.6g

昼食・夕食
たんぱく質10g

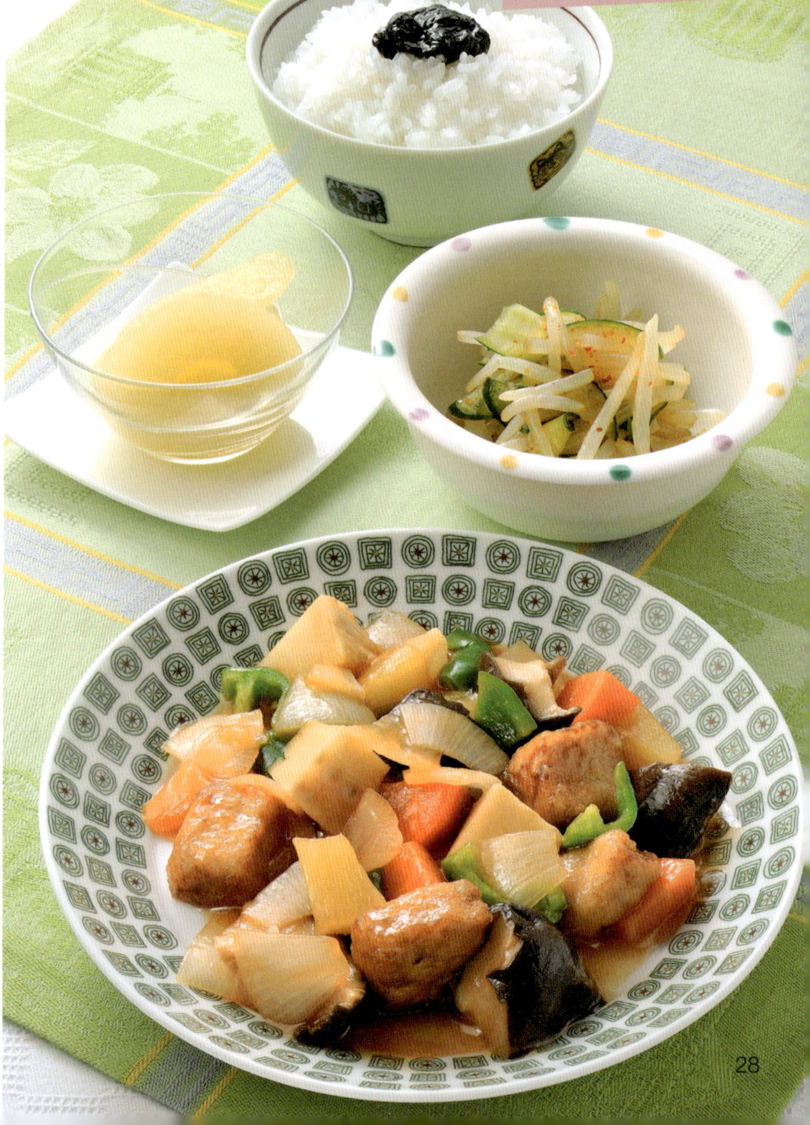

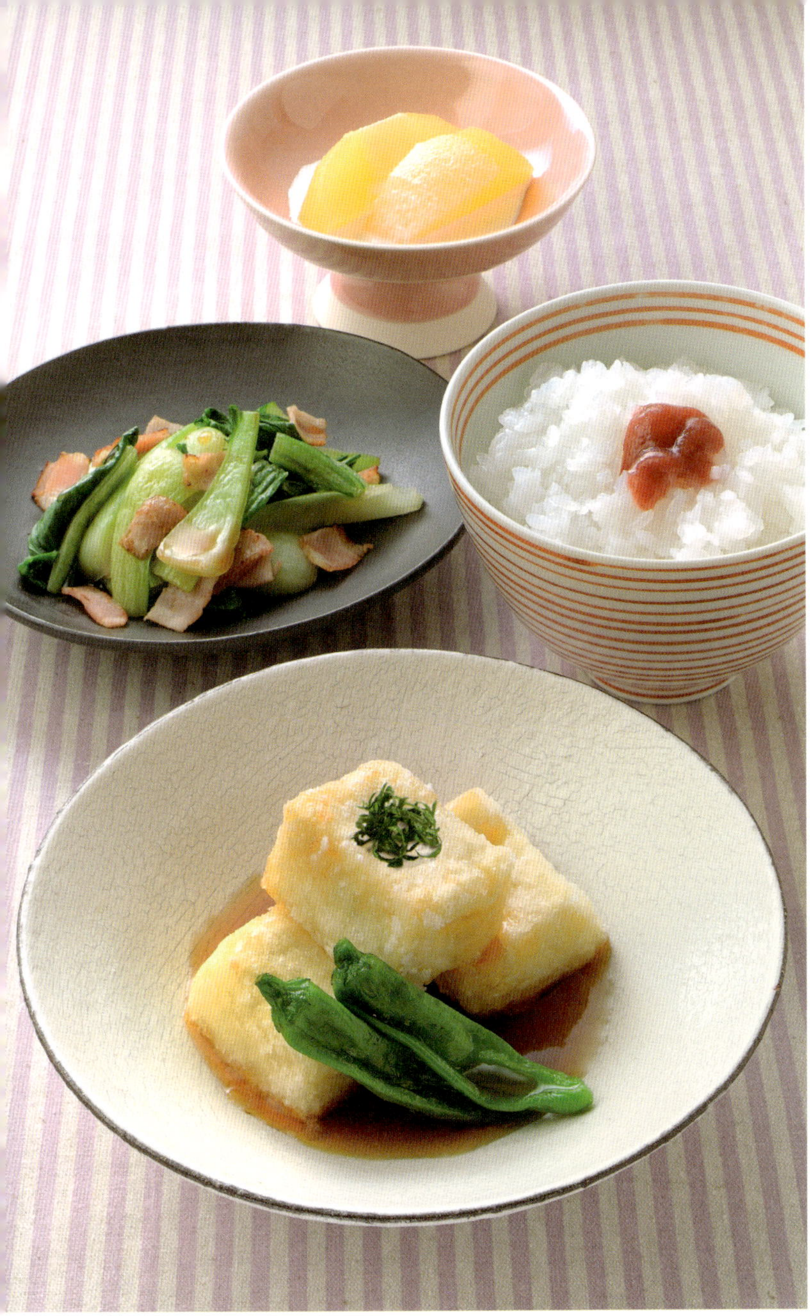

point

100gの豆腐を揚げ出しに。たっぷり楽しめて、エネルギーも摂取できます。あえ物はベーコンの香ばしい風味がアクセントになります。くだものは缶詰でカリウムをおさえます。

昼夕
10g

Menu メニュー ② 揚げ出し豆腐の献立

献立１人分

エネルギー	**587**kcal
たんぱく質	**10.7**g
カリウム	**346**mg
食塩	**1.8**g

材料［1人分］

●揚げ出し豆腐

もめん豆腐……………………100g
かたくり粉………適量（約大さじ1/2）
ししとうがらし…………6g（約2本）
揚げ油……………………………適量
A［だし…………20mℓ（大さじ1と1/3）
❇食塩濃度5％減塩しょうゆ
……………………6g（小さじ1）
みりん…………………6g（小さじ1）
酒………………2.5g（小さじ1/2）］
青じそ（せん切り）………………1枚

●青梗菜のカリカリベーコンあえ

青梗菜…………………………70g
ベーコン………………………10g
ポン酢しょうゆ………5g（小さじ1）

●低たんぱくごはん（うめびしお）

❇ゆめごはん1/35……………180g
❇三島ペーストうめびしお‥8g（1袋）

●りんご缶の生クリームかけ

りんご（缶詰）…………………50g
生クリーム…………10g（小さじ2）

揚げ出し豆腐

1 豆腐は3等分にして軽く水きりし、かたくり粉をまぶす。ししとうがらしは切り目を入れる。
2 揚げ油を中温に熱し、ししとうをさっと揚げてとり出す。次に豆腐を入れて、薄く色づくまで揚げる。
3 2を器に盛り、Aを合わせて煮立てた汁をかけ、青じそをのせる。

青梗菜のカリカリベーコンあえ

1 青梗菜は1枚ずつ軸と葉先に分け、どちらも縦半分に切る。ゆでて水にとり、水けを絞る。
2 ベーコンは1cm幅に切り、フライパンで脂がにじみ出てカリッとするまでいため、脂は除く。
3 1と2を合わせてポン酢しょうゆであえる。

Menu 3
メニュー

豚肉の野菜巻きフライの献立

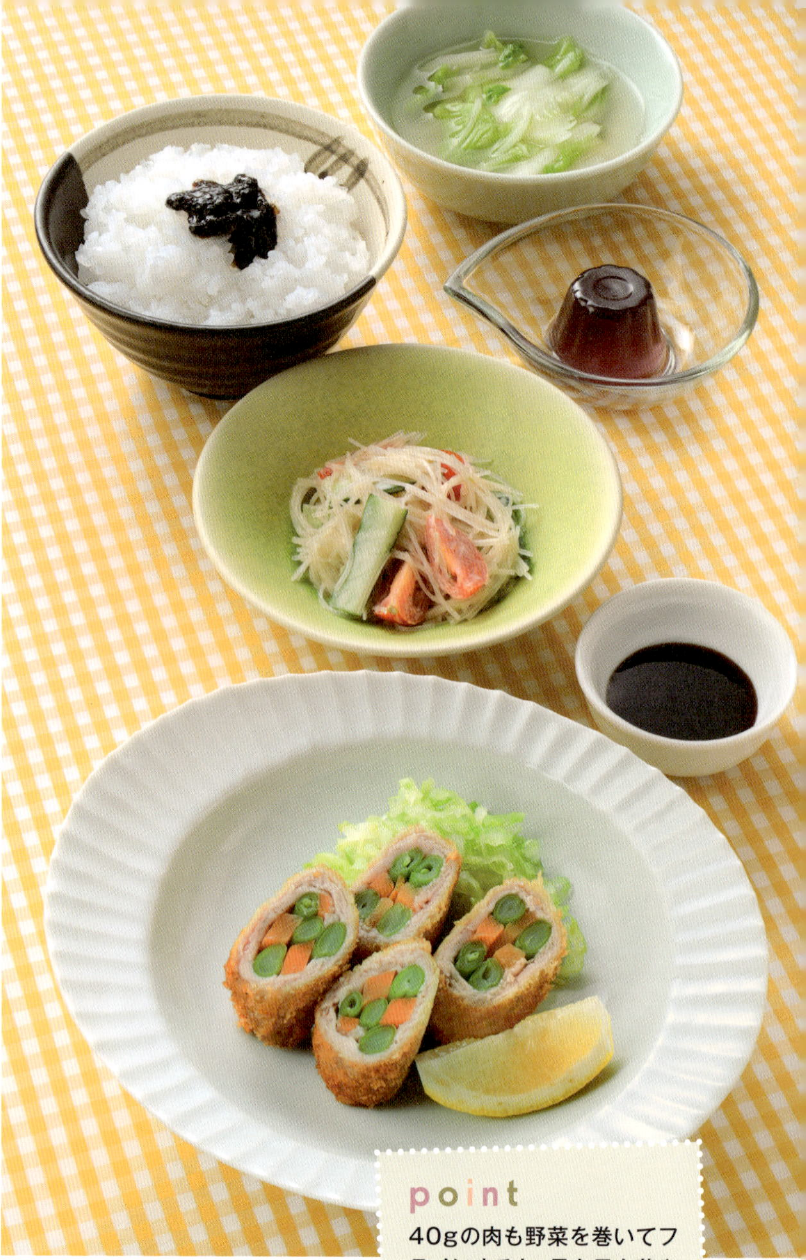

材料［1人分］

●豚肉の野菜巻きフライ

豚もも薄切り肉……40g（小2枚）
こしょう……少量
さやいんげん・にんじん……各10g
小麦粉・とき卵・パン粉……各少量
揚げ油……適量
キャベツ（せん切り）……30g
A ❇低塩中濃ソース……12g（小さじ2）
　トマトケチャップ……2.5g（小さじ1/2）
レモンのくし形切り……1切れ

●はるさめときゅうりのサラダ

はるさめ……乾10g
きゅうり・ミニトマト……各10g
A マヨネーズ……6g（大さじ1/2）
　こしょう……少量

●白菜のスープ

白菜……20g
A 湯……80mℓ
　顆粒コンソメ……1.4g（小さじ1/2）
こしょう……少量

●低たんぱくごはん（のり佃煮）

❇ゆめごはん1/35……180g
❇三島減塩のり佃煮……8g（1袋）

●ゼリー（特殊食品）

❇ニューマクトンプチゼリー……25g（1個）

■豚肉の野菜巻きフライ

1 さやいんげんは長さを半分に切り、にんじんはそれと同じくらいの棒状に切り、どちらもゆでる。
2 豚肉を縦に広げてこしょうをふり、手前に水けをふいた1を等分にして2色が交互になるようにのせ、くるくると巻く。
3 2に小麦粉、とき卵、パン粉の順に衣をつけ、中温の揚げ油で3〜4分かけて色よく揚げる。
4 キャベツはゆでて湯をきる。
5 3を斜め半分に切り、4とともに器に盛る。Aを混ぜたソースとレモンを添える。

■はるさめときゅうりのサラダ

はるさめはゆでて水にとり、水けをきって食べやすく切る。きゅうりは短冊切り、ミニトマトは4つ割りにする。以上をAであえる。

■白菜のスープ

白菜は一口大に切ってゆで、湯をきる。Aを合わせた中でさっと煮、こしょうをふる。

point

40gの肉も野菜を巻いてフライにすると、見た目も華やかで食感も豊かな主菜になります。サラダに使うマヨネーズは大さじ1/2で食塩はわずか0.1g。減塩の味方となる調味料です。

昼食・夕食
たんぱく質 10g

献立1人分

エネルギー	610kcal
たんぱく質	10.1g
カリウム	332mg
食塩	1.4g

Menu 4 メニュー

揚げサンマのあんかけの献立

献立1人分

エネルギー	**590**kcal
たんぱく質	**10.1**g
カリウム	**324**mg
食塩	**1.6**g

材料［1人分］

●揚げサンマのあんかけ

サンマ（三枚におろした身）……40g
酒……少量
かたくり粉……適量（約大さじ½）
なす……25g
揚げ油……適量
A
だし……10mℓ（小さじ2）
❇食塩濃度5％減塩しょうゆ……6g（小さじ1）
みりん……3g（小さじ½）
砂糖……3g（小さじ1）
かたくり粉……3g（小さじ1）
小ねぎ（小口切り）……5g

●キャベツとわかめのみそ汁

キャベツ……20g
わかめ……もどして5g
だし……110mℓ
みそ……6g（小さじ1）

●低たんぱくごはん（ふりかけ）

❇ゆめごはん1/35……180g
❇カルシウムふりかけ（うめしそ）……2.5g（1袋）

●くだもの

りんご……75g

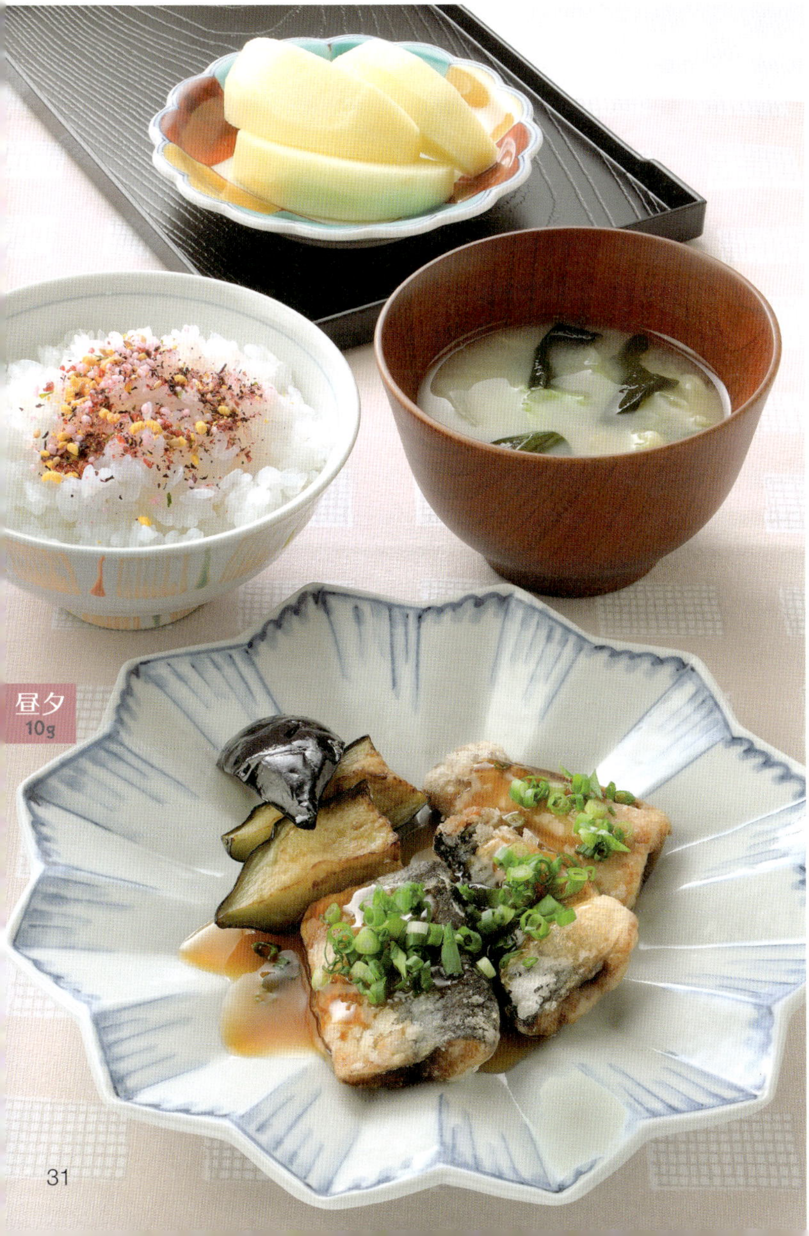

■揚げサンマのあんかけ

1 サンマは一口大に切り、酒をふってしばらくおき、かたくり粉をまぶす。なすは一口大に切って水にさらし、水けをふく。
2 揚げ油を中温に熱し、なす、サンマの順にカラリと揚げる。器に盛り合わせる。
3 小なべにAを合わせて混ぜながら煮立て、とろみがついたら**2**にかける。小ねぎを散らす。

■キャベツとわかめのみそ汁

1 キャベツは短冊に切り、ゆでて湯をきる。わかめは一口大に切る。
2 だしを温めて**1**を入れ、みそをとき、煮立ちかけたら火を消す。

point

サンマは、動脈硬化を防ぐ作用のある脂肪酸が豊富です。揚げたてに甘辛いあんをかけると、ごはんにぴったりのおかずに。下味やあんの工夫で低塩に仕上げ、みそ汁を添えました。

Menu メニュー 5 筑前煮の献立

材料［1人分］

●筑前煮

鶏もも肉……40g
れんこん……20g
にんじん・ごぼう……各15g
さやえんどう……5g（約2枚）
油……4g（小さじ1）
だし……20mℓ（大さじ1と⅓）
A しょうゆ……6g（小さじ1）
A 砂糖……3g（小さじ1）
A 酒……2.5g（小さじ½）

●キャベツとシラス干しのあえ物

キャベツ……60g
シラス干し……2g
中国風ドレッシング（市販品）……7.5g（大さじ½）

●麩と三つ葉のすまし汁

麩（もどして絞る）……乾1g
三つ葉（3cmに切る）……1g
A だし……80mℓ
A 塩……0.4g（ミニ⅓）
A ❊食塩濃度5％減塩しょうゆ……1g（ミニ1弱）

●低たんぱくごはん

❊ゆめごはん1/35……180g

●りんご缶入りかんてん

りんご（缶詰）……20g
粉かんてん……0.6g（ミニ1強）
水……70mℓ
❊粉飴……13g（1袋）

point

鶏肉と3種類の根菜を使ったかみごたえのある主菜です。デザートは多めに作って、エネルギー補給に利用してもよいでしょう。1つ68kcalでたんぱく質は0.1gです。

献立1人分

エネルギー **582**kcal
たんぱく質 **10.2**g
カリウム **353**mg
食塩 **2.0**g

■筑前煮

1 鶏肉と野菜は一口大に切り、野菜はすべてゆでて湯をきる。
2 なべに油を熱して鶏肉をいため、色が変わったらさやえんどう以外の野菜を加えていためる。
3 **2**にだしを加え、煮立ったらアクを除いてAを加え、落としぶたをして中火弱で20分ほど煮る。器に盛り、さやえんどうを散らす。

■キャベツとシラス干しのあえ物

キャベツは1～2cm角に切り、ゆでて湯をきる。シラス干しと混ぜてドレッシングであえる。

■麩と三つ葉のすまし汁

なべでAを温め、麩と三つ葉を加え、煮立ったら器に盛る。

■りんご缶入りかんてん

1 なべに粉かんてんと水を入れて底から混ぜながら数分煮立て、火を止めて粉飴を加えてとかす。
2 りんごを1cm角に切ってグラスに入れ、**1**を流し入れ、冷蔵庫で冷やし固める。

昼食・夕食
たんぱく質 10g

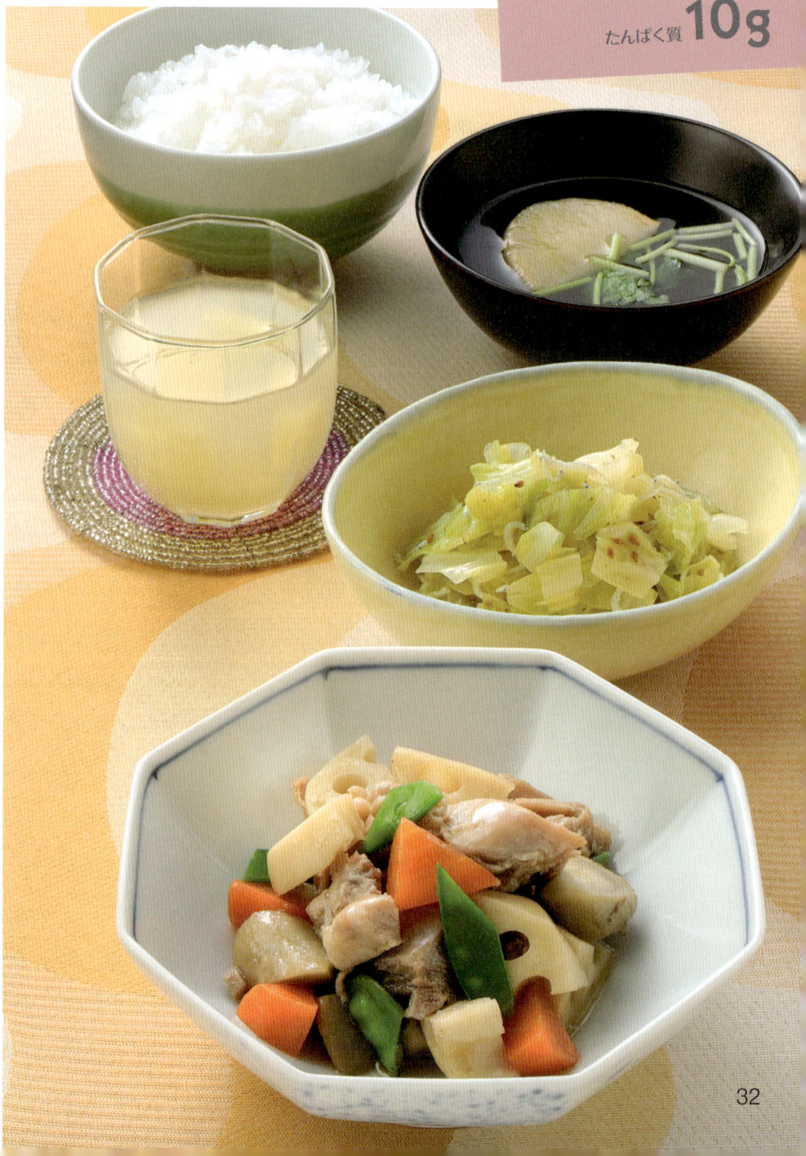

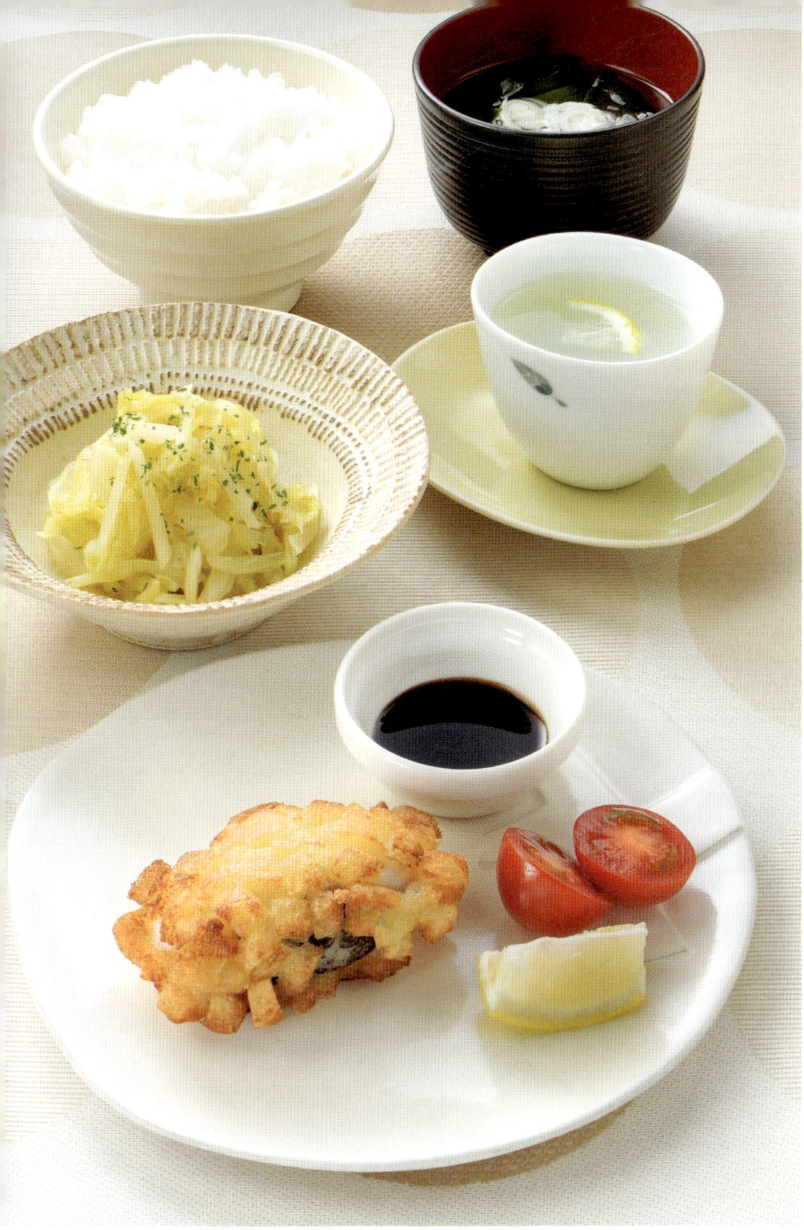

Menu 6
メニュー

タラの食パン衣揚げの献立

昼夕
10g

献立1人分

エネルギー	**623**kcal
たんぱく質	**10.5**g
カリウム	**341**mg
食塩	**1.9**g

point

40gの魚にさいの目切りのパンをつけて揚げた主菜は、ボリューム満点で、ふんわりとして香ばしい衣が魅力です。サラダはカレー粉の風味で低塩に。

材料［1人分］

●タラの食パン衣揚げ

生タラ	40g
かたくり粉・卵白	各少量
食パン（12枚切り・耳なし）	15g
揚げ油	適量
A　ミニトマト	10g（約1個）
A　レモンのくし形切り	1切れ
A　中濃ソース	12g（小さじ2）

●キャベツのカレー風味サラダ

キャベツ	60g
A　カレー粉	1g（小さじ½）
A　酢	2.5g（小さじ½）
A　油	2g（小さじ½）
A　塩	0.3g（ミニ¼）
A　こしょう	少量
パセリ（乾燥）	少量

●わかめとねぎのすまし汁

わかめ（一口大切り）	もどして5g
ねぎ（小口切り）	5g
A　だし	80mℓ
A　塩	0.4g（ミニ⅓）
A　❇食塩濃度5％減塩しょうゆ	1g（ミニ1弱）

●低たんぱくごはん

❇ゆめごはん1/35	180g

●レモンかんてん

粉かんてん	0.6g（ミニ1強）
水	70mℓ
❇粉飴	13g（1袋）
レモン汁	10g（小さじ2）
レモンのいちょう切り	小1切れ

■タラの食パン衣揚げ

1 食パンは5mm角に切る。

2 タラにかたくり粉をまぶしてといた卵白をつけ、その上に1のパンをはりつけてよく押さえ、しばらくおいてなじませる。

3 2をやや低めの中温に熱した揚げ油に入れ、中に火が通ってきつね色になるまで揚げる。

4 器に盛り、Aを添える。

■キャベツのカレー風味サラダ

キャベツは太めのせん切りにし、ゆでて湯をきる。Aを混ぜたものであえ、器に盛り、パセリをふる。

■わかめとねぎのすまし汁

なべでAを温め、わかめとねぎを加えて軽く煮立て、器に盛る。

■レモンかんてん

1 なべに粉かんてんと水を入れて底から混ぜながら数分煮立て、火を止めて粉飴を加えてとかす。

2 レモン汁を加えて器に流し入れ、いちょう切りのレモンを浮かべ、冷蔵庫で冷やし固める。

Menu 7
メニュー

幕の内風弁当の献立

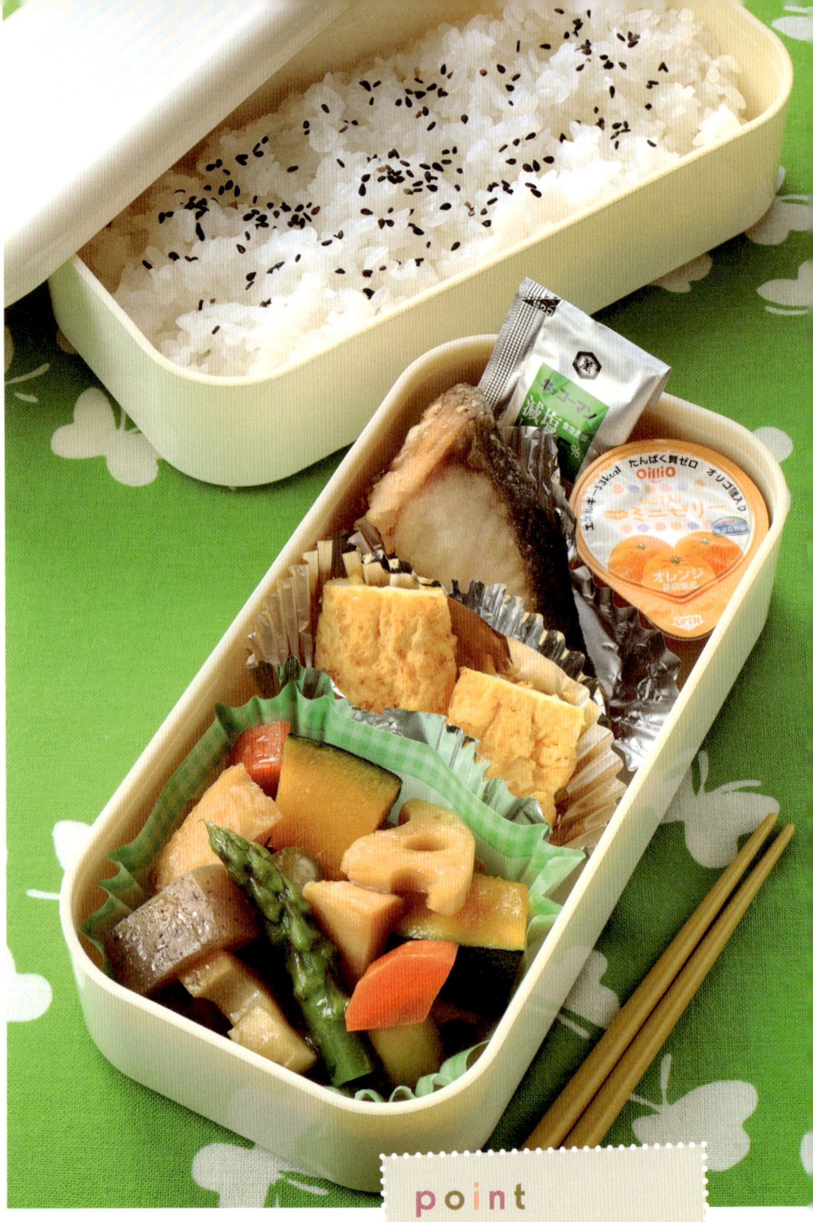

材料［1人分］

●ギンダラのから揚げ

ギンダラ……30g
かたくり粉……少量
揚げ油……適量
❇食塩濃度5％減塩しょうゆ……6g（1袋）

●だし巻き卵

卵……25g（約1/2個）
A［だし……10mℓ（小さじ2）
　 砂糖……2g（小さじ2/3）
油……2g（小さじ1/2）

●野菜の含め煮

れんこん・ゆで竹の子……各15g
こんにゃく……15g
にんじん・かぼちゃ……各10g
グリーンアスパラガス……10g
油……4g（小さじ1）
だし……60mℓ（大さじ4）
A［❇食塩濃度5％減塩しょうゆ……12g（小さじ2）
　 みりん……6g（小さじ1）
　 砂糖……3g（小さじ1）

●低たんぱくごはん（ごま塩）

❇ゆめごはん1/35……180g
いり黒ごま……1g（小さじ1/3）
塩……0.4g（ミニ1/3）

●ゼリー（特殊食品）

❇レナケアーMCT入りミニゼリー……25g（1個）

▌ギンダラのから揚げ

ギンダラはかたくり粉をまぶし、中温の揚げ油で揚げる。しょうゆを添える。

▌だし巻き卵

1 卵はときほぐしてAを混ぜる。
2 卵焼き器かフライパンを中火で熱して油を引き、**1**を流して混ぜ、半熟状になったら端から巻き、形を整えて焼き上げる。半分に切る。

▌野菜の含め煮

1 野菜とこんにゃくは一口大に切り、すべてゆでて湯をきる。
2 なべに油を熱し、かぼちゃとアスパラを除いた**1**をいため、だしを加える。煮立ったらAを加え、落としぶたをして弱めの中火で煮る。
3 煮汁が少なくなったらかぼちゃとアスパラを加え、煮上げる。

point

お弁当のおかずは、たんぱく質源の食材を少しずつでも2つ組み合わせると、充実して楽しみも増します。魚料理も卵焼きも塩味はつけず、減塩しょうゆの小袋を添えて食べるときにかけます。

昼食・夕食
たんぱく質 **10g**

献立1人分

エネルギー	622kcal
たんぱく質	10.6g
カリウム	319mg
食塩	1.6g

Menu メニュー 8

タンドリーチキン弁当の献立

point

タンドリーチキンは、香辛料の香りに、焼いた香ばしさも加わり、低塩でもそれを感じさせない料理です。特殊食品のミニゼリーは、携帯に便利なエネルギー補給食品です。

献立1人分

エネルギー	577kcal
たんぱく質	9.9g
カリウム	345mg
食塩	1.7g

材料［1人分］

●タンドリーチキン

鶏手羽中（関節から先を落としたもの）
……40g（2本・骨つき約60g）

A
- プレーンヨーグルト……10g（小さじ2）
- トマトケチャップ…5g（小さじ1）
- 塩……0.4g（ミニ$\frac{1}{3}$）
- カレー粉……0.5g（小さじ$\frac{1}{4}$）
- おろししょうが……2g
- おろしにんにく・レモン汁・パプリカ・こしょう…各少量

●玉ねぎとにんじんのグリル

玉ねぎ……45g
にんじん……10g
塩……0.3g（ミニ$\frac{1}{4}$）
こしょう……少量

●野菜盛り合わせ

グリーンアスパラガス……10g
ミニトマト……10g（約1個）
サニーレタス……10g（小1枚）

●低たんぱくパン（クリームチーズ・ジャム）

❇越後の丸パン……100g（2個）
クリームチーズ……10g
ブルーベリージャム……15g（大さじ$\frac{2}{3}$強）

●ゼリー（特殊食品）

❇レナケアーMCT入りミニゼリー……50g（2個）

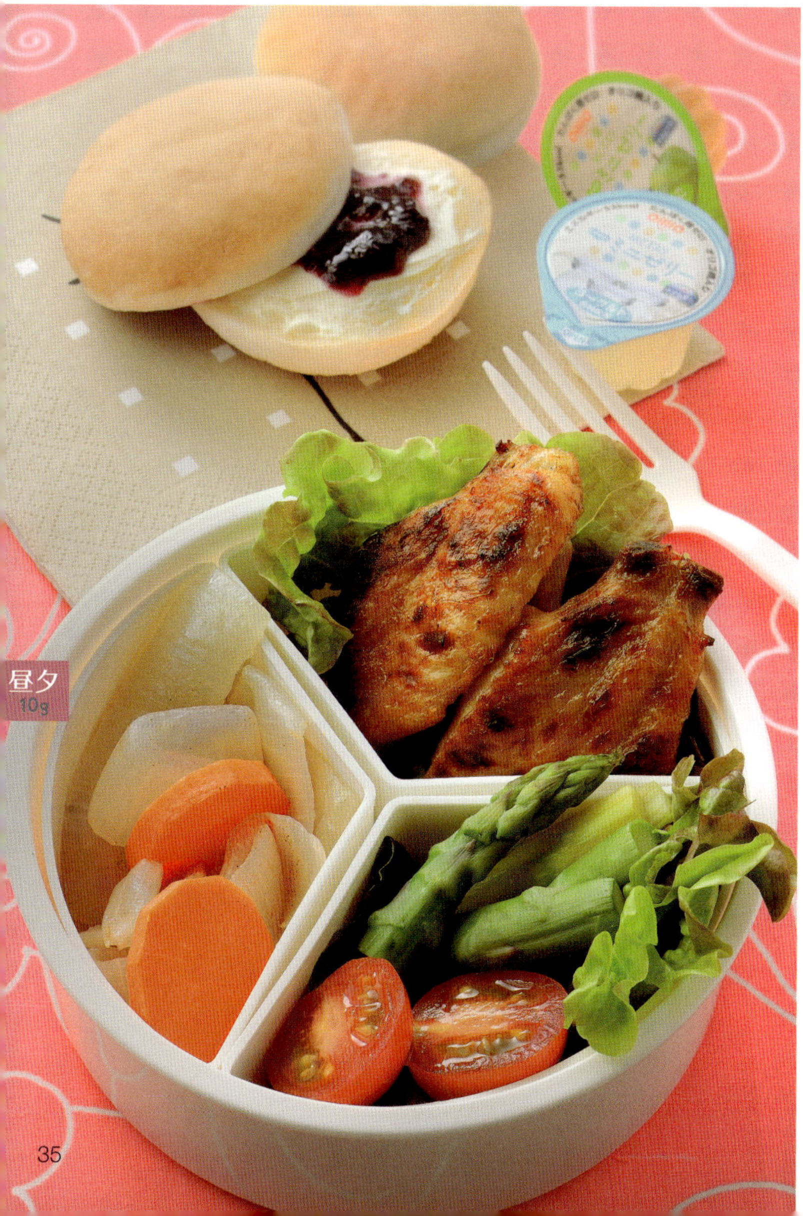

タンドリーチキン

1 食品用ポリ袋にAを合わせ、鶏手羽中を入れてもみ込み、30〜60分漬け込む。

2 1を、漬けだれを除いてアルミ箔にのせ、オーブントースターで12〜13分香ばしく焼く。

玉ねぎとにんじんのグリル

1 玉ねぎは1.5cm幅に切り、にんじんは3〜4mm厚さの輪切りにし、どちらもゆでて湯をきる。

2 1を、タンドリーチキンを焼くときに脇におき、3分ほど焼く。塩とこしょうをふる。

野菜盛り合わせ

アスパラガスは根元の薄皮を除き、4〜5cm長さに切ってゆで、水で冷やし、水けをきる。他の野菜も食べやすく切り、盛り合わせる。

Menu《メニュー》 9 三色重の献立

材料［1人分］

●三色重

鶏ひき肉……30g
A［しょうゆ……3g（小さじ½）
　 みりん……2g（小さじ⅓）
卵……25g（約½個）
B［塩……0.2g
　 砂糖……1g（小さじ⅓）
油……2g（小さじ½）
［さやえんどう……20g（約8枚）
　塩……0.1g
白菜……70g
C［酢……5g（小さじ1）
　 砂糖……3g（小さじ1）
　 赤とうがらし……少量
甘酢漬けしょうが（市販品）……5g
❇ゆめごはん1/35……180g

●しいたけと三つ葉のすまし汁

生しいたけ（薄切り）……5g（約½枚）
三つ葉（3cmに切る）……1g
A［だし……80mℓ
　 塩……0.4g（ミニ⅓）
　 ❇食塩濃度5％減塩しょうゆ
　 ……1g（ミニ1弱）

●パイナップルアイス

パイナップル（缶詰）……20g
生クリーム……15g（大さじ1）
❇粉飴……13g（1袋）

三色重

1 鶏ひき肉はAを加えて混ぜ、油小さじ¼を熱したなべに入れ、ほぐしながらよくいためる。

2 卵はときほぐしてBを加えて混ぜ、残りの油を熱したフライパンに流して混ぜ、いり卵にする。

3 さやえんどうは斜めせん切りにしてゆで、水にとり、水けをきる。塩をふる。

4 白菜は棒状に切ってゆで、水けを絞り、Cを合わせた中に漬ける。

5 低たんぱくごはんを温めて器に敷き、**1**～**3**と甘酢漬けしょうがを形よくのせ、**4**を添える。

しいたけと三つ葉のすまし汁

しいたけはゆでて湯をきる。なべに入れてAを加えて温め、三つ葉を加え、器に盛る。

パイナップルアイス

生クリームは八分立てにし、粉飴とあらく刻んだパイナップルを加えて混ぜ、ふたつき容器に入れて冷凍庫に入れる。完全に凍るまでに何度かフォークでかき混ぜると、ソフトに仕上がる。

point

三色重は彩りも味もやさしく、低たんぱくごはんがよりおいしく味わえます。白菜の甘酢漬けの酸味がお重全体の味を引き締めます。アイスは多めに作っておやつにも。

昼食・夕食
たんぱく質 **10g**

献立1人分
エネルギー **595**kcal
たんぱく質 **10.6**g
カリウム **333**mg
食塩 **1.6**g

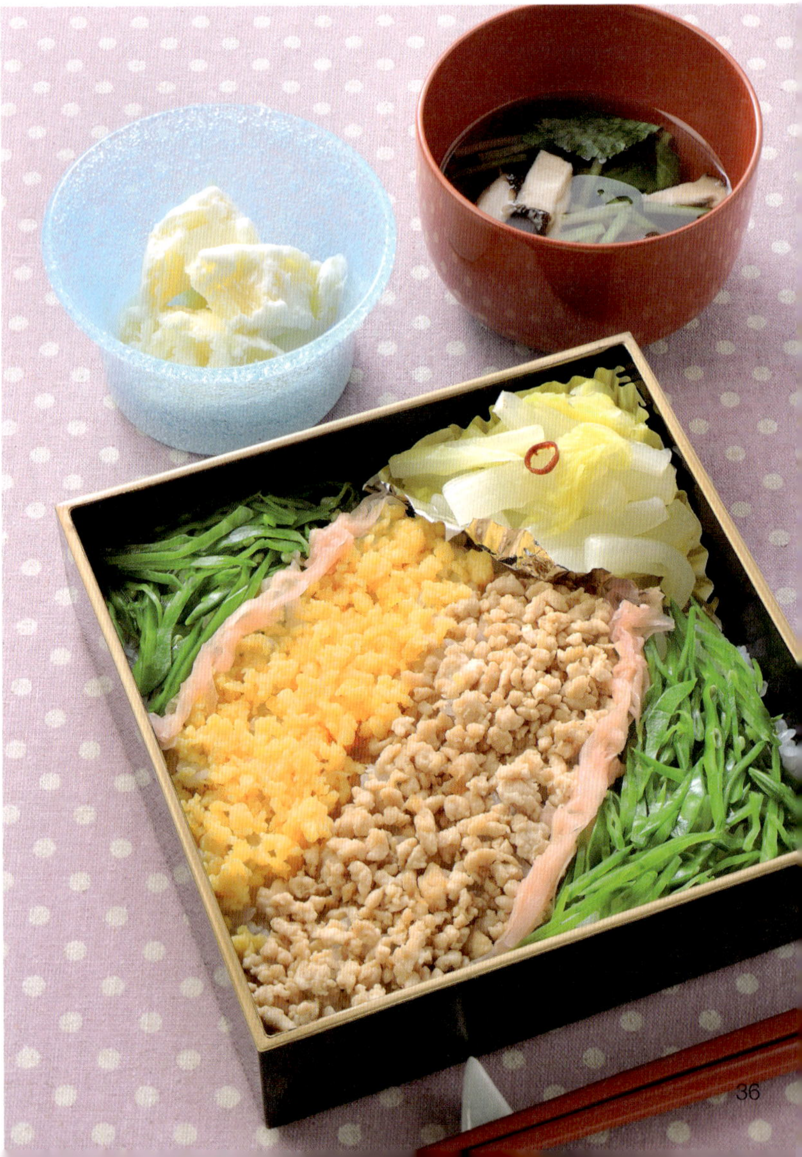

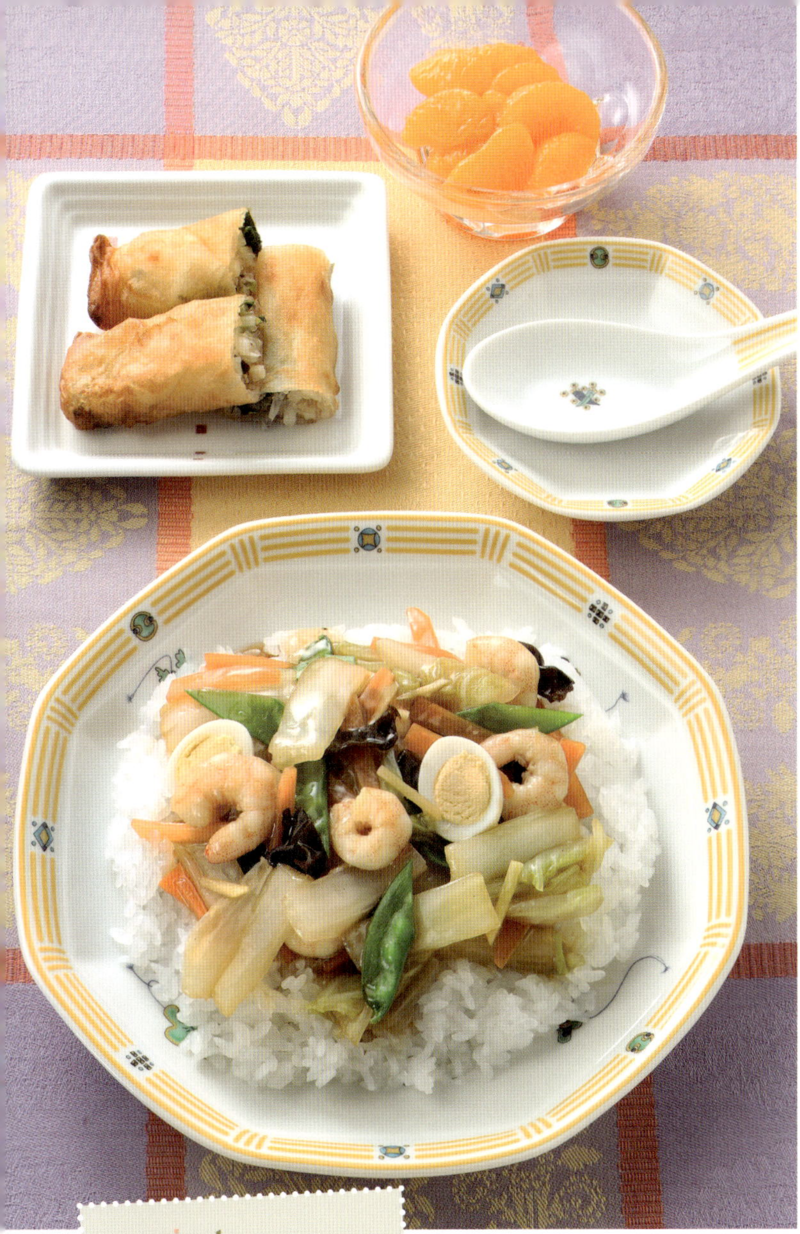

昼夕
10g

Menu 10
メニュー

中華丼と春巻きの献立

point

中華丼は、とろみのあるあんなので低たんぱくごはんでも食べやすく、充実感があります。手作り春巻きは低たんぱくでエネルギー補給にもよい一品です。しょうゆはつけずに味わいます。

材料［1人分］

●中華丼

むきエビ……30g
白菜……70g
にんじん……10g
さやえんどう……5g（約2枚）
きくらげ……もどして2g
しょうが……2g
ゆでうずら卵……10g（1個）
油……6g（大さじ1/2）
A 湯……100mℓ（1/2カップ）
A ❇食塩濃度5％減塩しょうゆ……6g（小さじ1）
A オイスターソース……4g（小さじ2/3）
A 顆粒中華だし……1g（小さじ1/2弱）
A 塩……0.4g（ミニ1/3）
A こしょう……少量
A かたくり粉……3g（小さじ1）
ごま油……2g（小さじ1/2）
❇ゆめごはん1/35……180g

●春巻き

はるさめ（ゆでてもどす）……乾5g
A ゆで竹の子・もやし……各5g
A にら・生しいたけ……各5g
B ❇食塩濃度5％減塩しょうゆ……1g（ミニ1弱）
B 酒……1g（ミニ1）
B ごま油……2g（小さじ1/2）
春巻きの皮……15g（1枚）
揚げ油……適量

●くだもの

みかん（缶詰）……50g

中華丼

1 白菜は一口大の短冊形に切る。にんじんとしょうがは細切りにし、さやえんどうは斜め半分に切る。きくらげは一口大に切る。しょうが以外はすべてゆでて湯をきる。
2 Aは混ぜ合わせておく。
3 フライパンに油を熱し、しょうが、エビ、にんじん、白菜ときくらげの順に加えていためる。
4 3に2を加えて混ぜながら煮立て、とろみがついたらさやえんどうとごま油を加え、火を消す。
5 温めた低たんぱくごはんを器に盛り、4をかけ、うずら卵を半分に切ってのせる。

春巻き

1 はるさめは食べやすく切る。Aはせん切りにし、まとめてゆでる。
2 1の水けをよく絞り、Bで調味し、春巻きの皮にのせて包む。
3 中温に熱した揚げ油に2を入れてカラリと揚げる。

献立1人分	
エネルギー	**615**kcal
たんぱく質	**10.8**g
カリウム	**315**mg
食塩	**1.8**g

Menu 11
メニュー

ビーフカレーライスの献立

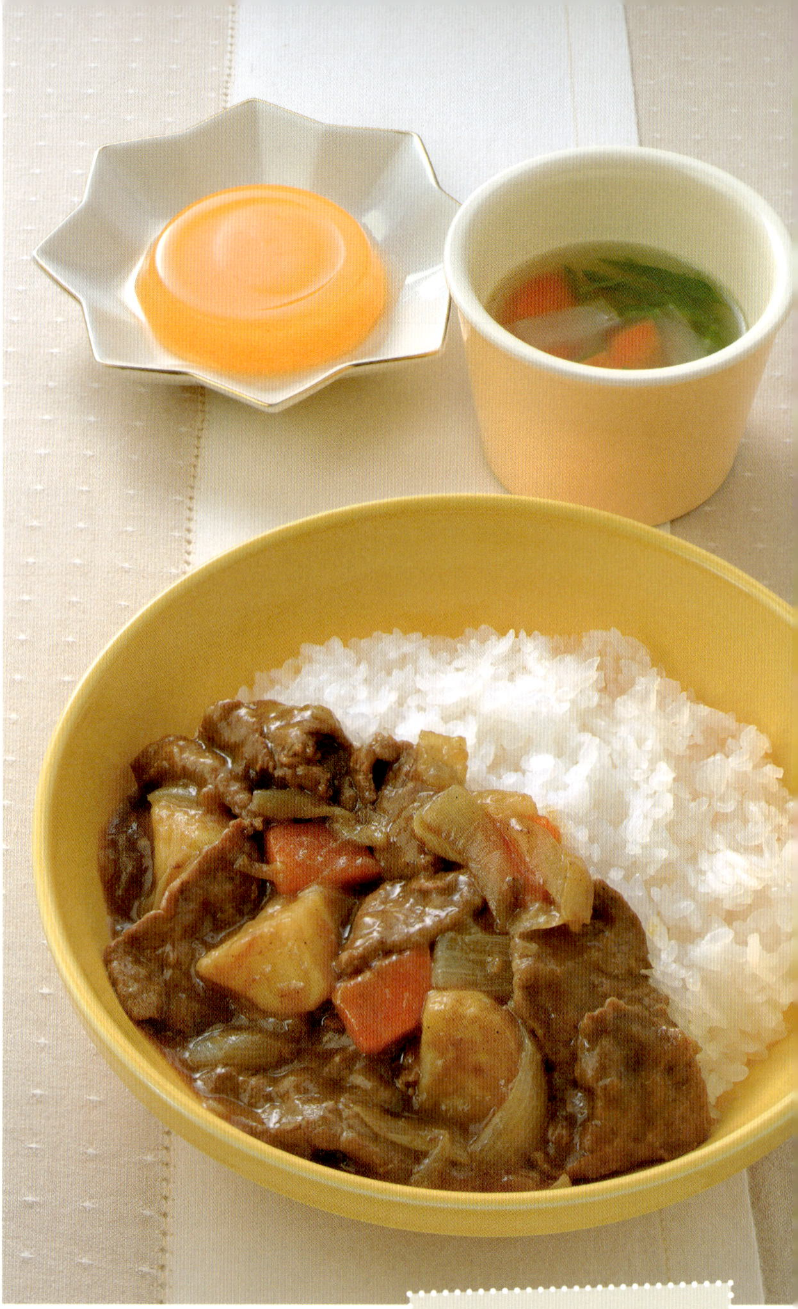

材料［1人分］

●ビーフカレーライス

牛もも薄切り肉……40g
玉ねぎ……30g
にんじん・じゃが芋……各20g
A［おろししょうが……少量
　 おろしにんにく……少量
油……2g（小さじ1/2）
水……70mℓ
カレールー（市販品）……10g
❊ゆめごはん1/35……180g

●玉ねぎのスープ

玉ねぎ……10g
にんじん・さやえんどう……各5g
バター……2g（小さじ1/2）
A［湯……80mℓ
　 顆粒コンソメ……1.4g（小さじ1/2）
こしょう……少量

●ゼリー（特殊食品）

❊アイスになるゼリー（メロン）
……50g（1個）

ビーフカレーライス

1 牛肉は一口大に切る。玉ねぎ、にんじん、じゃが芋は一口大に切り、いずれもゆでて湯をきる。
2 なべに油を熱してA、肉、野菜の順に入れていため、水を加える。
3 煮立ったらアクを除き、弱火で材料に火が通るまで煮る。カレールーを加えてとかし、軽く煮込む。
4 温めた低たんぱくごはんを器に盛り、**3** をかける。

玉ねぎのスープ

1 玉ねぎは1cm幅に、にんじんは色紙形に切り、さやえんどうは斜めに細く切る。いずれもゆでる。
2 なべにバターをとかして湯をきった**1**をいため、Aを加えて煮立て、こしょうを加えて器に盛る。

献立1人分
エネルギー **608**kcal
たんぱく質 **9.6**g
カリウム **351**mg
食塩 **1.7**g

point
市販のカレールーは食塩が多いので、分量を必ず計って使います。水も少なめなのでルーは少なめに仕上がります。

昼食・夕食
たんぱく質 **10g**

Menu メニュー 12

チキンドリアの献立

献立1人分

エネルギー **609**kcal

たんぱく質 **9.9**g

カリウム **321**mg

食塩 **1.9**g

材料［1人分］

●チキンドリア

鶏もも肉（皮なし）……25g

玉ねぎ……10g

冷凍ミックスベジタブル……10g

バター……2g

A ┌ バター（やわらかくする）……4g（小さじ1）
　└ 小麦粉……5g（小さじ1と2/3）

B ┌ 牛乳……30g（大さじ2）
　│ 顆粒コンソメ……1g（小さじ1/2弱）
　│ 塩……0.6g（ミニ2/3）
　└ こしょう……少量

生クリーム……10g（大さじ2/3）

❄ゆめごはん1/35……90g

粉チーズ……1g（小さじ1/2）

●エビと生野菜のサラダ

むきエビ……10g

レタス……30g

きゅうり・ミニトマト……各10g

サウザンアイランドドレッシング（市販品）……6g（小さじ1強）

●低たんぱくパン

❄越後の丸パン……50g（1個）

●ゼリー（特殊食品）

❄ニューマクトンプチゼリー……50g（2個）

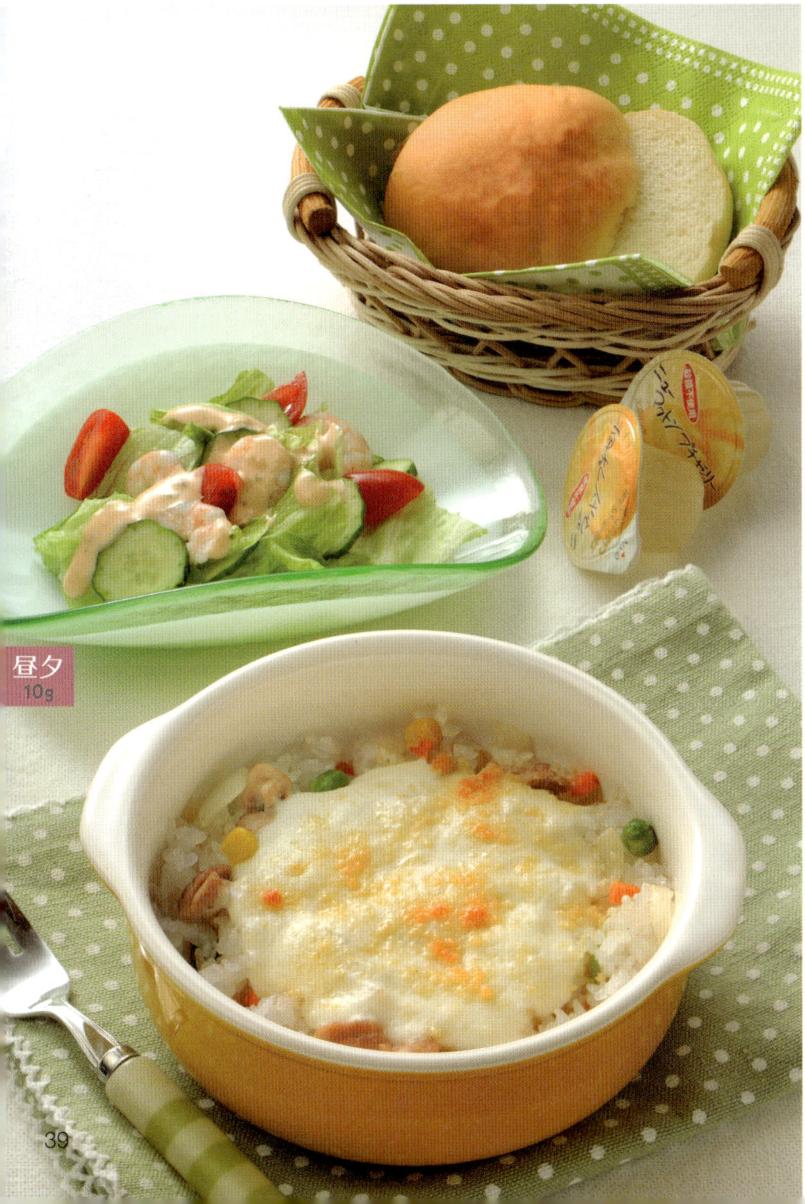

▌チキンドリア

1 鶏肉と玉ねぎは1cm角に切り、ミックスベジタブルは熱湯をかける。鶏肉、玉ねぎ、ミックスベジタブルをバター2gでいためる。

2 Aを小鉢でよく練り合わせる。

3 なべにBを入れて温め、**2**を加えて手早くときのばし、木じゃくしで底から混ぜながら軽く煮る。生クリームを加えて火を消す。

4 低たんぱくごはんを温めて**1**を混ぜ、油（分量外）を薄く塗った耐熱皿に広げ入れる。**3**のホワイトソースをかけ、粉チーズをふる。

5 オーブントースターでチーズが薄く色づくまで焼く。

▌エビと生野菜のサラダ

1 エビはさっとゆでて湯をきる。

2 レタスはちぎり、きゅうりは薄い輪切り、ミニトマトは4つに切る。**3** **1**と**2**を器に盛り合わせ、ドレッシングをかける。

point

ドリアのホワイトソースはエネルギーを上げるために生クリームを加えました。たんぱく質の調整のためにドリアは少量にしたので、低たんぱくパンでエネルギーを補います。

Menu メニュー 13 カニあんかけチャーハンの献立

材料［1人分］

●カニあんかけチャーハン

	材料	分量
	❇ゆめごはん1/35	180g
	卵（ときほぐす）	25g（約1/2個）
	油	8g（小さじ2）
A	カニ（缶詰）	30g
A	ねぎ（小口切り）	20g
A	おろししょうが	3g
A	水	50mℓ（1/4カップ）
A	顆粒中華だし	1g（小さじ1/2弱）
A	塩	0.5g（ミニ1/2弱）
A	こしょう	少量
A	かたくり粉	1.5g（小さじ1/2）
	ごま油	2g（小さじ1/2）

●きゅうりとラディッシュの中国風酢漬け

	材料	分量
	きゅうり	50g
	ラディッシュ	20g
A	酢	2.5g（小さじ1/2）
A	砂糖	0.6g（ミニ1）
A	塩	0.2g
A	ごま油	2g（小さじ1/2）

●いちごのサイダーゼリー

	材料	分量
	いちごジャム（裏ごす）	30g
┌	粉ゼラチン	1.2g（小さじ1/3強）
└	水	小さじ1強
	サイダー	60g
	いちご（2～4つ割りにする）	10g

■カニあんかけチャーハン

1 低たんぱくごはんは電子レンジで通常より1分短めに温める。

2 フライパンに油小さじ1/2を熱し、卵を入れて手早くいため、とり出す。続いて残りの油で**1**をいため、卵をもどして混ぜ、器に盛る。

3 なべにAを入れて混ぜながら火にかけ、煮立ってとろみがついたらごま油を加えて火を消す。小鉢に入れ、**2**にかけて食べる。

献立1人分

エネルギー	**588**kcal
たんぱく質	**10.7**g
カリウム	**272**mg
食塩	**1.7**g

■きゅうりとラディッシュの中国風酢漬け

1 きゅうりは1cm幅の輪切りにし、ラディッシュは半分に切る（蛇腹などに細かく切り目を入れてから切ると見た目も味のしみもよい）。

2 Aを合わせた中に**1**を漬ける。

■いちごのサイダーゼリー

1 粉ゼラチンは分量の水にふり入れて混ぜ、ふやけたら、電子レンジで5秒ほど加熱してとかす。

2 ボールにジャムと**1**を入れて混ぜ、サイダーを縁から静かに注ぎ入れ、泡をすくい除く。

3 グラスに流し入れ、冷蔵庫で冷やし固める。いちごをのせる。

point

チャーハンはごはんに味をつけず、あんに塩味をつけることで、口に入れたときに塩味を感じやすくなります。

昼食・夕食
たんぱく質 **10g**

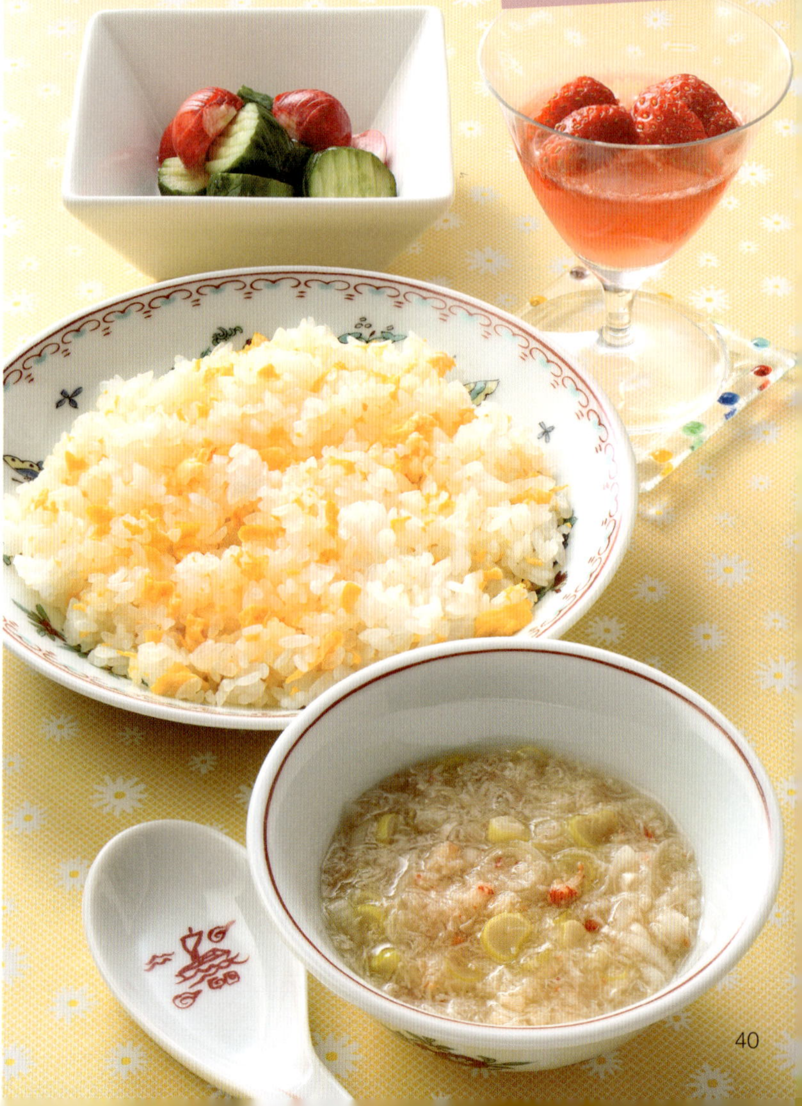

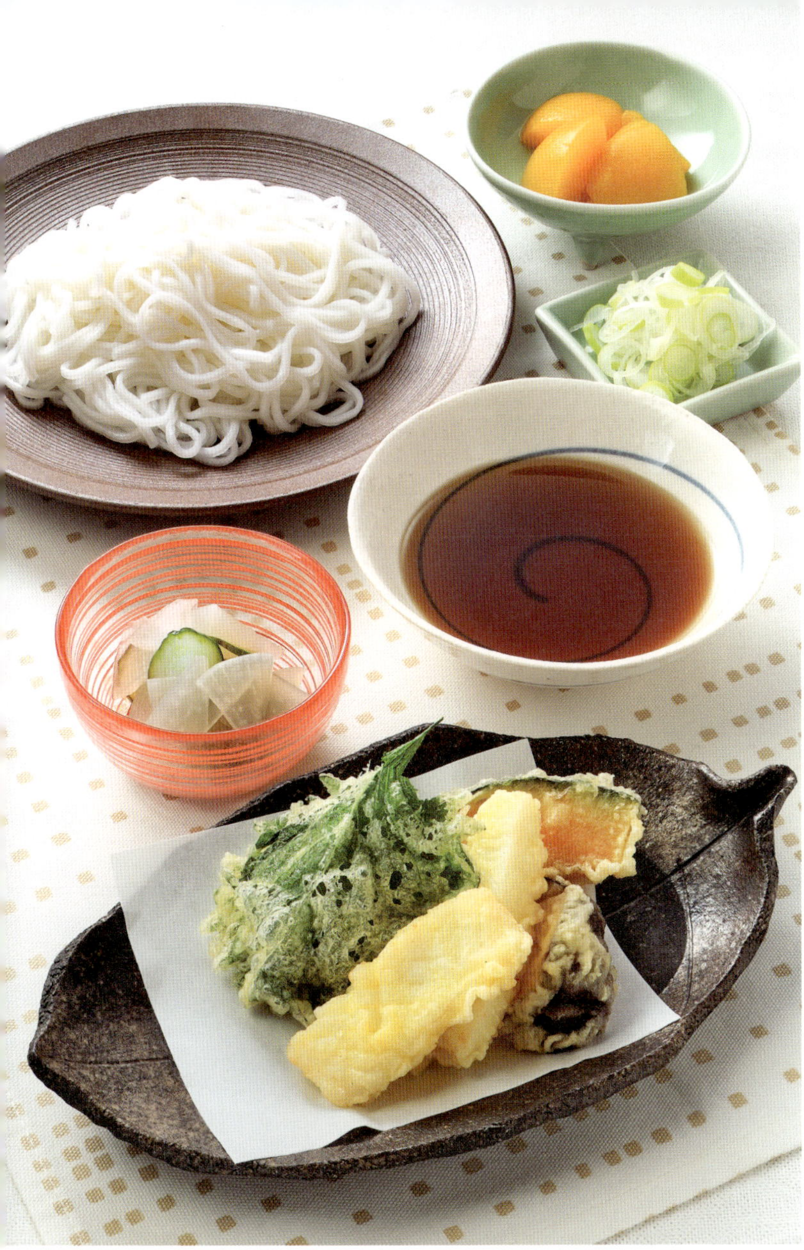

Menu メニュー 14 天ざるうどんの献立

昼夕
10g

材料［1人分］

●天ざるうどん

材料	分量
イカ（胴・皮をむく）	20g
かぼちゃ	10g（薄切り1枚）
生しいたけ	5g（約1/2枚）
青じそ	1g（1枚）
A 卵	10g
A 水	約大さじ2
A 小麦粉	20g（大さじ2強）
揚げ油	適量
❇たんぱく質調整うどん	乾80g
B ❇げんたつゆ	15g
B 水	65mℓ
ねぎの小口切り	10g

●大根ときゅうりの酢の物

材料	分量
大根	30g
きゅうり	10g
A 酢	4g（小さじ1弱）
A 砂糖	3g（小さじ1）
A 塩	0.1g

●くだもの

材料	分量
黄桃（缶詰）	50g

献立1人分

エネルギー	631kcal
たんぱく質	8.5g
カリウム	370mg
食塩	1.6g

point

外食ではたんぱく質も塩分も気になる天ざるうどんですが、手作りなら安心。うどんは低たんぱくめんにし、天ぷらはゆでた野菜を主にしてカリウムも調整します。野菜は季節により種類を変えても。

天ざるうどん

1 イカは表に斜め格子に切り目を入れ、短冊切りにする。かぼちゃとしいたけはゆでる。いずれも水けをよくふく。

2 Aを混ぜ合わせて衣を作る。

3 揚げ油を中温に熱し、1と青じそに2の衣をつけて入れ、カラリと揚げる。器に盛る。

4 たんぱく質調整うどんはゆでて水洗いし、水けをきって器に盛る。Bを合わせたつゆとねぎを添える。

大根ときゅうりの酢の物

1 大根は薄いいちょう切りにしてゆで、湯をきる。きゅうりは薄い輪切りにする。

2 Aを合わせ、1を加えてあえる。

Menu 15
メニュー

ソース焼きそばの献立

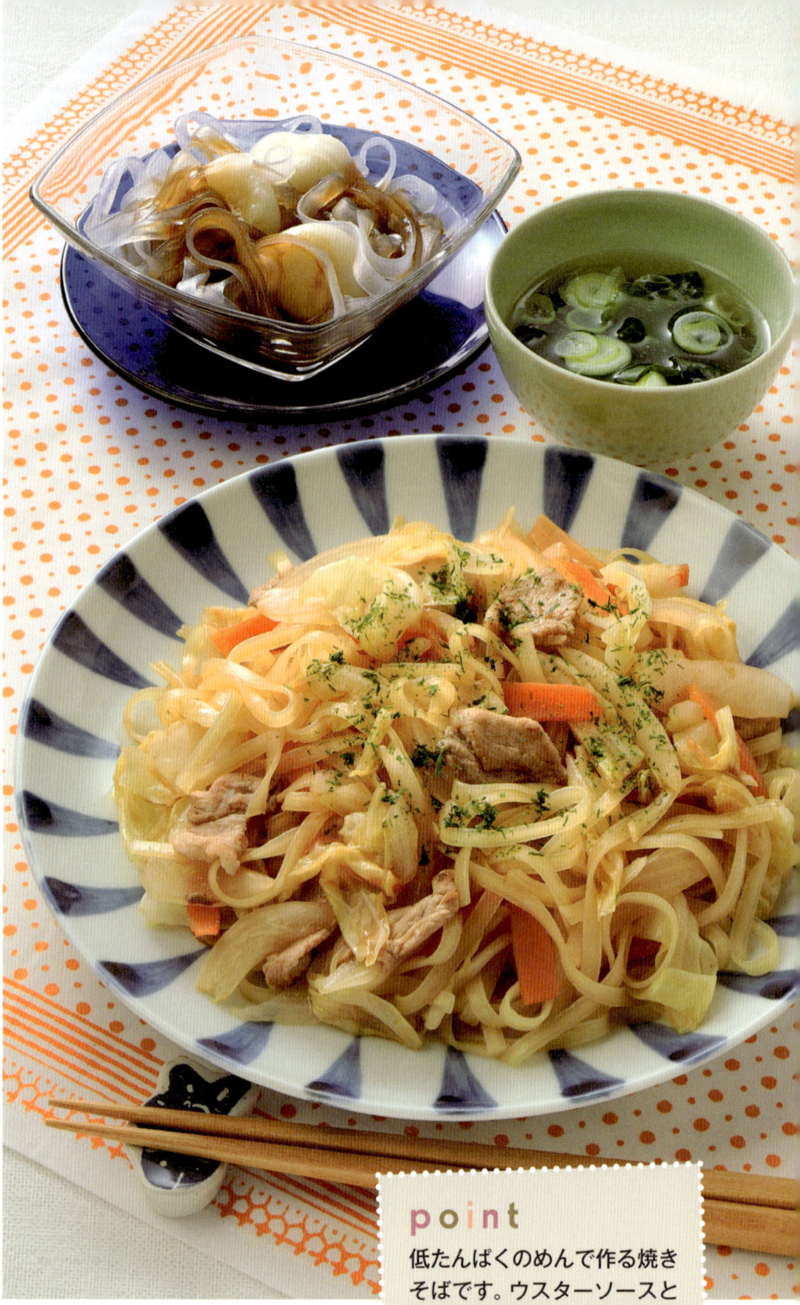

材料［1人分］

●ソース焼きそば

- ❇アプロテンたんぱく調整中華めんタイプ……乾70g
- 豚もも薄切り肉……30g
- キャベツ……60g
- 玉ねぎ……40g
- にんじん……15g
- 油……8g（小さじ2）
- A
  - ウスターソース……9g（大さじ1/2）
  - トマトケチャップ……2.5g（小さじ1/2）
  - ❇食塩濃度5％減塩しょうゆ……6g（小さじ1）
- ごま油……2g（小さじ1/2）
- 青のり……少量

●わかめとねぎの中国風スープ

- わかめ……もどして5g
- ねぎ（小口切り）……10g
- A
  - 湯……60mℓ
  - 顆粒中華だし……1g（小さじ1/2弱）
  - こしょう……少量

●くずきりと白玉の黒ごまみつかけ

- くずきり……乾15g
- 白玉粉……15g
- 水……適量
- A
  - 練り黒ごま……2g（小さじ1/2弱）
  - 黒砂糖（粉末）……3g（小さじ1）
  - はちみつ……2g（小さじ1/3弱）
  - 水……5mℓ（小さじ1）
  - ❇粉飴……13g（1袋）

ソース焼きそば

1 たんぱく調整中華めんはゆでて水で洗い、水けをきる。

2 豚肉とキャベツは一口大に切る。玉ねぎは5㎜幅に切り、にんじんも5㎜幅の短冊切りにする。野菜はどれもゆでて湯をきる。

3 フライパンに油を熱して肉、野菜、**1**の順に加えていため合わせ、Aで調味する。ごま油をたらして混ぜ、器に盛り、青のりをふる。

わかめとねぎの中国風スープ

なべにAと一口大に切ったわかめ、ねぎを入れて温め、器に盛る。

くずきりと白玉の黒ごまみつかけ

1 くずきりは袋の表示通りにゆでて水で冷やし、水けをきる。

2 白玉粉は水を少しずつ加えて耳たぶのかたさに練り、一口大に丸めて平たい団子にする。沸騰湯でゆでて水にとり、水けをきる。

3 **1**と**2**を器に盛り、Aをよく混ぜたみつをかける。

point

低たんぱくのめんで作る焼きそばです。ウスターソースとごま油の風味で、低塩でもコクのある味わいです。デザートもでんぷん製品のくずきり利用でエネルギー補給を。

昼食・夕食
たんぱく質 **10g**

献立1人分

エネルギー	636kcal
たんぱく質	9.8g
カリウム	341mg
食塩	1.7g

Menu メニュー 16

エビのトマトスパゲティの献立

材料［1人分］

●エビのトマトスパゲティ

- ❇アプロテンたんぱく調整スパゲティタイプ……乾80g
- むきエビ……20g
- ベーコン……15g
- しめじ……20g
- にんにく（みじん切り）……2g
- オリーブ油……4g（小さじ1）
- A
  - トマトソース（市販品）……20g
  - 顆粒コンソメ…1g（小さじ1/2弱）
  - 塩……0.5g（ミニ1/2弱）
  - こしょう……少量
- ピーマン・赤パプリカ……各15g
- 揚げ油……適量

●もやしのごま風味サラダ

- もやし……70g
- にんじん……5g
- A
  - ごまドレッシング（オイル入り・市販品）……10g（小さじ2）
  - いり白ごま……1g（小さじ1/3）

●ゼリー（特殊食品）

- ❇カップアガロリー（マスカット）……83g（1個）

献立1人分

エネルギー	**636**kcal
たんぱく質	**9.3**g
カリウム	**346**mg
食塩	**1.6**g

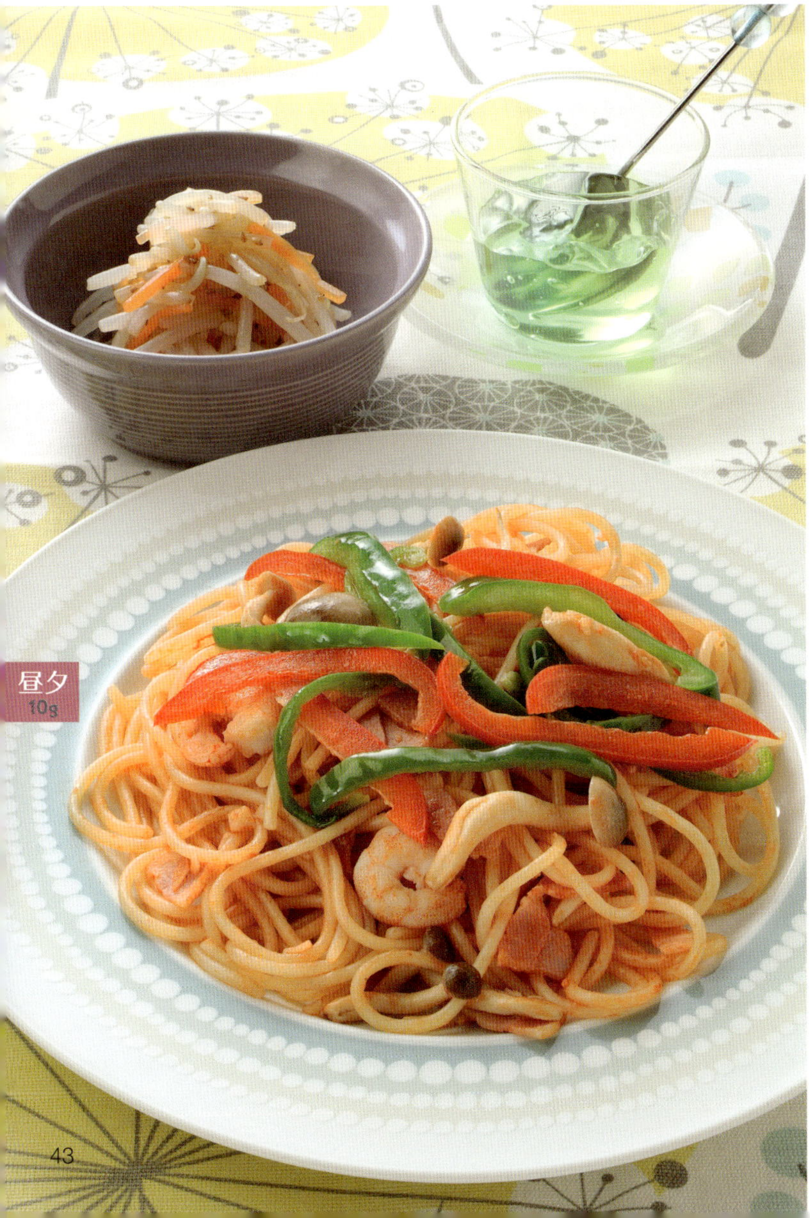

昼夕 10g

エビのトマトスパゲティ

1 たんぱく調整スパゲティはゆでて水で洗い、水けをきる。

2 ベーコンは1㎝幅に切る。しめじはほぐしてゆで、湯をきる。

3 ピーマンとパプリカは8㎜幅に切り、中温の揚げ油で揚げる。

4 フライパンにオリーブ油を熱してにんにく、ベーコン、エビ、**1**、しめじの順に加えていため合わせ、Aで調味する。

5 **4**を器に盛り、**3**をのせる。

もやしのごま風味サラダ

にんじんは太めのせん切りにし、もやしとともにゆでて湯をきる。Aであえて器に盛る。

point

ベーコンの風味もきいた低たんぱくのパスタです。味つけは市販のトマトソースで手軽に。トッピングの野菜は、素揚げにしてエネルギーアップをはかっています。

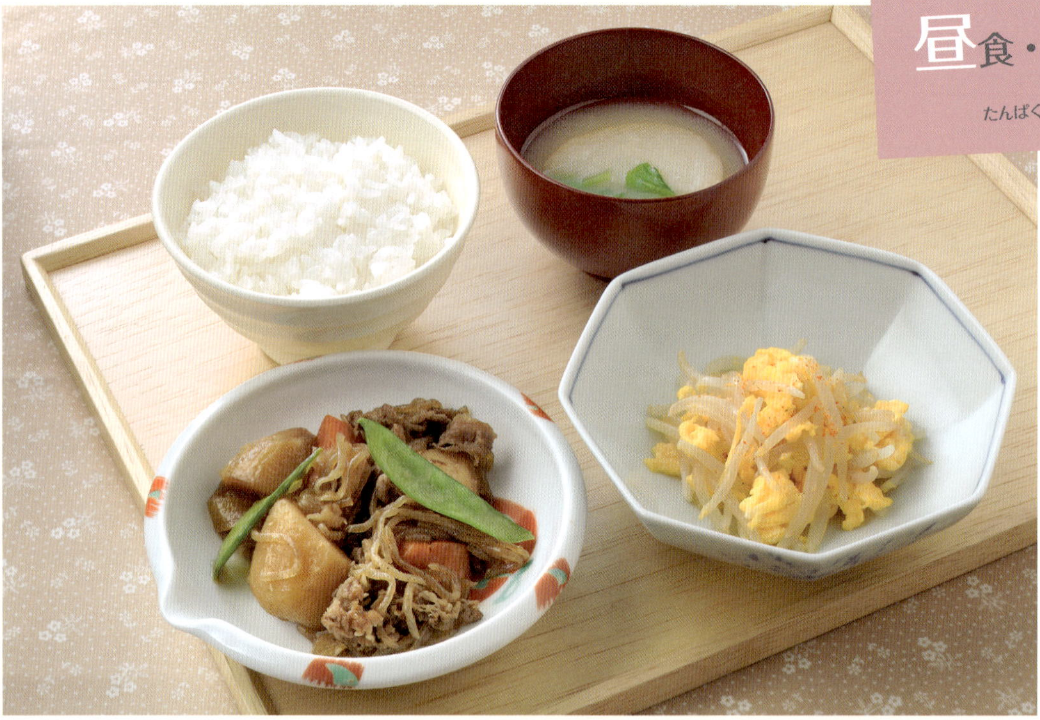

昼食・夕食
たんぱく質 10g

Menu メニュー 17 肉じゃがの献立

材料［1人分］

●肉じゃが

肉じゃが（市販品）……………100g

●卵ともやしのマヨネーズいため

卵（ときほぐす）……25g（約½個）
もやし……………………………40g
マヨネーズ…………10g（大さじ1弱）
七味とうがらし…………………少量

●麸と三つ葉のみそ汁

麸（もどして水けを絞る）……乾1g
三つ葉（3cmに切る）……………1g
だし………………………………70mℓ
✻越後くらぶ米麹みそ
……………………10g（大さじ½強）

●低たんぱくごはん

✻レナケアーサトウの低たんぱく
ごはん1/5 …………………180g

卵ともやしのマヨネーズいため

1 もやしはゆでて湯をきる。
2 熱したフライパンにマヨネーズをとかし、卵を入れていためる。ふわっとしたら**1**を加えて軽くいため、器に盛り、七味をふる。

麸と三つ葉のみそ汁

だしを温めてみそをとき、麸と三つ葉を加え、煮立ちかけたら器に盛る。

献立1人分	
エネルギー	594kcal
たんぱく質	9.4g
カリウム	369mg
食塩	2.0g

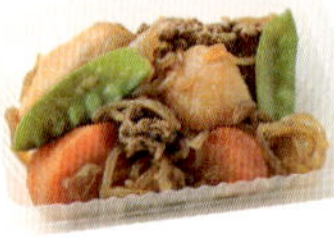

point

市販総菜でポピュラーな肉じゃが。あまり味の濃くない店のものを選び、肉はとりすぎないように気をつけましょう。手作りのいため物はマヨネーズをいため油兼調味料として使います。みそ汁は減塩のみそで。

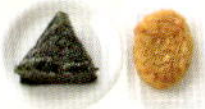

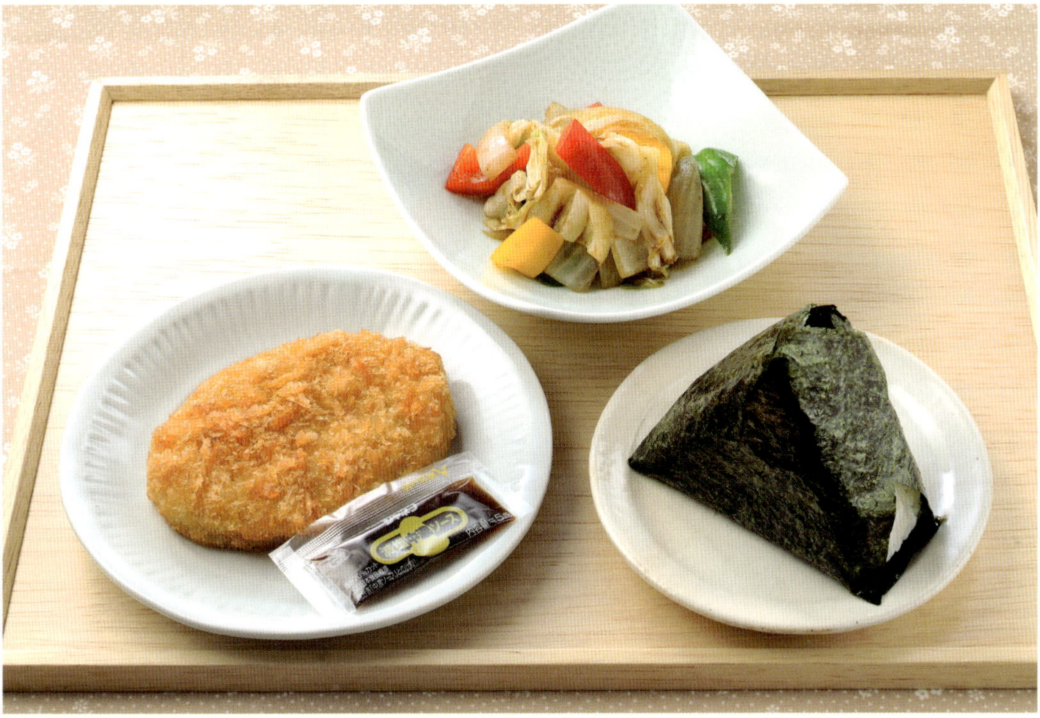

Menu メニュー 18 コロッケとおにぎりの献立

材料［1人分］

●コロッケ

肉入りコロッケ（市販品）……1個（約80g）
❋ジャネフ減塩中濃ソース……5mℓ（1袋）

●おにぎり

ツナマヨおにぎり（市販品）……1個（約110g）

●野菜のカレーいため

キャベツ……40g
玉ねぎ……20g
ピーマン・赤パプリカ・黄パプリカ……各5g
オリーブ油……5g（小さじ1強）
A ❋ジャネフ減塩中濃ソース……5mℓ（1袋）
A カレー粉……少量

野菜のカレーいため

1 野菜はすべて一口大に切ってゆで、湯をきる。

2 フライパンにオリーブ油を熱して1をいため、Aで調味する。

献立1人分	
エネルギー	592kcal
たんぱく質	8.9g
カリウム	313mg
食塩	1.8g

point

コロッケとおにぎりは手軽で便利な組み合わせですが、野菜いためを添えると栄養がより充実します。減塩中濃ソースをいため物とコロッケの両方に使います。いため物の調味をカレー粉だけにして、ソースは食べるときにかけると、味をより濃く感じられます。

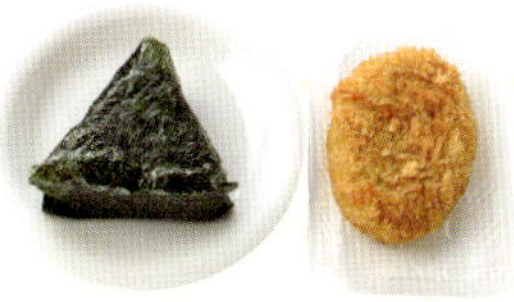

昼夕
10g

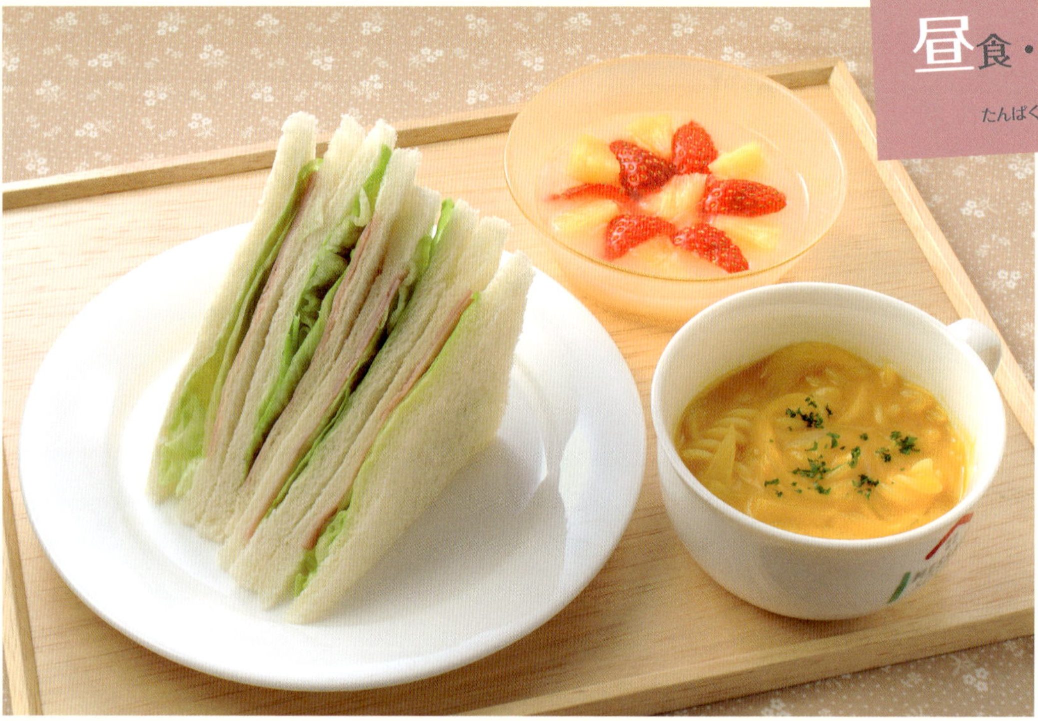

昼食・夕食
たんぱく質 10g

Menu《メニュー》 19 レタスハムサンドの献立

材料［1人分］

●レタスハムサンド

レタスハムサンド（市販品）
…………………1袋（約100g）

●マカロニ入りかぼちゃスープ

❇アプロテンたんぱく調整マカロニタイプ…………………乾15g
❇たんぱく調整スープ（かぼちゃのポタージュ）…………100g（1袋）
玉ねぎ（薄切り）………………20g
オリーブ油…………3g（小さじ3/4）
パセリ（みじん切り）…………少量

●特殊ゼリーのフルーツ添え

❇アイスになるゼリー（りんご）
……………………50g（1個）
いちご……………………………20g
パイナップル（缶詰）…………20g

■マカロニ入りかぼちゃスープ

1 たんぱく調整マカロニはゆでて水で洗う。
2 玉ねぎはゆでて湯をきる。
3 なべにオリーブ油を熱して**2**をいため、スープと**1**を加えて温める。器に盛り、パセリをふる。

■特殊ゼリーのフルーツ添え

ゼリーを器に入れ、形よく切ったくだものをのせる。

献立1人分	
エネルギー	576kcal
たんぱく質	10.5g
カリウム	319mg
食塩	1.7g

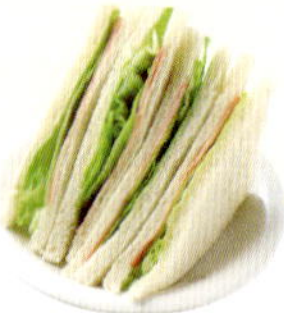

point

市販のサンドイッチは、野菜やじゃが芋が主のシンプルなものが比較的低たんぱくです。レタスとハムのサンドイッチはコンビニでよく目にしますが、チーズもはさんである場合はチーズを除きましょう。エネルギーやビタミンの補給に、特殊食品にひと手間加えたスープとデザートを添えて。

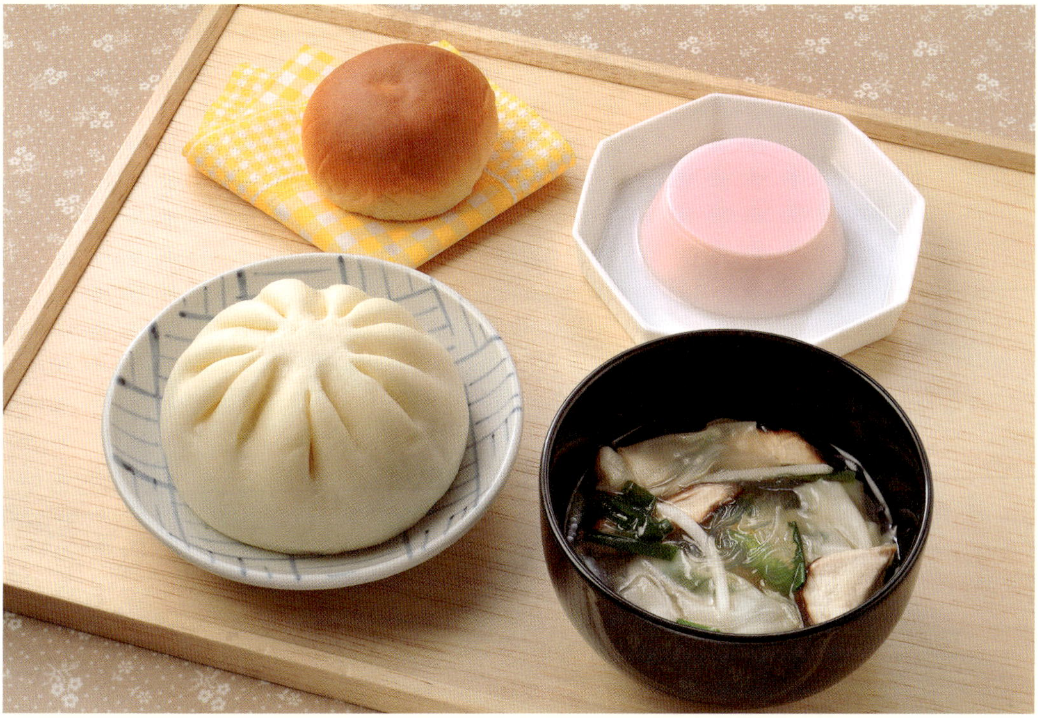

Menu メニュー 20 肉まんとクリームパンの献立

材料［1人分］

●肉まん

肉まん（市販品）……1個（約80g）

●ミニクリームパン

ミニクリームパン（市販品）
……1個（約35g）

●はるさめ入り中国風スープ

はるさめ（もどす）……乾10g
もやし……10g
生しいたけ（薄切り）……5g
にら（3cmに切る）……2g
しょうが（みじん切り）……少量
ワンタンの皮……5g（5枚）
油……5g（小さじ1強）
A［湯……150mℓ
　 顆粒中華だし……2.5g
こしょう……少量
ごま油……1g（小さじ1/4）

●ムース（特殊食品）

❇粉飴ムース（いちご味）
……58g（1個）

はるさめ入り中国風スープ

1 はるさめは食べやすく切り、もやし、しいたけ、にらはすべてゆでて湯をきる。

2 なべに油を熱してしょうがと**1**をいため、Aを加える。煮立ったらワンタンの皮を加えてさっと煮、最後にこしょうとごま油を加える。

献立1人分	
エネルギー	**583**kcal
たんぱく質	**11.2**g
カリウム	**376**mg
食塩	**2.1**g

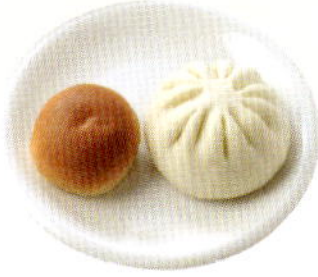

point

寒い時期に魅力のある肉まん。たんぱく質や食塩を考えて1個にして、ミニサイズのパンと温かい手作りスープを組み合わせましょう。ミニクリームパンは小さいので食塩が少なく、エネルギーは100kcalほどとれます。スープのワンタンの皮がなければ、はるさめを少し増やしても。

昼食・夕食
たんぱく質 10g

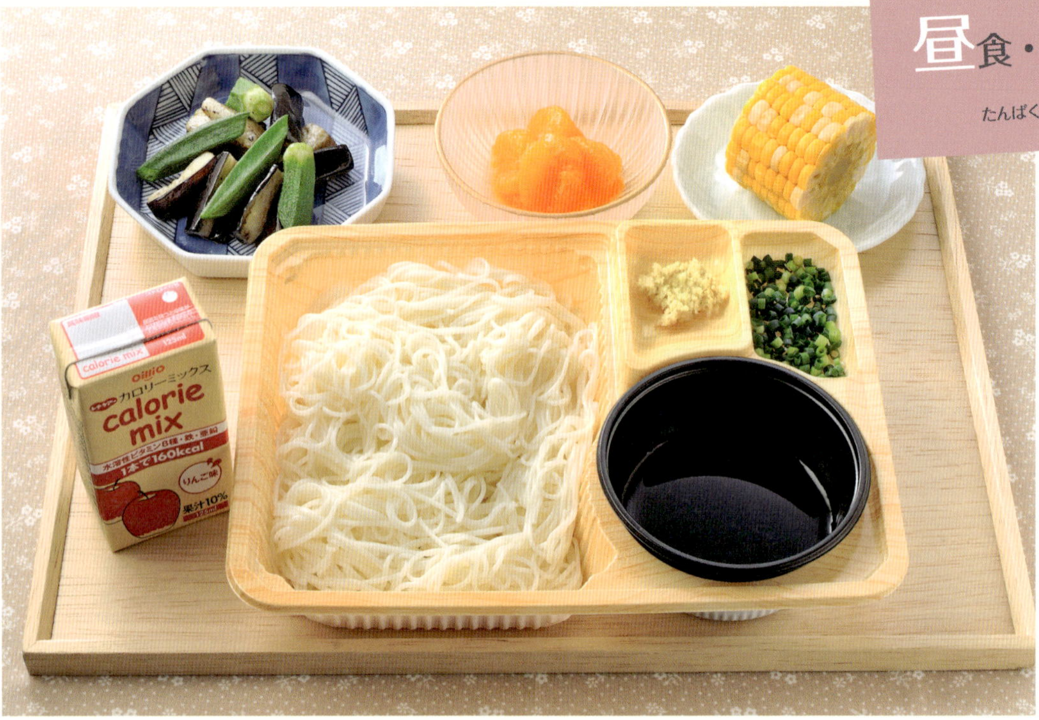

Menu メニュー 21 手延べそうめんの献立

材料［1人分］

●手延べそうめん

手延べそうめんセット（市販品）……1食分
（ゆでめん200g・つゆ37g・小ねぎ3g・おろししょうが3g）
※つゆは約⅔量（25g）にする。
※小ねぎは⅓ほどにする。

●なすとオクラのいため物

なす……45g
オクラ……15g
油……10g（大さじ1弱）

●ゆでとうもろこし

とうもろこし（ゆでたもの）……30g（芯つきで約45g）

●くだもの

みかん（缶詰）……40g

●果汁入り飲料（特殊食品）

❇カロリーミックス（りんご味）……125mℓ（1パック）

▌なすとオクラのいため物

1 なすは一口大の乱切りにして水にさらし、水けをきる。オクラは斜め半分に切る。
2 フライパンに油を熱して1をよくいため、器に盛る。

献立１人分	
エネルギー	595kcal
たんぱく質	10.0g
カリウム	335mg
食塩	1.8g

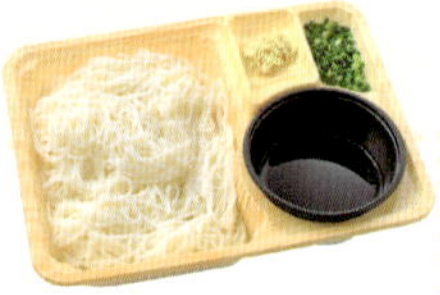

point

夏場に出る、つけ汁つきのゆでたそうめんは、ざるそばより低たんぱくです。つけ汁は⅔量にしましょう。たっぷりの油でいためた野菜をつけ汁に入れていっしょに食べると、汁にうまみが加わり、エネルギーも補給できます。

たんぱく質 20ｇの
昼食・夕食メニュー

主食は普通のごはんやめん類で、
魚介や肉の量をたんぱく質１０ｇのメニューより少し多く使った、
たんぱく質20ｇのメニューです。
ボリューム感豊かな料理がそろっています。
中食をとり入れたメニューも載せました（70～74ページ）**。**

＊1日の食事の中での組み合わせ方は、6ページをごらんください。
＊朝食にもご利用いただけます。

昼夕
20g

掲載メニュー１食の栄養量

- **エネルギー600kcal**
- **たんぱく質20ｇ**
- **カリウム700mg**
- **食塩２ｇ**

たんぱく質20gの昼食・夕食メニュー

Menu メニュー 1 サケのホイル焼きの献立

>>> P55

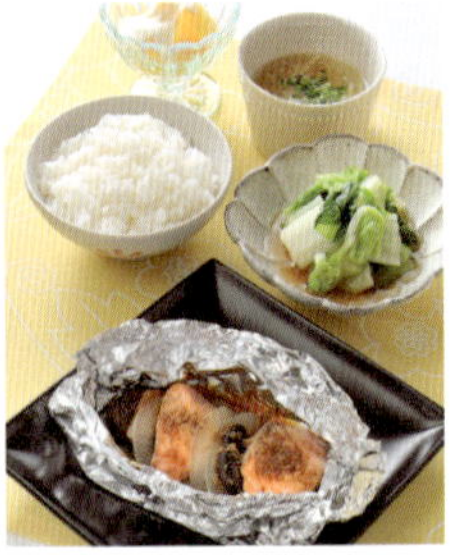

メニュー	エネルギー kcal	たんぱく質 g	カリウム mg	食塩 g
サケのホイル焼き	156	13.4	294	0.8
白菜と青梗菜のさっと煮	17	1.4	214	0.5
そうめんスープ	30	0.2	9	0.5
ごはん	252	3.8	44	0.0
フルーツ缶の生クリームかけ	155	1.6	61	0.1
合 計	**610**	**20.4**	**622**	**1.9**

Menu メニュー 2 カキフライの献立

>>> P56

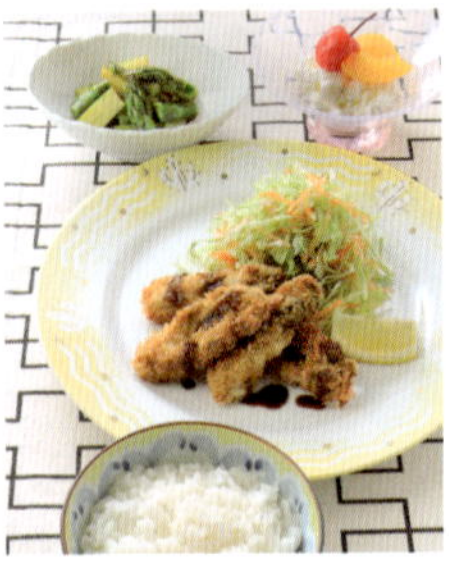

メニュー	エネルギー kcal	たんぱく質 g	カリウム mg	食塩 g
カキフライ	291	10.8	299	1.2
グリーンアスパラのお浸し	14	1.5	119	0.4
ごはん	252	3.8	44	0.0
カテージチーズのくだもの添え	48	4.2	33	0.3
合 計	**605**	**20.3**	**495**	**1.9**

Menu メニュー 3 アジのかば焼きの献立

>>> P57

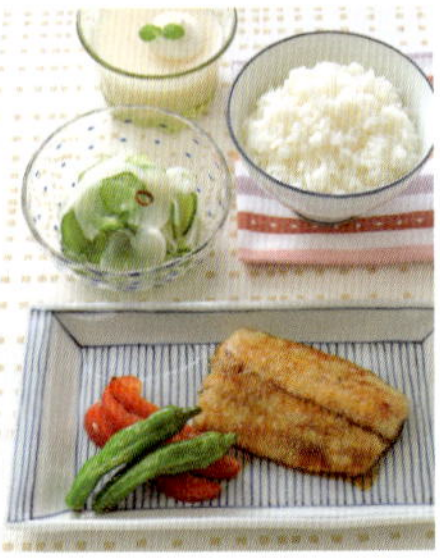

メニュー	エネルギー kcal	たんぱく質 g	カリウム mg	食塩 g
アジのかば焼き（＋つけ合わせ）	161	12.4	276	1.0
かぶときゅうりの甘酢あえ	70	0.6	186	1.0
ごはん	252	3.8	44	0.0
ピーチプリン	130	1.4	84	0.0
合 計	**613**	**18.2**	**590**	**2.0**

Menu メニュー 4 カジキのみそマヨネーズ焼きの献立

>>> P58

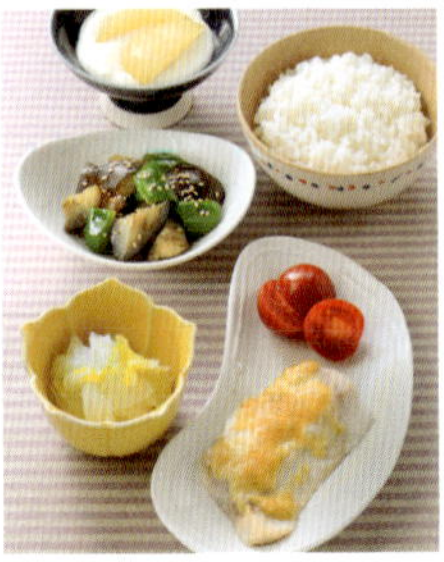

メニュー	エネルギー kcal	たんぱく質 g	カリウム mg	食塩 g
カジキのみそマヨネーズ焼き（＋つけ合わせ）	189	14.5	430	0.8
なすとピーマンのいため物	27	0.7	95	0.4
白菜のレモンあえ	9	0.3	95	0.4
ごはん	252	3.8	44	0.0
洋梨缶の生クリーム添え	164	1.1	39	0.1
合 計	**641**	**20.4**	**703**	**1.7**

Menu メニュー 5 ミートボールのクリーム煮の献立

>>> P59

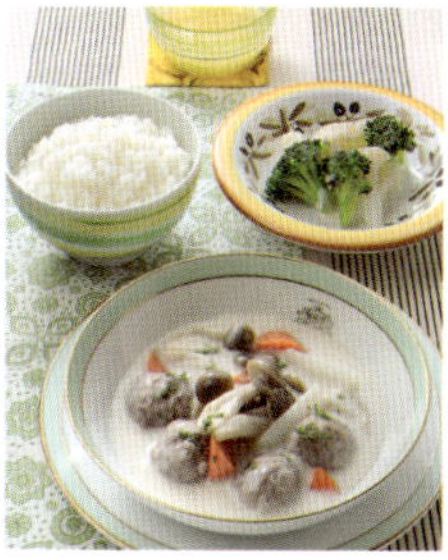

メニュー	エネルギー kcal	たんぱく質 g	カリウム mg	食塩 g
ミートボールのクリーム煮	271	13.2	487	1.7
ゆで野菜のマヨネーズかけ	54	1.5	90	0.1
ごはん	252	3.8	44	0.0
パイナップルかんてん	37	0.1	36	0.0
合 計	**614**	**18.6**	**657**	**1.8**

Menu メニュー 6 チンジャオロースーの献立

>>> P60

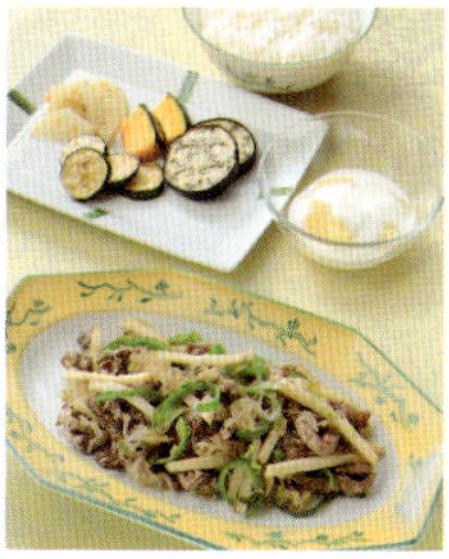

メニュー	エネルギー kcal	たんぱく質 g	カリウム mg	食塩 g
チンジャオロースー	240	13.7	317	1.5
野菜のオーブン焼き	73	1.0	241	0.3
ごはん	252	3.8	44	0.0
パイン缶入りヨーグルト	36	1.1	75	0.0
合 計	**601**	**19.6**	**677**	**1.8**

Menu メニュー 7 ピーマンの肉詰め揚げの献立

>>> P61

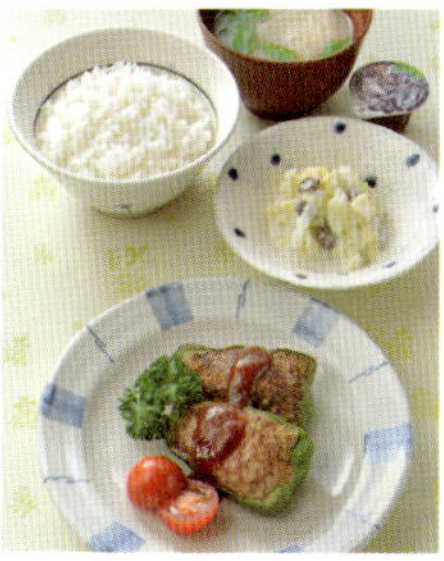

メニュー	エネルギー kcal	たんぱく質 g	カリウム mg	食塩 g
ピーマンの肉詰め揚げ（+つけ合わせ）	258	11.2	328	0.5
キャベツのヨーグルトサラダ	32	1.5	115	0.3
玉ねぎと絹さやと麸のみそ汁	26	2.1	87	0.9
ごはん	252	3.8	44	0.0
ゼリー（特殊食品）	50	0.0	1	0.0
合 計	**618**	**18.6**	**575**	**1.7**

昼夕 20g

Menu メニュー 8 鶏肉のみそ漬け焼きの献立

>>> P62

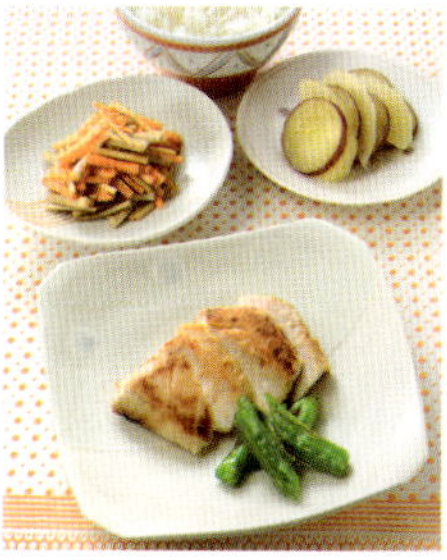

メニュー	エネルギー kcal	たんぱく質 g	カリウム mg	食塩 g
鶏肉のみそ漬け焼き	173	15.1	301	0.8
きんぴらごぼう	85	1.3	167	0.9
さつま芋とりんごの重ね煮	124	0.5	166	0.0
ごはん	252	3.8	44	0.0
合 計	**634**	**20.7**	**678**	**1.7**

たんぱく質20gの昼食・夕食メニュー

Menu メニュー 9 マーボー豆腐の献立

>>> P63

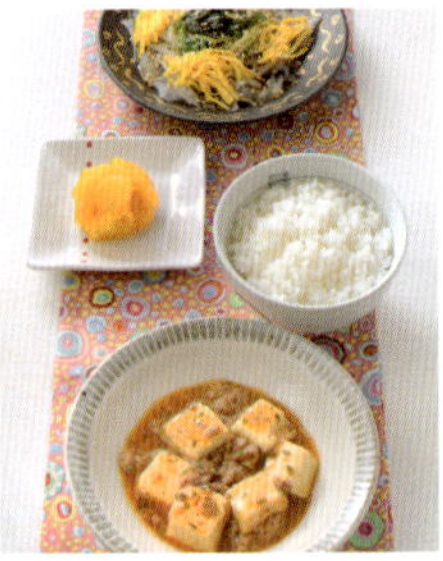

メニュー	エネルギー kcal	たんぱく質 g	カリウム mg	食塩 g
マーボー豆腐	174	9.2	203	1.4
くずきりと野菜と卵のあえ物	132	5.2	93	0.4
ごはん	252	3.8	44	0.0
りんご入りかぼちゃ茶巾	45	0.6	135	0.0
合計	**603**	**18.8**	**475**	**1.8**

Menu メニュー 10 生揚げと豚肉のみそいための献立

>>> P64

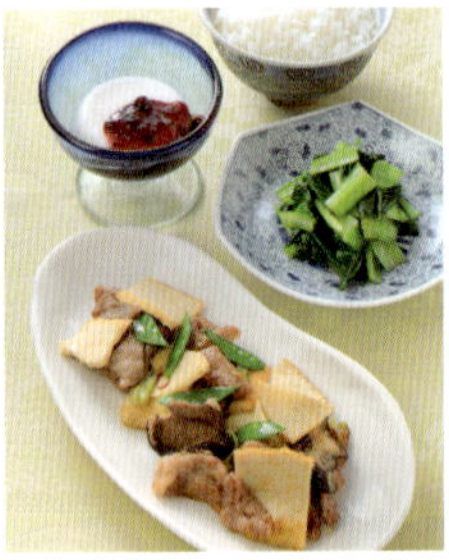

メニュー	エネルギー kcal	たんぱく質 g	カリウム mg	食塩 g
生揚げと豚肉のみそいため	218	15.1	277	1.1
小松菜のからしあえ	15	1.3	108	0.6
ごはん	252	3.8	44	0.0
特殊ムースのジャムソースかけ	131	0.2	36	0.0
合計	**616**	**20.4**	**465**	**1.7**

Menu メニュー 11 水炊きなべの献立

>>> P65

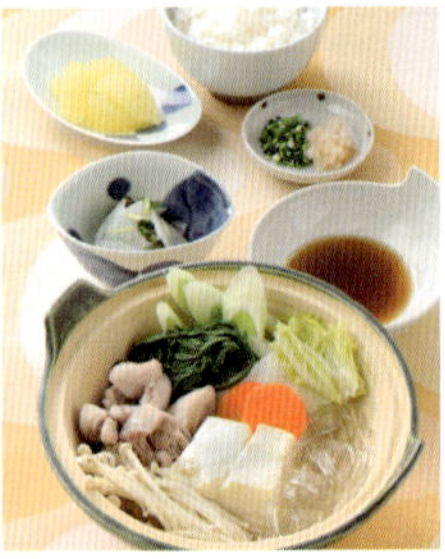

メニュー	エネルギー kcal	たんぱく質 g	カリウム mg	食塩 g
水炊きなべ（＋薬味）	266	15.6	556	1.3
かぶのゆず香あえ	10	0.4	91	0.6
ごはん	252	3.8	44	0.0
くだもの	50	0.2	18	0.0
合計	**578**	**20.0**	**709**	**1.9**

Menu メニュー 12 ブイヤベースの献立

>>> P66

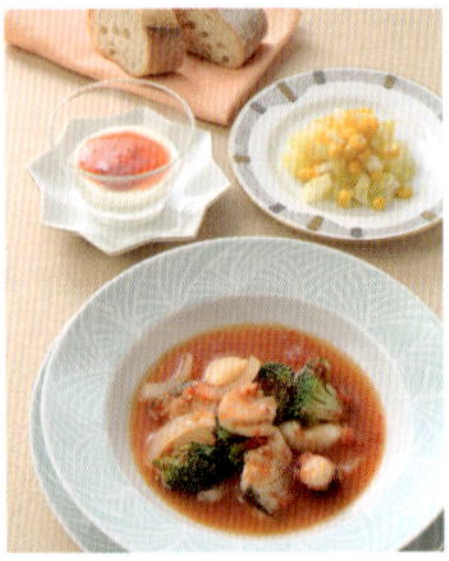

メニュー	エネルギー kcal	たんぱく質 g	カリウム mg	食塩 g
ブイヤベース	95	12.4	343	0.5
キャベツとコーンのサラダ	62	0.9	81	0.3
パン	167	5.6	66	1.0
ブラマンジェいちごソース	261	2.5	74	0.2
合計	**585**	**21.4**	**564**	**2.0**

Menu メニュー 13 魚介と野菜の天ぷらの献立

>>> P67

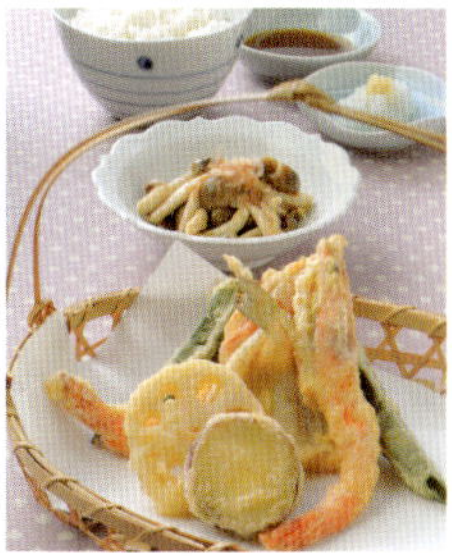

メニュー	エネルギー kcal	たんぱく質 g	カリウム mg	食塩 g
魚介と野菜の天ぷら（＋薬味）	321	12.5	403	1.0
しめじのしょうゆいため	48	2.3	217	0.9
ごはん	252	3.8	44	0.0
合 計	**621**	**18.6**	**664**	**1.9**

Menu メニュー 14 五目チャーハンの献立

>>> P68

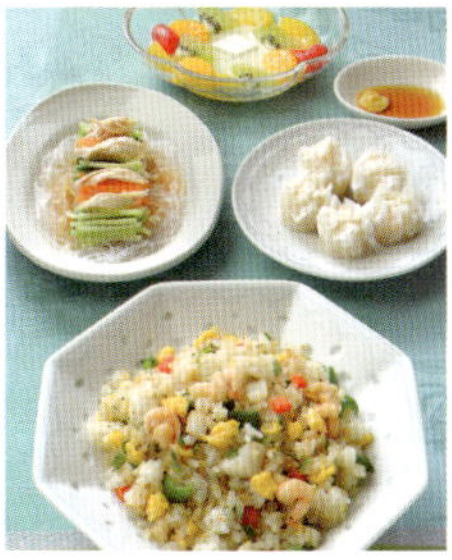

メニュー	エネルギー kcal	たんぱく質 g	カリウム mg	食塩 g
五目チャーハン	371	13.0	215	0.9
シューマイ（冷凍食品）	121	4.3	43	1.1
せん切り野菜とはるさめの中国風酢の物	51	1.8	88	0.2
杏仁豆腐	57	1.0	80	0.0
合 計	**600**	**20.1**	**426**	**2.2**

Menu メニュー 15 焼き肉の献立

>>> P69

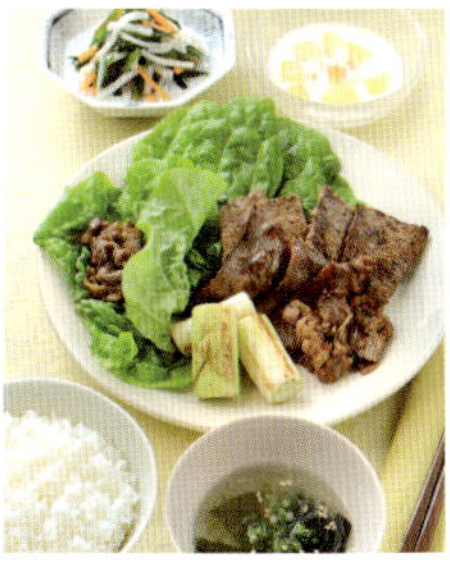

メニュー	エネルギー kcal	たんぱく質 g	カリウム mg	食塩 g
焼き肉のサンチュ包み	300	15.2	432	1.3
大根とにんじんの酢の物	17	0.4	108	0.1
わかめとはるさめのスープ	41	0.4	22	0.4
ごはん	252	3.8	44	0.0
りんご缶入りヨーグルト	27	1.1	54	0.0
合 計	**637**	**20.9**	**660**	**1.8**

たんぱく質20gの昼食・夕食メニュー

Menu メニュー 16 グラタンの献立

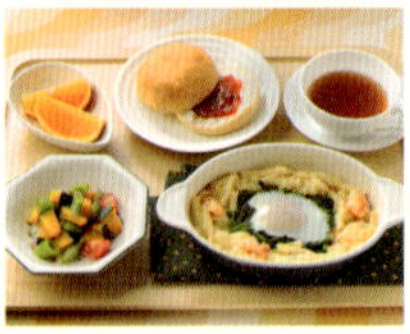

>>> P70

メニュー	エネルギー kcal	たんぱく質 g	カリウム mg	食塩 g
卵のせエビグラタン（一部市販品）	278	16.2	346	1.5
かぼちゃのサラダ	35	0.9	174	0.0
低たんぱくパン（バターとジャム）	206	0.2	14	0.4
くだもの	20	0.5	70	0.0
紅茶（粉飴）	51	0.1	9	0.0
合 計	**590**	**17.9**	**613**	**1.9**

Menu メニュー 17 ハンバーガーの献立

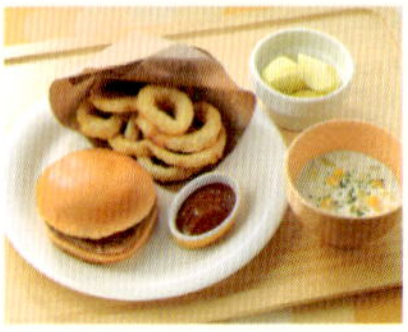

>>> P71

メニュー	エネルギー kcal	たんぱく質 g	カリウム mg	食塩 g
ハンバーガー（市販品）	273	12.5	244	1.4
フライドオニオン（市販品）	240	3.4	157	0.0
野菜のミルクスープ	75	3.0	160	0.6
くだもの	29	0.1	60	0.0
合 計	**617**	**19.0**	**621**	**2.0**

Menu メニュー 18 ギョーザとシューマイの献立

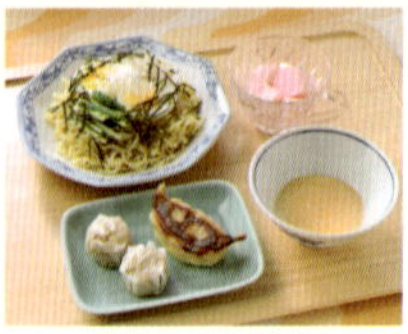

>>> P72

メニュー	エネルギー kcal	たんぱく質 g	カリウム mg	食塩 g
ギョーザとシューマイ（市販品）	152	8.2	153	0.8
ごまだれつけめん	335	13.4	213	1.1
ババロア（特殊食品）	150	0.1	7	0.0
合 計	**637**	**21.7**	**373**	**1.9**

Menu メニュー 19 鶏肉のから揚げサンドの献立

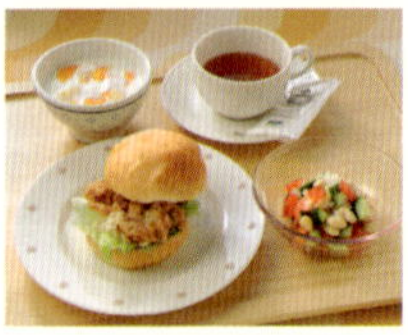

>>> P73

メニュー	エネルギー kcal	たんぱく質 g	カリウム mg	食塩 g
鶏肉のから揚げサンド（一部市販品）	409	11.3	158	1.5
大豆と野菜のサラダ	96	3.6	240	0.3
フルーツ缶入りヨーグルト	92	3.8	209	0.1
紅茶	1	0.1	8	0.0
合 計	**598**	**18.8**	**615**	**1.9**

Menu メニュー 20 サバのみそ煮とひじきの煮物の献立

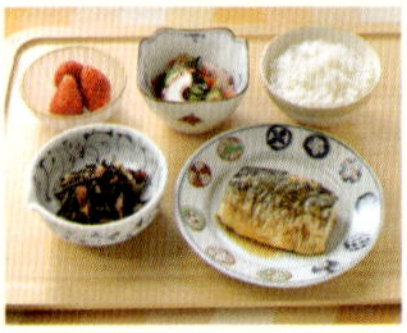

>>> P74

メニュー	エネルギー kcal	たんぱく質 g	カリウム mg	食塩 g
サバのみそ煮（市販品）	290	14.0	323	1.3
ひじきの煮物（市販品）	33	1.2	134	0.4
タコときゅうりの酢の物	35	3.9	139	0.2
低たんぱくごはん	232	0.8	6	0.0
くだもの	17	0.5	85	0.0
合 計	**607**	**20.4**	**687**	**1.9**

昼食・夕食
たんぱく質 20g

Menu メニュー 1 サケのホイル焼きの献立

献立1人分

エネルギー	610kcal
たんぱく質	20.4g
カリウム	622mg
食塩	1.9g

point

風味のよいごまだれで味わうホイル焼き。魚やきのこの種類はお好みで変えてもかまいません。たれは食べるときに半分かけたほうが、味を濃く感じることができます。

材料［1人分］

●サケのホイル焼き

生ザケ……50g
酒……5g（小さじ1）
玉ねぎ……30g
生しいたけ……10g（約1枚）
A
- すり白ごま……6g（約大さじ1）
- しょうゆ……5g（小さじ1弱）
- みりん……9g（大さじ½）
- 酒……8g（大さじ½）

●白菜と青梗菜のさっと煮

白菜……55g
青梗菜……40g
A
- だし……30mℓ（大さじ2）
- ✻だしわりしょうゆ……5g（小さじ1弱）

●そうめんスープ

✻たんぱく質調整そうめん……乾5g
A
- 湯……70mℓ
- 顆粒中華だし……0.5g（ミニ1）
- しょうゆ……1g（ミニ1弱）
- 塩……0.2g
- こしょう……少量

B
- 小ねぎの小口切り……少量
- ごま油……1g（小さじ¼）

●ごはん

ごはん……150g

●フルーツ缶の生クリームかけ

黄桃（缶詰）……20g
パイナップル（缶詰）……20g
A
- 生クリーム20g……（大さじ1と⅓）
- ✻粉飴……13g（1袋）

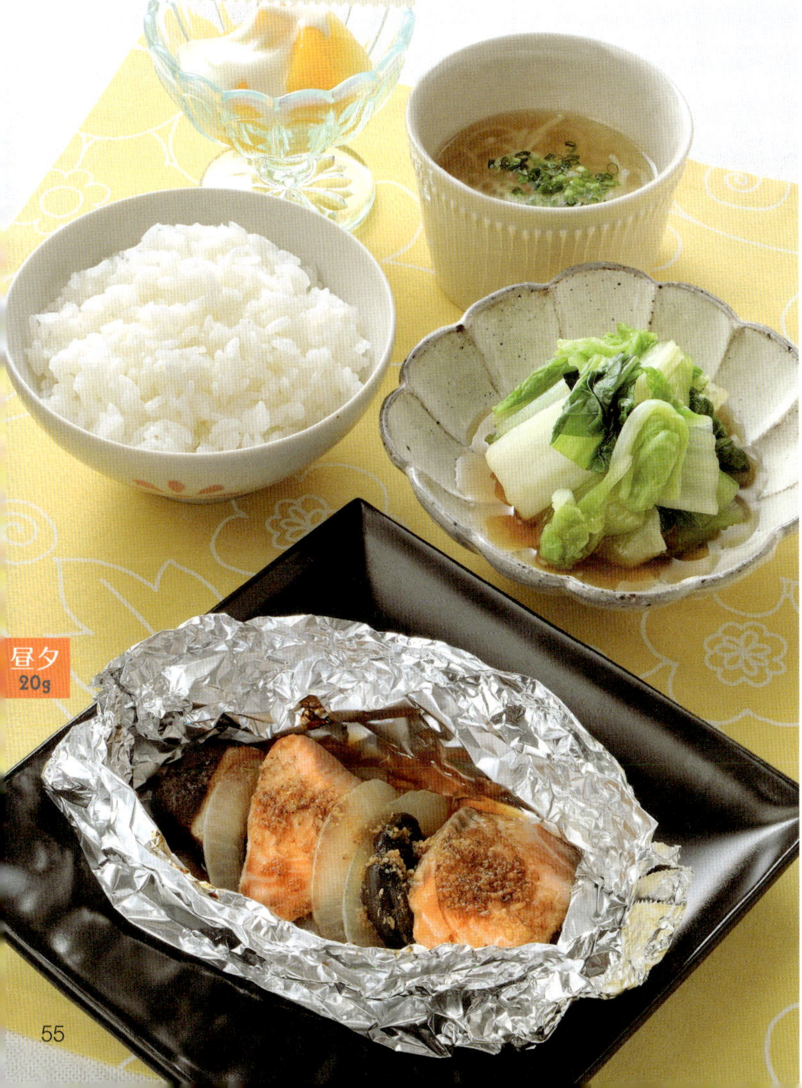

サケのホイル焼き

1 サケは2切れに切って酒をふる。
2 玉ねぎは薄い輪切りにし、しいたけは半分に切る。
3 広げたアルミ箔の中央に玉ねぎを1切れ敷き、1と2を交互に並べる。Aを混ぜたたれの半量をかけ、アルミ箔でしっかり包む。
4 3を魚焼きグリルに入れ、中火で約15分蒸し焼きにする。食べるときに残りのたれをかける。

白菜と青梗菜のさっと煮

1 白菜と青梗菜は3cm角くらいのざく切りにし、ゆでて湯をきる。
2 なべにAを入れて煮立て、1を加えて強火でさっと煮る。

そうめんスープ

たんぱく質調整そうめんは半分に折ってゆで、水で洗う。なべでAを煮立てた中に入れ、Bを加えて器に盛る。

フルーツ缶の生クリームかけ

くだものは一口大に切って器に盛り、Aを混ぜ合わせてかける。

Menu メニュー 2 カキフライの献立

昼食・夕食 たんぱく質 20g

point

カキはビタミンやミネラル豊富です。フライにすると身の縮みが小さく充実した主菜になり、エネルギーもとれます。添えるキャベツはときには生を楽しんで。

材料［1人分］

●カキフライ

カキ……70g
こしょう……少量
［小麦粉……4g（小さじ1強）
　卵……15g（1/3個弱）
　パン粉……10g（1/4カップ）
揚げ油……適量
A［キャベツ（せん切り）……50g
　にんじん（せん切り）……10g
レモンのくし形切り……1切れ
❋低塩中濃ソース……10g（小さじ2）

●グリーンアスパラのお浸し

グリーンアスパラガス……45g
❋だしわりしょうゆ……5g（小さじ1弱）
削りガツオ……少量

●ごはん

ごはん……150g

●カテージチーズのくだもの添え

カテージチーズ……30g
黄桃（缶詰）……10g
さくらんぼ（缶詰）……10g

カキフライ

1 カキは洗って水けをふき、こしょうをふる。小麦粉、とき卵、パン粉の順に衣をつける。
2 揚げ油を中温に熱し、**1**を入れてカラリと揚げる。
3 器に盛り、Aを混ぜたものとレモンを添え、カキにソースをかける。

グリーンアスパラのお浸し

アスパラガスは根元の皮を除き、4cm長さに切り、太い部分は縦半分に切る。熱湯でゆでて水にとり、水けをきって、だしわりしょうゆと削りガツオであえる。

献立1人分

エネルギー **605**kcal
たんぱく質 **20.3**g
カリウム **495**mg
食塩 **1.9**g

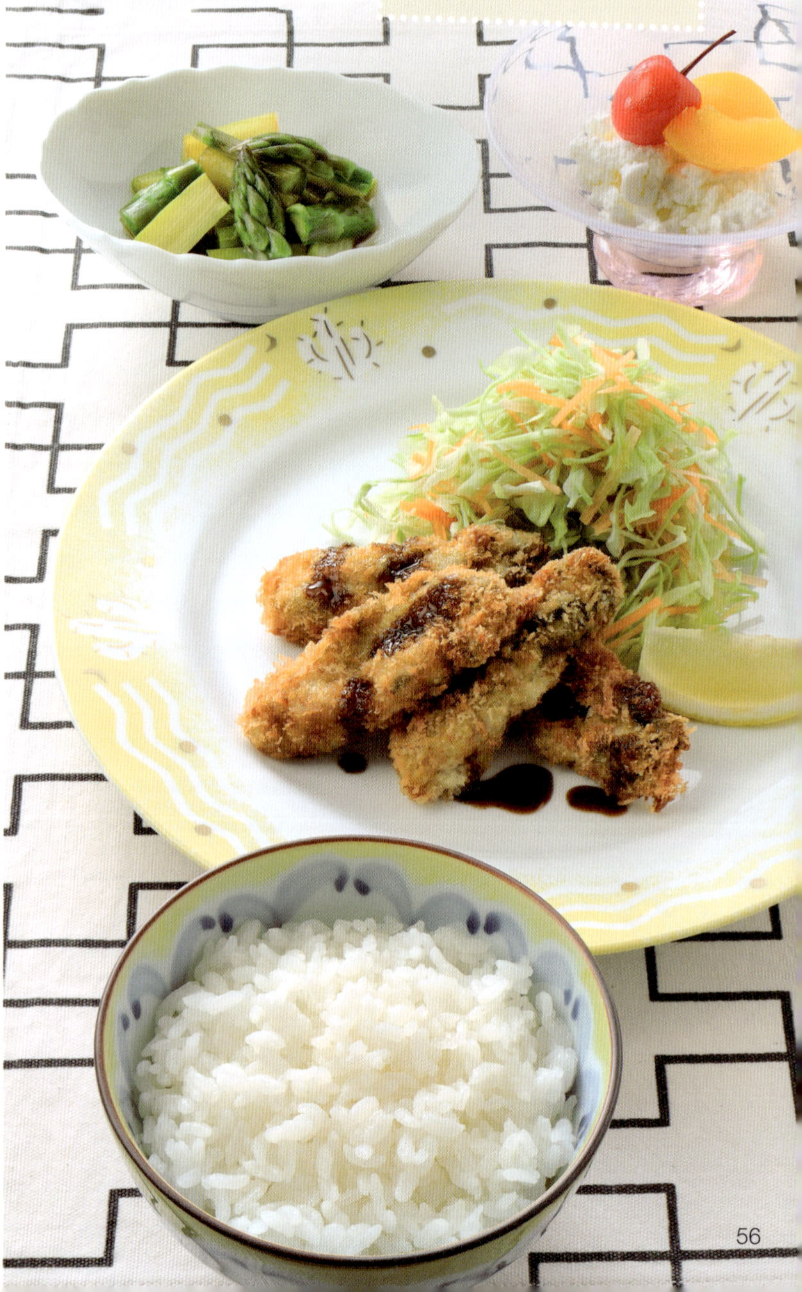

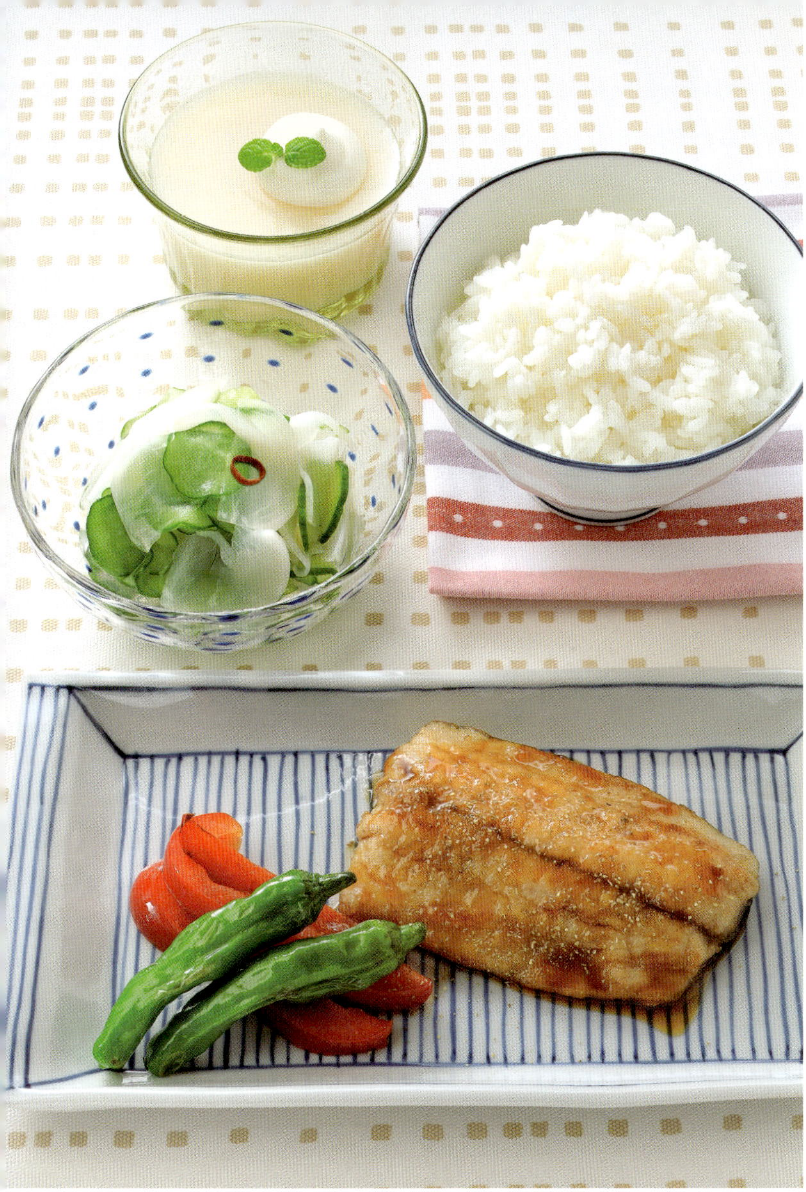

Menu メニュー 3 アジのかば焼きの献立

献立1人分

エネルギー	**613**kcal
たんぱく質	**18.2**g
カリウム	**590**mg
食塩	**2.0**g

昼夕
20g

point

かば焼きは、魚にかたくり粉をまぶして焼くとたれがこっくりとよくからみます。副菜はさっぱりと酸味をきかせて。プリンは2～4倍量で作ると作りやすいでしょう。

材料［1人分］

●アジのかば焼き

アジ（三枚におろした身）……60g
酒……5g（小さじ1）
かたくり粉……6g（小さじ2）
ししとうがらし……10g（大2本）
赤パプリカ……10g
油……4g（小さじ1）
A ❊だしわりしょうゆ……10g（大さじ½強）
A 砂糖……2g（小さじ⅔）
A みりん……1g（ミニ1弱）
粉ざんしょう……少量

●かぶときゅうりの甘酢あえ

かぶ……50g
きゅうり……30g
塩……1g（ミニ1弱）
A 酢……10g（小さじ2）
A 砂糖……4g（小さじ1と⅓）
A 油……4g（小さじ1）
A 赤とうがらし……少量

●ごはん

ごはん……150g

●ピーチプリン

白桃（缶詰・裏ごし、またはミキサー）……50g
A 水……50mℓ
A 粉かんてん……0.8g（ミニ2弱）
B 牛乳……25g（大さじ1と⅔）
B ❊粉飴……13g（1袋）
B レモン汁……1g（ミニ1）
生クリーム……5g（小さじ1）
ミントの葉……少量

アジのかば焼き

1 アジは酒をふってしばらくおく。
2 ししとうは切り目を入れ、赤パプリカは5～6mm幅に切る。
3 フライパンに油少量を熱して2をさっといためてとり出す。
4 続いて残りの油を熱し、1の汁けをふいてかたくり粉をまぶして入れ、両面を色よく焼く。
5 火が通ったらAを加えて照りよくからめる。器に盛って粉ざんしょうをふり、3を添える。

かぶときゅうりの甘酢あえ

かぶは薄い半月切り、きゅうりは薄い輪切りにし、塩をまぶしておき、しんなりしたら水けを絞る。Aを合わせた甘酢液であえる。

ピーチプリン

1 小なべにAを入れて混ぜながら1～2分煮立て、火からおろして白桃とBを加えて混ぜ、器に流して冷蔵庫で冷やし固める。
2 生クリームを軽く泡立てて1にのせ、ミントの葉を飾る。

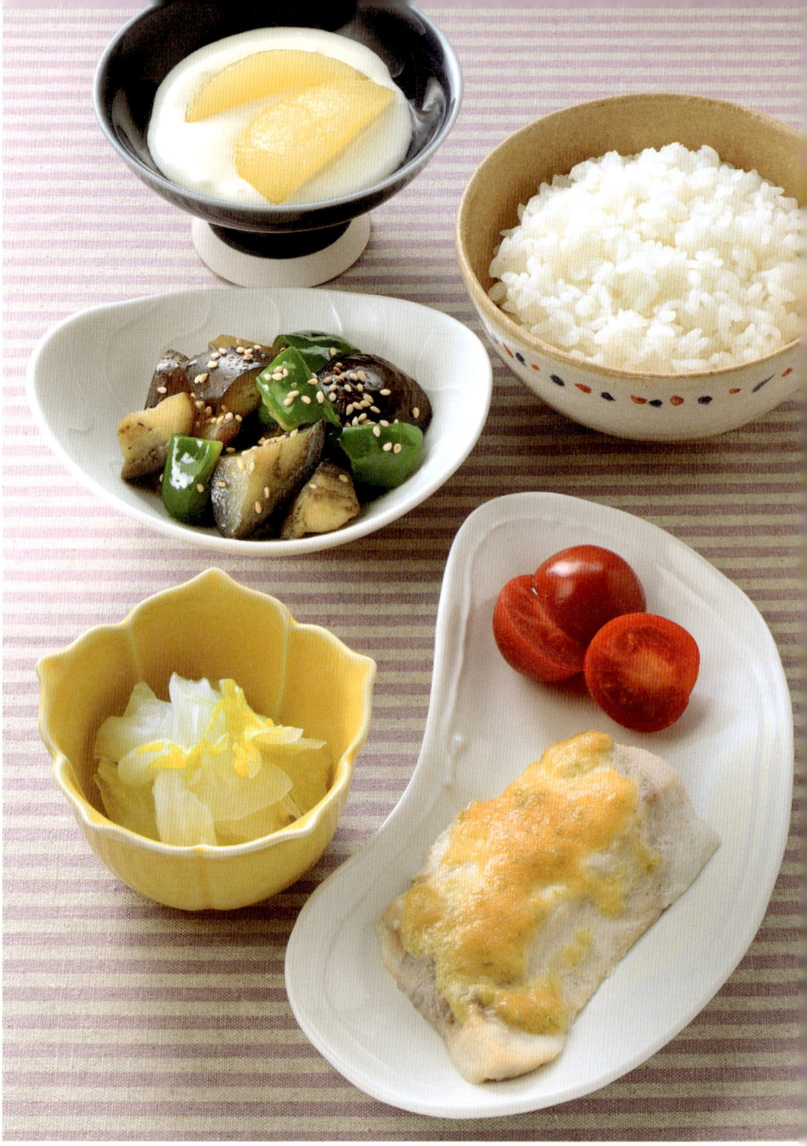

Menu 4
メニュー

カジキのみそマヨネーズ焼きの献立

point

みそマヨネーズは低塩でも風味とコクがあり、魚のくせもおさえられ、エネルギーアップにもなります。デザートは粉飴もプラスしてエネルギーを調整します。

材料［1人分］

●カジキのみそマヨネーズ焼き

メカジキ……70g
酒……5g（小さじ1）
A
- マヨネーズ……8g（小さじ2）
- みそ……5g（小さじ1弱）
- ねぎ（みじん切り）……6g
- しょうが（みじん切り）……1g

ミニトマト……30g

●なすとピーマンのいため物

なす……45g
ピーマン……5g
油……1g（小さじ¼）
しょうゆ……3g（小さじ½）
砂糖……1g（小さじ⅓）
いり白ごま……少量

●白菜のレモンあえ

白菜……40g
塩……0.4g（ミニ⅓）
レモン汁……5g（小さじ1）

●ごはん

ごはん……150g

●洋梨缶の生クリーム添え

洋梨（缶詰）……50g
A
- 生クリーム……15g（大さじ1）
- 砂糖……3g（小さじ1）
- ❇粉飴……13g（小1袋）

カジキのみそマヨネーズ焼き

1 メカジキは酒をふってしばらくおき、汁けをふいてアルミ箔にのせ、Aを混ぜたものを塗る。
2 オーブントースターで7〜8分、中に火が通るまで焼く。焦げそうなときはアルミ箔をかぶせる。
3 器に盛り、ミニトマトを添える。

なすとピーマンのいため物

1 なすとピーマンは一口大の乱切りにし、なすはゆでて湯をきる。
2 フライパンに油を熱して1をいため、しょうゆと砂糖で調味し、器に盛ってごまをふる。

白菜のレモンあえ

白菜は一口大に切り、塩をふってもみ、レモン汁であえる。

洋梨缶の生クリーム添え

Aを混ぜて器に入れ、くし形に切った洋梨をのせる。

昼食・夕食
たんぱく質 **20g**

献立1人分

エネルギー	641kcal
たんぱく質	20.4g
カリウム	703mg
食塩	1.7g

Menu メニュー 5 ミートボールのクリーム煮の献立

献立1人分

エネルギー	**614**kcal
たんぱく質	**18.6**g
カリウム	**657**mg
食塩	**1.8**g

point

ミートボールのつなぎには卵は使わず、かたくり粉を加えます。かぶがなければ玉ねぎでもよいでしょう。

材料［1人分］

●ミートボールのクリーム煮

牛・豚ひき肉……60g
A［玉ねぎ（ゆでてみじん切り）……25g
塩……0.1g
こしょう・ナツメグ……各少量
かたくり粉……3g（小さじ1）］
かぶ……50g
にんじん……20g
しめじ……15g
B［水……100mℓ（1/2カップ）
白ワイン……10g（小さじ2）
顆粒コンソメ……1g（小さじ1/2弱）］
やわらかいバター……4g（小さじ1）
小麦粉……4g（小さじ1と1/3）
C［牛乳……40g
塩……1g（ミニ1弱）
こしょう……少量］
パセリのみじん切り……少量

●ゆで野菜のマヨネーズかけ

ブロッコリー……25g
カリフラワー……20g
マヨネーズ……6g（大さじ1/2）

●ごはん

ごはん……150g

●パイナップルかんてん

パイナップル（缶詰・裏ごし、またはミキサー）……30g
粉かんてん……0.4g（ミニ1弱）
水……35mℓ
砂糖……3g（小さじ1）

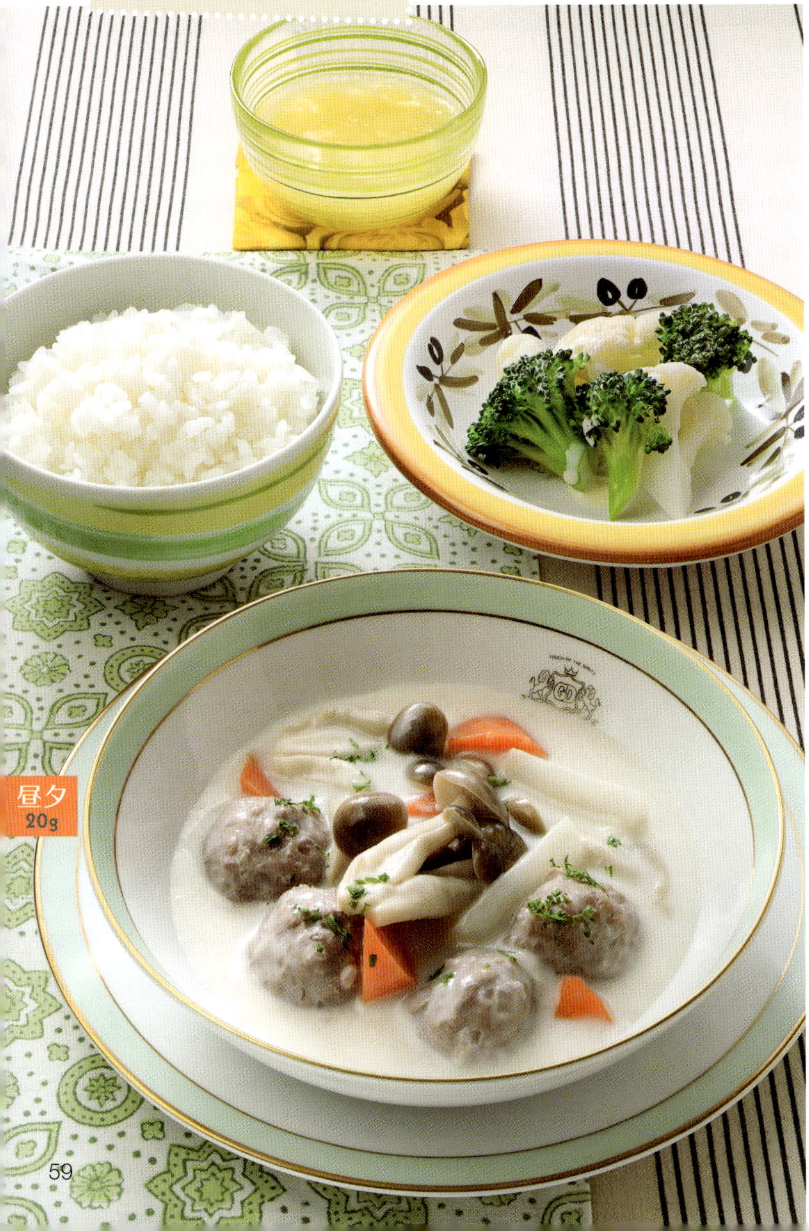

ミートボールのクリーム煮

1 ひき肉はAを加えてよく練り、一口大の団子に丸める。

2 かぶとにんじんは一口大に切り、しめじとともにゆでて、湯をきる。

3 なべにBを入れて煮立て、**1**を加える。煮立ったらアクを除き、**2**を加えて火が通るまで煮る。

4 バターと小麦粉を練り合わせ、**3**の煮汁少量でときのばしてなべに加える。Cも加え、木じゃくしで底から混ぜながら軽く煮込む。

5 器に盛り、パセリをふる。

ゆで野菜のマヨネーズかけ

ブロッコリーとカリフラワーは小房に分けてゆで、湯をきって器に盛り、マヨネーズをかける。

パイナップルかんてん

なべに粉かんてんと水を入れて混ぜながら数分煮立て、火からおろしてパイナップルと砂糖を加えて混ぜる。器に流し、冷蔵庫で冷やし固める。

Menu メニュー 6 チンジャオロースーの献立

献立１人分

エネルギー **601**kcal
たんぱく質 **19.6**g
カリウム **677**mg
食塩 **1.8**g

昼食・夕食 たんぱく質**20g**

材料［１人分］

●チンジャオロースー

牛もも薄切り肉（脂身なし）……60g
A［酒……2g（小さじ½弱）
　しょうゆ……1g（ミニ1弱）
　しょうが汁……少量
かたくり粉……2g（小さじ⅔）
ピーマン……30g
ゆで竹の子……20g
はるさめ（もどす）……乾5g
油……5g（小さじ1強）
B［にんにくの薄切り……1切れ
　ねぎ（みじん切り）……5g
C［しょうゆ……6g（小さじ1）
　塩……0.4g（ミニ⅓）
　酒……2g（小さじ½弱）
ごま油……少量

●野菜のオーブン焼き

なす・ズッキーニ……各20g
じゃが芋（皮をむく）……20g
かぼちゃ……15g
オリーブ油……4g（小さじ1）
塩……0.3g（ミニ¼）

●ごはん

ごはん……150g

●パイン缶入りヨーグルト

パイナップル（缶詰）……20g
プレーンヨーグルト……30g

チンジャオロースー

1 牛肉は細切りにしてAで下味をつけ、かたくり粉をまぶす。
2 ピーマンと竹の子はせん切りにし、はるさめは食べやすく切る。
3 フライパンに油小さじ¾を熱してピーマンと竹の子をさっといため、片側に寄せる。
4 **3**のあいたところに残りの油とBを入れて香りよくいため、**1**の肉を加えてほぐしいためる。
5 肉に火が通ったらはるさめも加えて全体を混ぜ合わせ、Cで調味し、ごま油を加えて器に盛る。

野菜のオーブン焼き

1 4種の野菜類は5〜6㎜厚さの一口大に切り、かぼちゃとじゃが芋はゆでて湯をきる。
2 **1**をオーブンシートに並べてオリーブ油をかけ、オーブントースターで6〜7分焼き、塩をふる。

point

おなじみの中国料理です。肉にかたくり粉をまぶして焼くと味のからみもよく、ボリューム感も出ます。副菜の野菜は、さっぱりとオリーブ油と塩で味わいます。

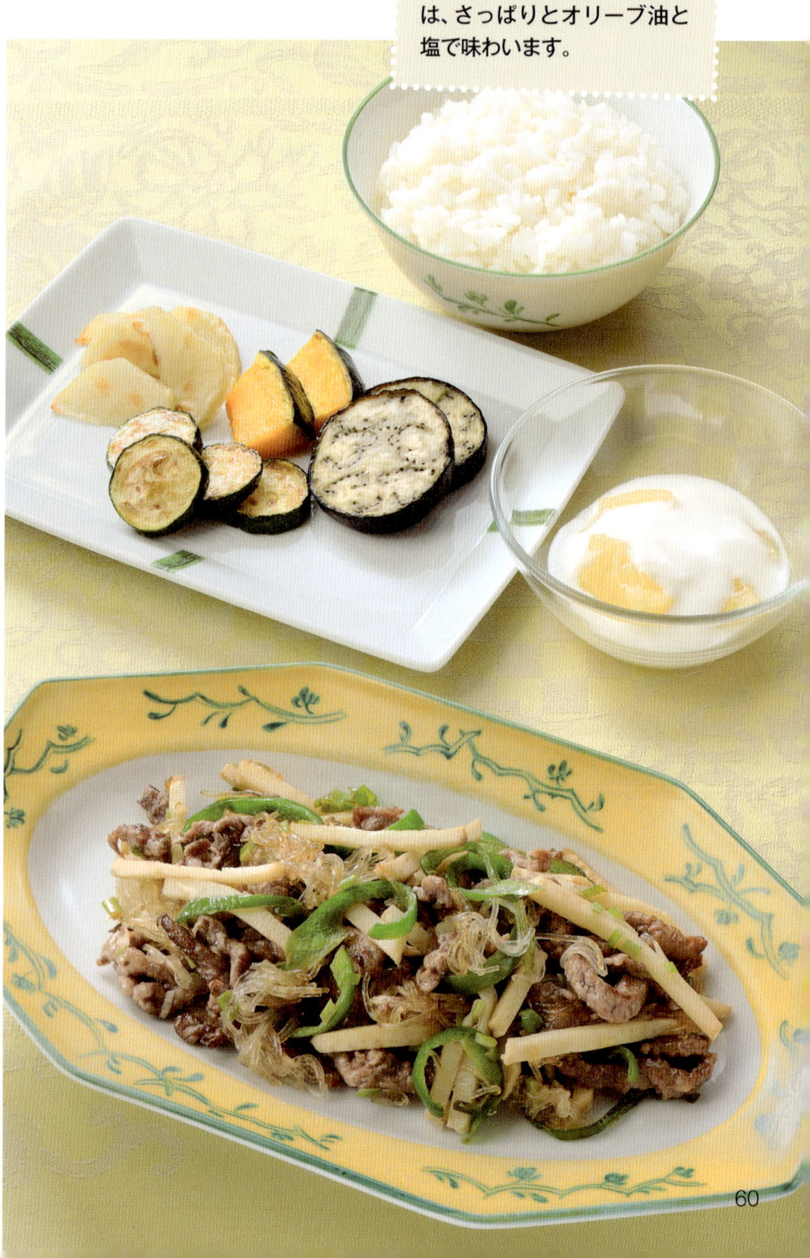

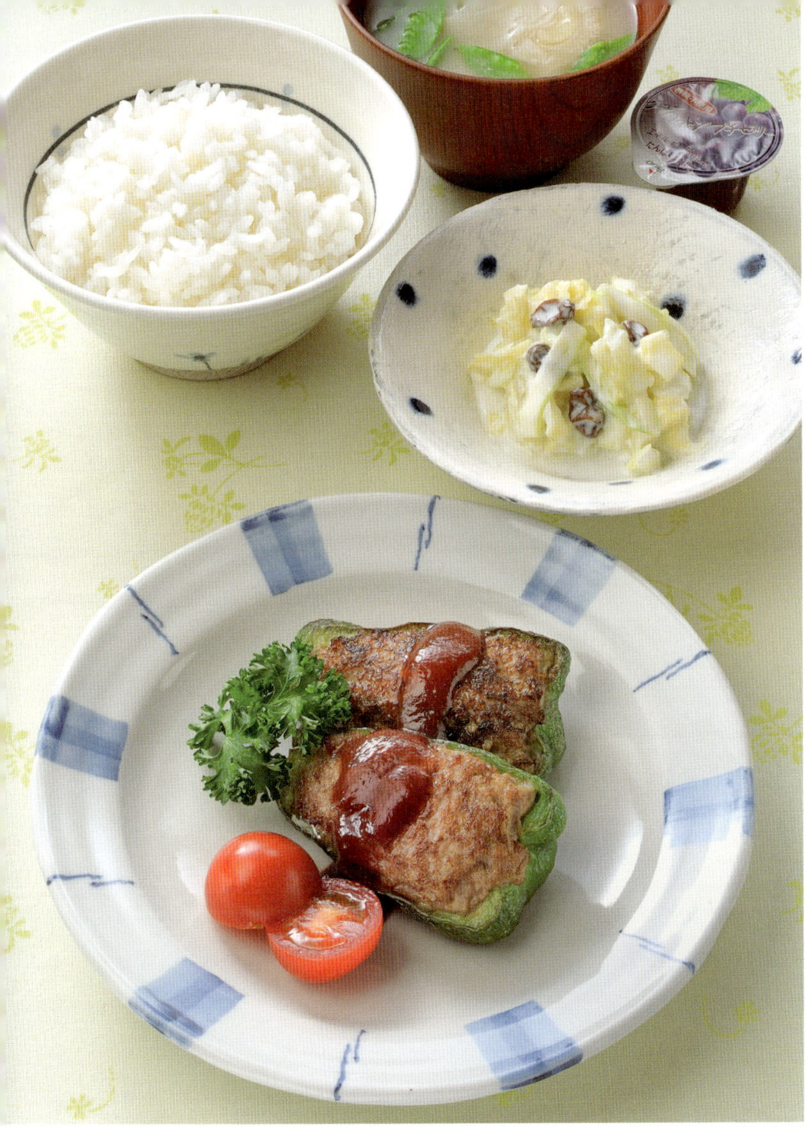

Menu メニュー 7

ピーマンの肉詰め揚げの献立

昼夕 20g

point

おかずの味つけを工夫すれば、みそ汁も添えられます。肉詰め揚げは、肉だねには塩を使いませんが、ケチャップソースをつけるとしっかり濃厚な味わいです。サラダはヨーグルトの酸味で低塩に。

材料［1人分］

●ピーマンの肉詰め揚げ

豚ひき肉……50g

A
- 玉ねぎ（ゆでてみじん切りにする）……35g
- パン粉……3g（大さじ1）
- 卵……10g（約⅕個）
- こしょう……少量

ピーマン……30g（1個）

揚げ油……適量

B
- トマトケチャップ……6g（小さじ1強）
- 中濃ソース……4g（小さじ⅔）

C
- ミニトマト……10g（約1個）
- パセリ……少量

献立1人分

エネルギー	**618**kcal
たんぱく質	**18.6**g
カリウム	**575**mg
食塩	**1.7**g

●キャベツのヨーグルトサラダ

キャベツ……35g

セロリ……5g

レーズン……2g

A
- プレーンヨーグルト……30g
- 塩……0.3g（ミニ¼）
- こしょう……少量

●玉ねぎと絹さやと麩のみそ汁

玉ねぎ（薄切り）……15g

さやえんどう（斜め切り）……5g

麩（もどす）……乾1g

だし……110mℓ

みそ……6g（小さじ1）

●ごはん

ごはん……150g

●ゼリー（特殊食品）

❇ニューマクトンプチゼリー……25g（1個）

ピーマンの肉詰め揚げ

1 ひき肉にAを加えてよく練り混ぜる。

2 ピーマンを半分に切って種を除き、中に**1**を詰める。中温の揚げ油で中に火が通るまで揚げる。

3 **2**を器に盛り、Bを合わせたソースをかけ、Cを添える。

キャベツのヨーグルトサラダ

1 キャベツは1㎝幅に切り、ゆでて湯をきる。セロリは縦に薄切りにする。レーズンは湯でもどす。

2 Aを合わせ、**1**をあえる。

玉ねぎと絹さやと麩のみそ汁

さやえんどうはゆでて湯をきる。だしに玉ねぎを入れて煮、みそをとき入れ、さやえんどうと麩を加え、煮立ちかけたら火を消す。

献立1人分

エネルギー	**634**kcal
たんぱく質	**20.7**g
カリウム	**678**mg
食塩	**1.7**g

Menu メニュー 8

鶏肉のみそ漬け焼きの献立

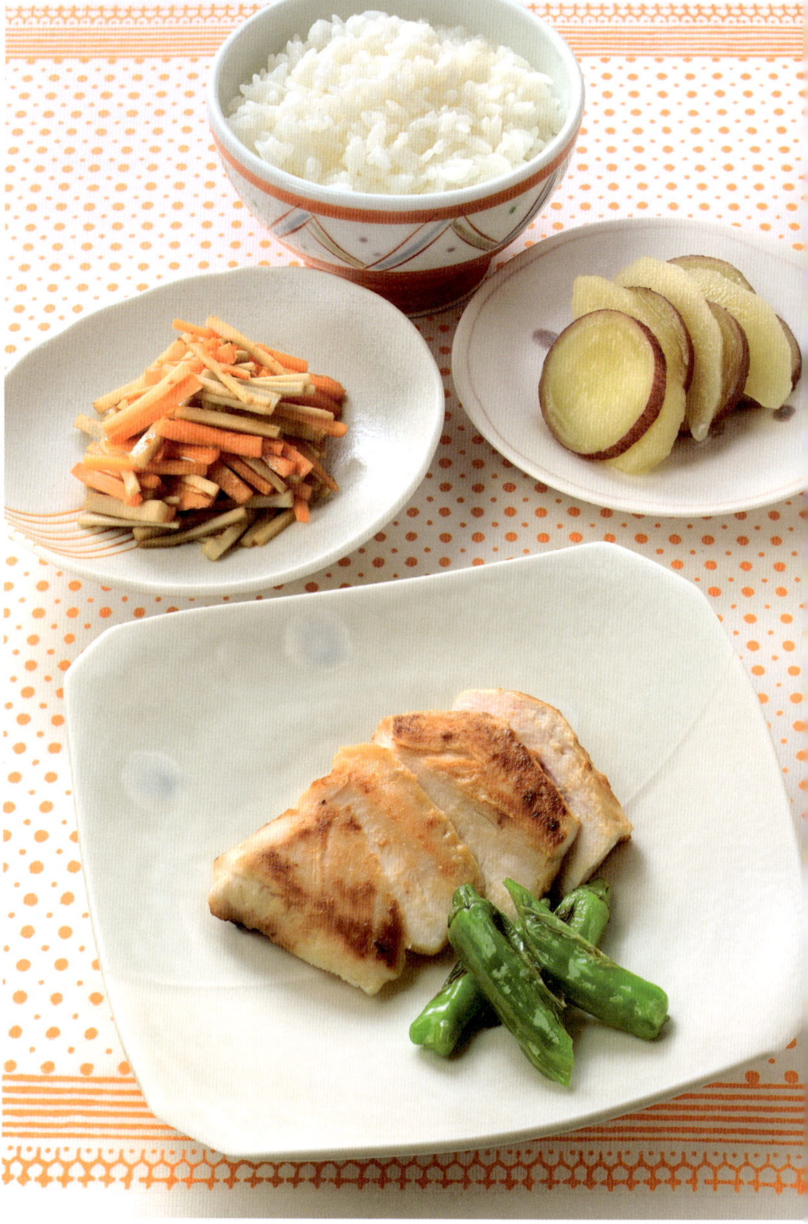

材料［1人分］

●鶏肉のみそ漬け焼き

鶏むね肉（皮なし）……60g

A
- ✻越後くらぶ米麹みそ……14g（大さじ3/4）
- 酒……8g（大さじ2/3弱）
- みりん……6g（小さじ1）
- 粉とうがらし……少量

ししとうがらし……10g（大2本）

油……5g（小さじ1強）

●きんぴらごぼう

ごぼう……45g

にんじん……20g

A
- 酒……5g（小さじ1）
- 砂糖……1.5g（小さじ1/2）
- しょうゆ……6g（小さじ1）

油……4g（小さじ1）

粉とうがらし……少量

●さつま芋とりんごの重ね煮

さつま芋（皮つき）……40g

A
- りんご（缶詰）……30g
- 砂糖……3g（小さじ1）
- 無塩バター……4g（小さじ1）

水……適量

●ごはん

ごはん……150g

■鶏肉のみそ漬け焼き

1 Aをよく混ぜ合わせ、鶏肉の両面にまぶし、半日くらい漬け込む。

2 ししとうは半分に切る。**1**の肉はみそをきれいにぬぐい落とす。

3 フライパンに油少量を熱してししとうをさっといため、とり出す。続いて残りの油を熱し、鶏肉の両面を焼いて火を通す。

4 **3**の肉を一口大のそぎ切りにして器に盛り、ししとうを添える。

■きんぴらごぼう

ごぼうとにんじんは好みの太さのせん切りにし、どちらもゆでて湯をきる。熱した油でいためてAで調味し、粉とうがらしをふる。

■さつま芋とりんごの重ね煮

1 さつま芋は5㎜厚さの輪切りにしてゆで、湯をきる。缶詰のりんごは8㎜厚さのくし形に切る。

2 なべに**1**を交互に並べ入れ、Aと水を加え、やわらかくなるまで煮る。

昼食・夕食 たんぱく質20g

point

ほんのり甘いみそ床に漬けて焼いた鶏肉の風味は格別です。漬けたみそはぬぐって焼くので、実際に口に入る量はこの半分くらいとみてよいでしょう。お弁当にも合う献立です。

Menu メニュー 9

マーボー豆腐の献立

献立1人分

エネルギー	**603**kcal
たんぱく質	**18.8**g
カリウム	**475**mg
食塩	**1.8**g

point

マーボー豆腐はひき肉も豆腐もたんぱく質が多く、豆板醤は食塩を含むので、特に計量には注意して作りましょう。くずきり入りの副菜などで主菜の量をカバーします。

材料［1人分］

●マーボー豆腐

もめん豆腐……75g
豚ひき肉……20g
A［ねぎ・しょうが・にんにく（各みじん切り）……各少量
油……4g（小さじ1）
豆板醤……1.5g（ミニ1）
B［
しょうゆ……3g（小さじ½）
みそ……3g（小さじ½）
酒……3g（小さじ½強）
砂糖……0.5g（ミニ1）
顆粒中華だし……0.5g（ミニ1）
かたくり粉……3g（小さじ1）
水……30mℓ（大さじ2）
］
ごま油……1g（小さじ¼）

●くずきりと野菜と卵のあえ物

くずきり……乾7g
もやし……40g
三つ葉……10g
カットわかめ……もどして5g
［卵……25g（約½個）
油……2g（小さじ½）］
A［
酢……4g（小さじ1弱）
❊食塩濃度5％減塩しょうゆ……5g（小さじ1弱）
砂糖……2g（小さじ⅔）
］
いり白ごま……5g（大さじ½強）

●ごはん

ごはん……150g

●りんご入りかぼちゃ茶巾

かぼちゃ（皮を除く）……30g
りんご（缶詰）……20g

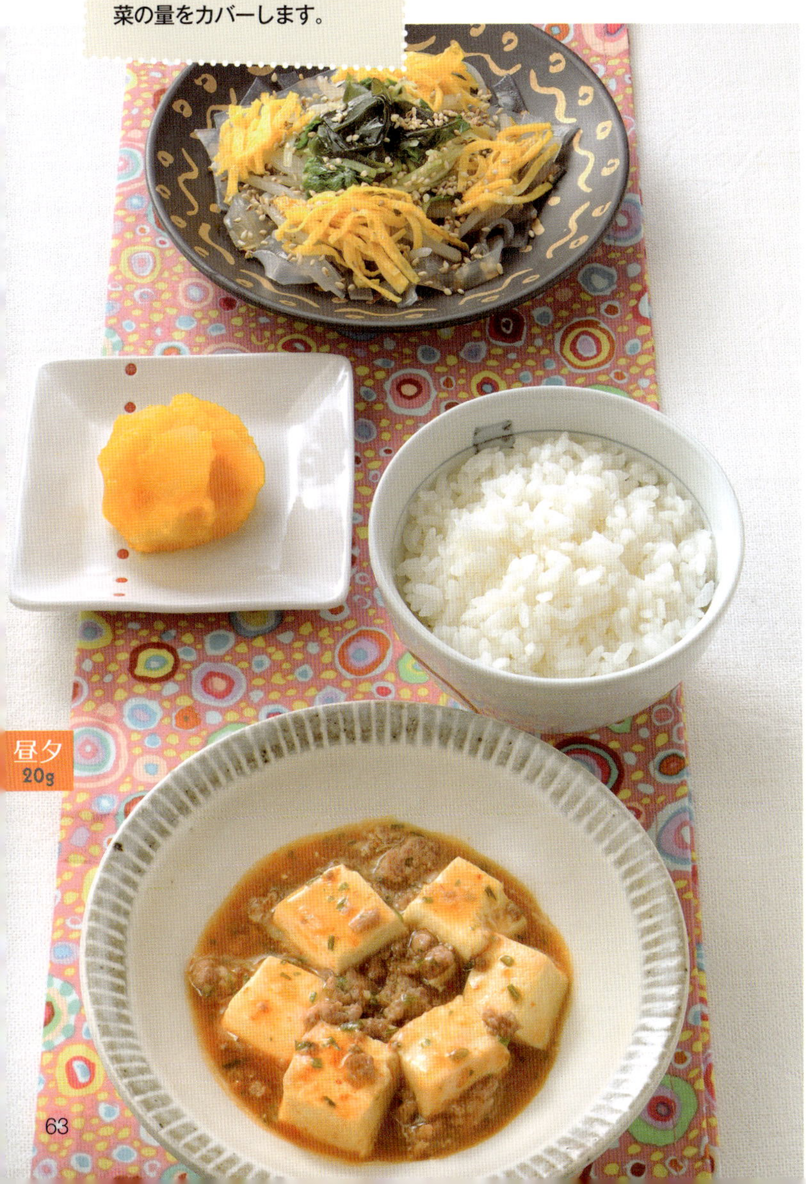

▌マーボー豆腐

1 豆腐は1.5〜2cm角に切り、熱湯でゆで、ざるにあげて湯をきる。

2 Bは混ぜ合わせておく。

3 フライパンに油を熱してA、ひき肉の順にいため、火が通ったら豆板醤を加えていためる。

4 **3**に**1**と**2**を加えて大きく混ぜながら煮立て、とろみがついたらごま油を加えて混ぜ、器に盛る。

▌くずきりと野菜と卵のあえ物

1 くずきりは袋の表示通りにゆでて水にとる。もやしと三つ葉もゆで、三つ葉はゆでたあと水にとり、水けを絞って3cm長さに切る。

2 卵はときほぐして、油を熱したフライパンで薄焼きにし、端から細く切る（錦糸卵）。

3 器に水けをきった**1**とわかめと**2**を彩りよく盛り、Aを混ぜ合わせた調味酢をかけ、ごまをふる。

▌りんご入りかぼちゃ茶巾

かぼちゃはゆでてつぶし、さいの目に切ったりんごを混ぜ、ラップで包んで茶巾絞りにする。

Menu メニュー 10

生揚げと豚肉のみそいための献立

材料［1人分］

●生揚げと豚肉のみそいため

生揚げ……50g
豚もも薄切り肉（脂身なし）……40g
A ┌ しょうゆ……1.5g（小さじ¼）
　└ 酒……少量
B ┌ かたくり粉……少量
　└ 油……1g（小さじ¼）
ゆで竹の子……5g
干ししいたけ（もどす）……乾1g
さやえんどう（半分に切る）……2g
C ┌ ねぎ（斜め切り）……5g
　│ しょうが・にんにく（各みじん切り）……各少量
　└ 赤とうがらし……少量
油……4g（小さじ1）
D ┌ しょうゆ……5g（小さじ1弱）
　│ みそ……1.5g（小さじ¼）
　│ 酒……3g（小さじ½強）
　└ 砂糖……少量
ごま油……1g（小さじ¼）

●小松菜のからしあえ

小松菜……65g
しょうゆ……4g（小さじ⅔）
練りがらし……少量

●ごはん

ごはん……150g

●特殊ムースのジャムソースかけ

＊ムースアガロリー（プレーンヨーグルト味）……34g（½個）
A ┌ ブルーベリージャム……20g（大さじ1弱）
　└ 白ワイン……20g（大さじ1と⅓）

献立1人分

エネルギー **616**kcal
たんぱく質 **20.4**g
カリウム **465**mg
食塩 **1.7**g

point

主菜は、肉より低たんぱくながら存在感のある生揚げを豚肉や野菜といためた、中国の家庭料理です。ビタミンやカルシウム豊富な小松菜はキリッとしたからしあえで。

生揚げと豚肉のみそいため

1 生揚げは一口大のそぎ切りにする。豚肉は一口大に切り、A、Bの順にまぶす。

2 竹の子は薄切り、しいたけはそぎ切りにする。

3 さやえんどうはゆでて水にとる。

4 中華なべに油を熱してC、**1**の肉、**2**の順に加えていため、合わせておいたDを加えて混ぜる。生揚げと**3**も加えていため合わせ、ごま油をふって混ぜ、器に盛る。

小松菜のからしあえ

小松菜は3cm長さに切ってゆで、水にとり、水けを絞る。しょうゆと練りがらしであえる。

特殊ムースのジャムソースかけ

ムース（写真は厚みを切って½量にしたもの）を器に盛り、Aを合わせたソースをかける。

昼食・夕食
たんぱく質 **20g**

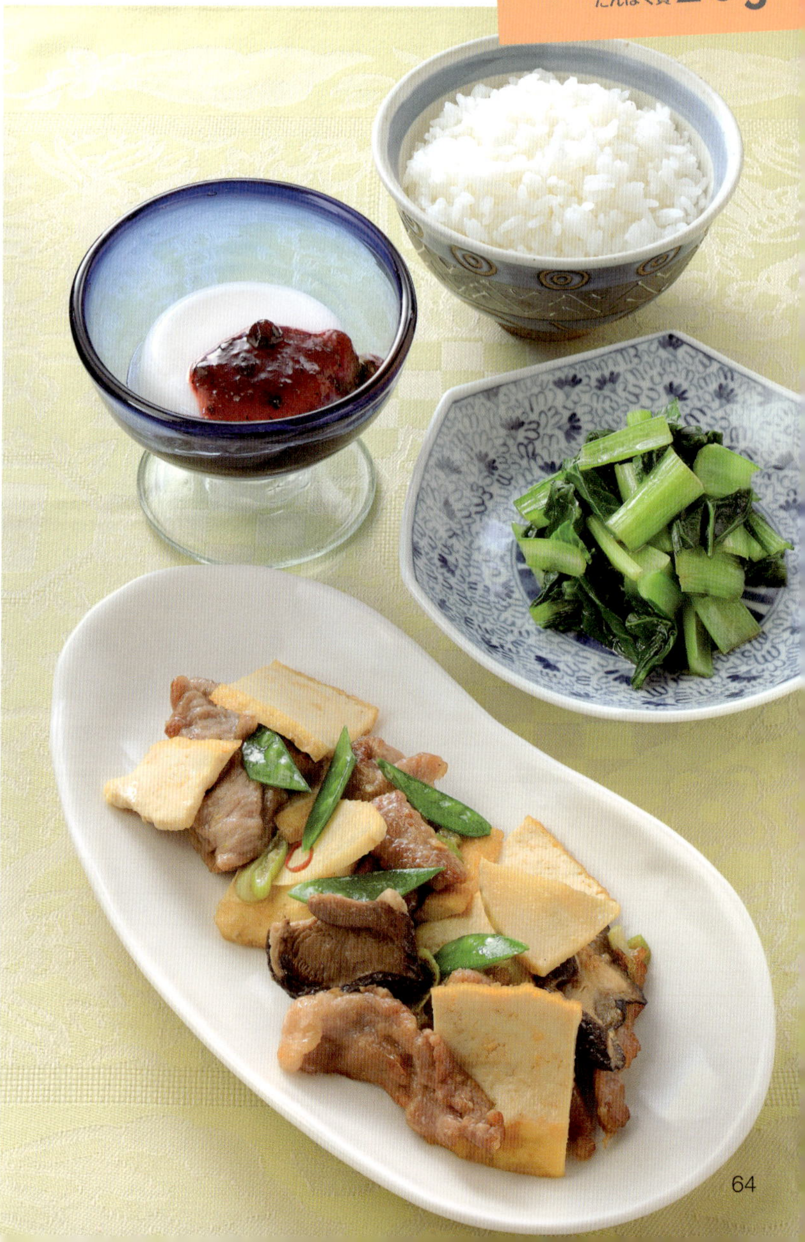

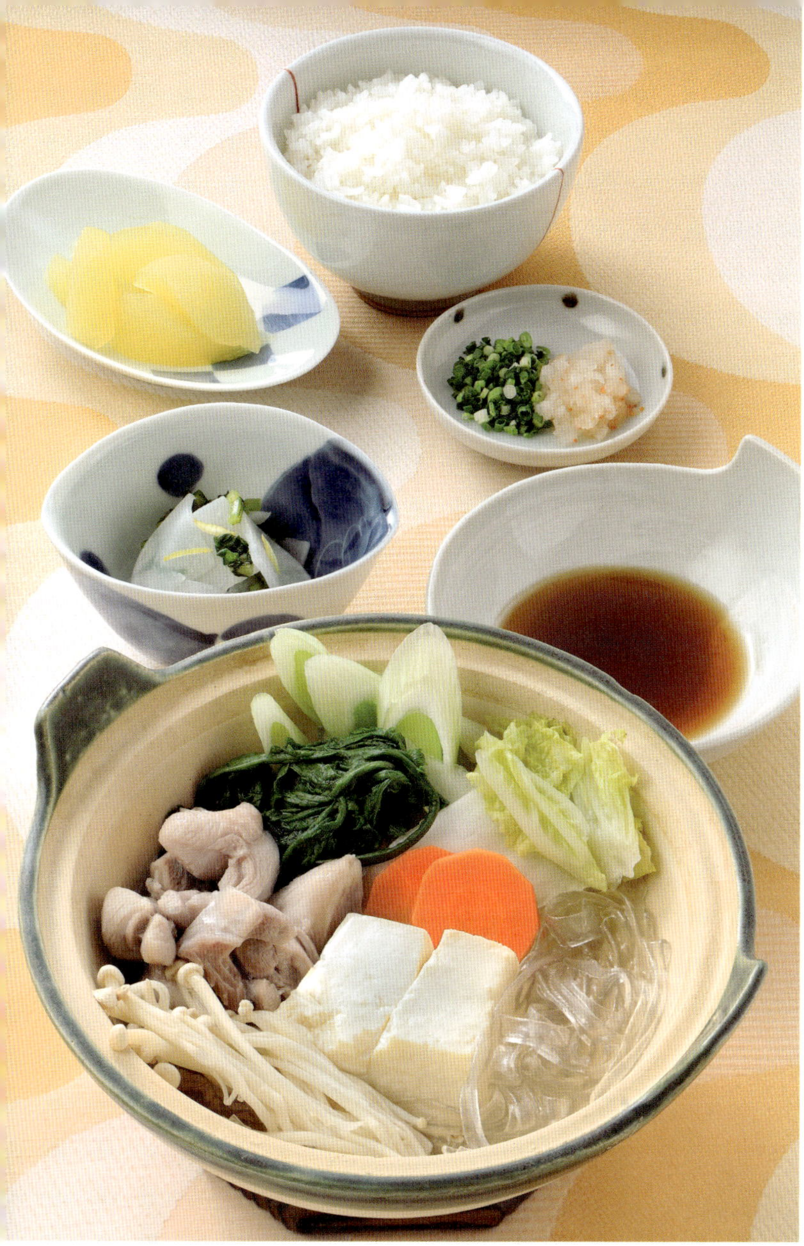

point
なべ物は家族で囲むとつい食べすぎて食塩やカリウムのとりすぎに。食べる分量を確認しておきましょう。なべには味をつけず、たれと薬味で味わうのも減塩のコツです。

Menu メニュー 11

水炊きなべの献立

昼夕 20g

献立1人分

エネルギー	**578**kcal
たんぱく質	**20.0**g
カリウム	**709**mg
食塩	**1.9**g

材料［1人分］

●水炊きなべ

鶏ももぶつ切り肉……60g
もめん豆腐（半分に切る）……50g
白菜……50g
ねぎ……15g
春菊（葉先）……10g
えのきたけ（ほぐす）……15g
にんじん……5g
くずきり……乾20g
だし……100mℓ（½カップ）
A［めんつゆ（3倍濃縮・市販品）……10g（大さじ⅔）
　 酢……5g（小さじ1）
B［おろし大根……10g
　 粉とうがらし……少量
小ねぎの小口切り……3g

●かぶのゆず香あえ

かぶ……30g
かぶの葉……5g
塩……0.5g（ミニ½弱）
A［酢……2g（小さじ½弱）
　 ゆずの絞り汁……1g（ミニ1）
　 しょうゆ……1g（ミニ1弱）
ゆずの皮（せん切り）……少量

●ごはん

ごはん……150g

●くだもの

りんご（缶詰）……60g

■水炊きなべ

1 白菜は大きめの一口大に切り、ねぎは斜め切りにする。春菊はゆでて水にとり、絞る。にんじんは薄い輪切りにしてゆで、湯をきる。

2 くずきりは袋の表示通りにゆでて水にとる。

3 Aを合わせたつけだれと、薬味（Bを混ぜたもみじおろしと小ねぎ）を準備する。

4 土なべに鶏肉とだしを入れて火にかけ、煮立ったらアクを除き、肉に火が通るまで煮る。そこに豆腐と**1**と**2**、えのきたけを適宜加えて煮、**3**につけて食べる。

■かぶのゆず香あえ

1 かぶは薄いいちょう切りにし、葉とともにさっとゆで、湯をきる。葉はあらく刻む。

2 **1**に塩をふり、なじんだらAをかけてあえる。器に盛り、ゆずの皮をのせる。

Menu《メニュー》 12

ブイヤベースの献立

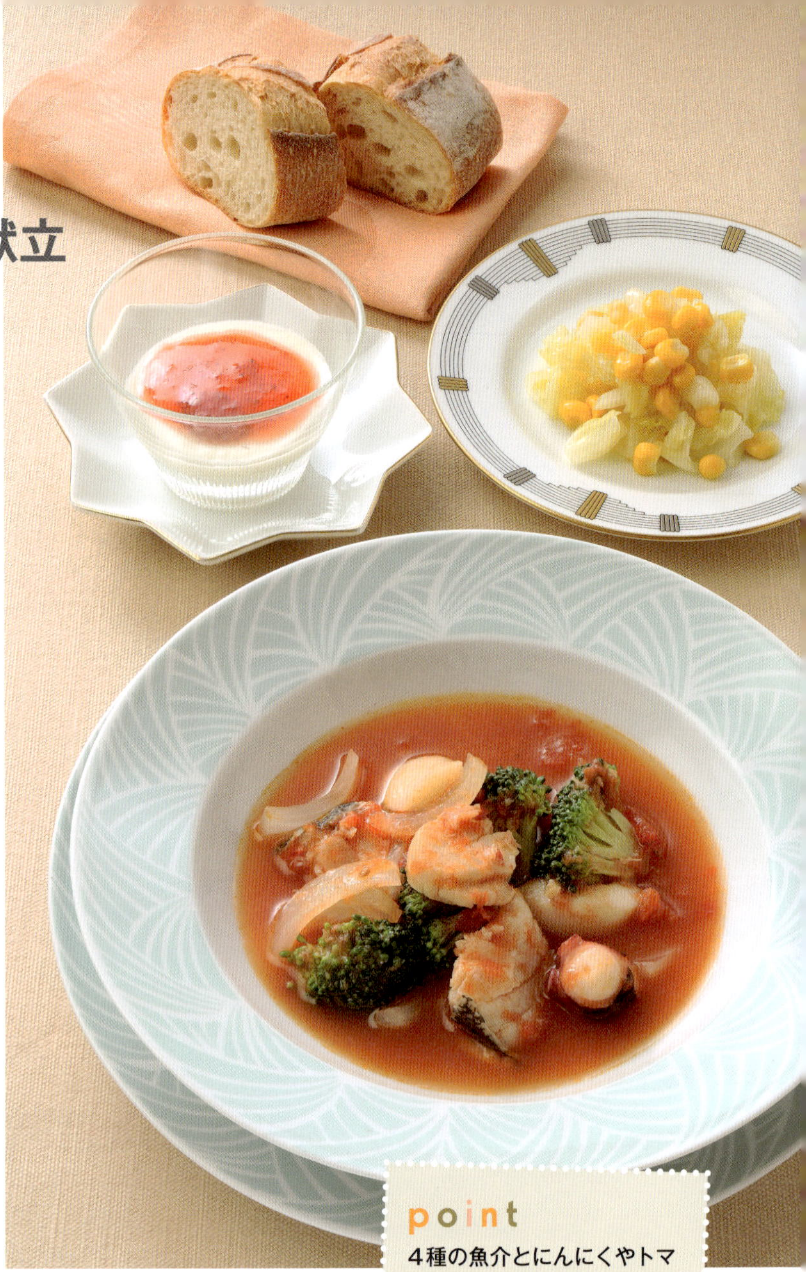

材料［1人分］

●ブイヤベース

生タラ……30g
イカ（胴）……10g
ゆでタコ……10g
ホタテ貝柱……10g
ブロッコリー（小房に分ける）……25g
玉ねぎ……20g
にんにく……1g
オリーブ油……2g（小さじ½）
A［トマト（水煮缶詰・食塩無添加のもの）……25g
　白ワイン……10g（大さじ⅔）
　水……50mℓ（¼カップ）
　塩……0.2g］
こしょう……少量

●キャベツとコーンのサラダ

キャベツ……55g
コーン（粒状缶詰）……10g
フレンチドレッシング（市販品）……10g（大さじ⅔）

●パン

フランスパン……60g

●ブラマンジェいちごソース

A［コーンスターチ……8g（大さじ1と⅓）
　牛乳……20g（大さじ1と⅓）
　砂糖……1.5g（小さじ½）
　❇粉飴……13g（1袋）
　生クリーム……25g（大さじ1と⅔）］
B［いちごジャム……20g（大さじ1弱）
　白ワイン……20g（大さじ1と⅓）］

ブイヤベース

1 魚介は大きめの一口大に切る。
2 ブロッコリーはゆでて湯をきる。
3 玉ねぎは5mm幅に切り、にんにくはみじん切りにする。
4 なべにオリーブ油を熱して**3**を香りよくいため、タラ、イカ、タコを加えてさっといため、Aを加えて魚介に火が通るまで煮る。
5 **4**に貝柱を加えてさっと煮、こしょうをふって**2**を加え、器に盛る。

キャベツとコーンのサラダ

キャベツは1～2cm角に切ってゆで、湯をきる。コーンと混ぜ合わせ、ドレッシングであえる。

ブラマンジェいちごソース

1 なべにAを入れ、木じゃくしで混ぜながら火にかける。とろみがついて透明になったらグラスに流し入れ、冷蔵庫で冷やし固める。
2 **1**にBを混ぜたソースをかける。

point

4種の魚介とにんにくやトマトのうまみが一体となったブイヤベース。魚介自体に塩分があるので、スープの味つけは控えめにします。デザートはエネルギー補給の役割も。

昼食・夕食
たんぱく質 **20g**

献立１人分

エネルギー	**585**kcal
たんぱく質	**21.4**g
カリウム	**564**mg
食塩	**2.0**g

Menu メニュー 13

魚介と野菜の天ぷらの献立

献立１人分

エネルギー **621**kcal

たんぱく質 **18.6**g

カリウム **664**mg

食塩 **1.9**g

材料［1人分］

●魚介と野菜の天ぷら

クルマエビ……20g
（小ぶり2尾・頭と殻つきで45g）
キス（開いた身）……20g（1枚）
オクラ……20g（大2本）
れんこん……15g
さつま芋……10g
A ［ 小麦粉……25g（大さじ3弱）
卵……10g
水……約40mℓ
揚げ油……適量
❇だしわりしょうゆ
……10g（大さじ½強）
B ［ おろし大根……20g
おろししょうが……少量

●しめじのしょうゆいため

しめじ……50g
油……3g（小さじ¾）
しょうゆ……6g（小さじ1）
酒……5g（小さじ1）
削りガツオ……少量

●ごはん

ごはん……150g

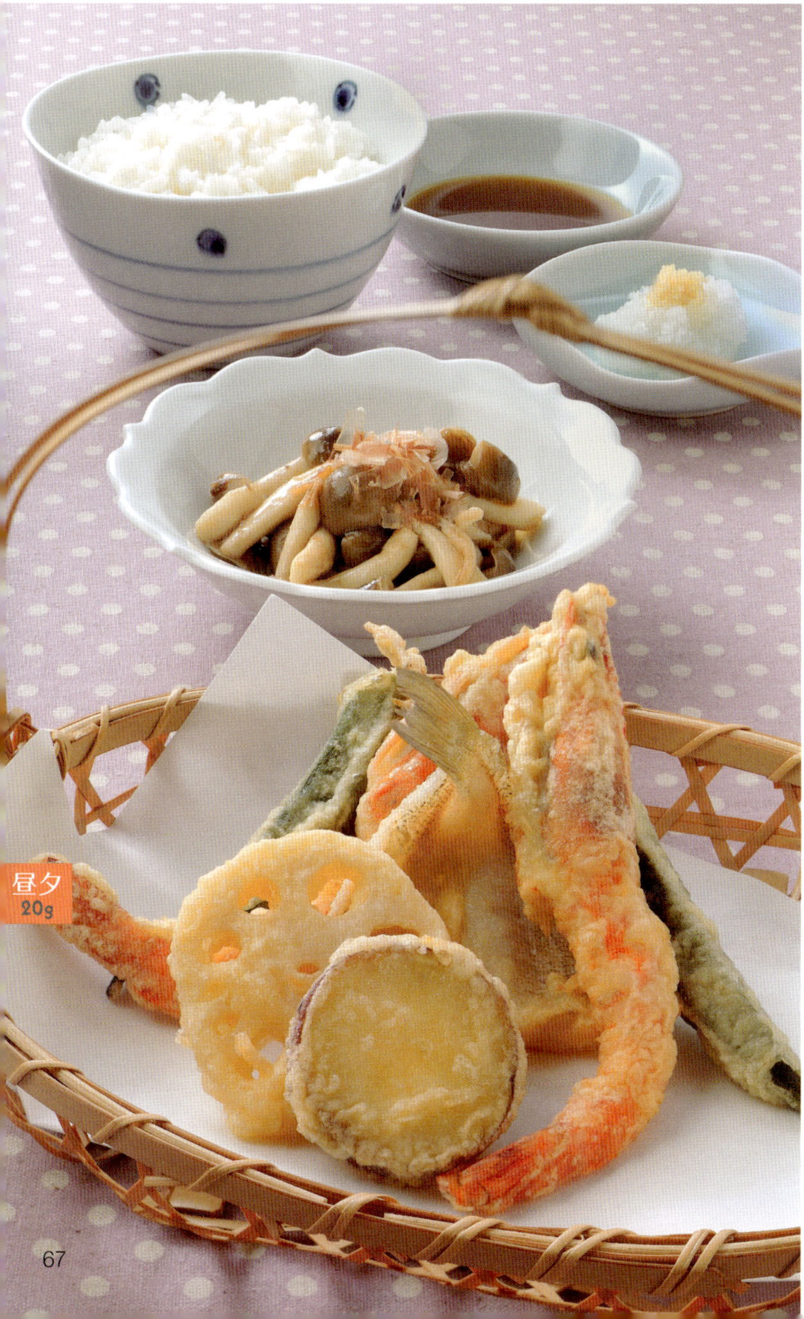

▌魚介と野菜の天ぷら

1 エビは殻と背ワタを除き、腹に切り目を入れて身をのばし、尾の先を切って水をしごき出す。
2 れんこんとさつま芋は輪切りにして水にさらし、水けをふく。
3 Aをとき混ぜて衣を作る。
4 揚げ油を中温に熱し、**1**と**2**とキス、オクラに衣をつけて入れ、カラリと揚げる。
5 器に盛り、だしわりしょうゆ（天つゆ）とBの薬味を添える。

▌しめじのしょうゆいため

しめじは小房に分け、熱した油でいため、しょうゆと酒で調味する。器に盛り、削りガツオをかける。

point

天ぷらのエビは頭をつけたまま揚げ、他の天ぷらとともに立てるように盛ると、より見映えがします。限られた量のおかずなればこそ、盛りつけも工夫して楽しみましょう。

Menu メニュー 14 五目チャーハンの献立

材料［1人分］

●五目チャーハン

ごはん……150g
むきエビ……20g
イカ（胴）……10g
ピーマン・赤パプリカ……各10g
ねぎ（青い部分）……5g
卵（ときほぐす）……25g（約½個）
油……5g（小さじ1強）
A ❇食塩濃度5％減塩しょうゆ……3g（小さじ½）
　塩……0.4g（ミニ⅓）
　あらびきこしょう……少量

●シューマイ（冷凍食品）

エビシューマイ（市販冷凍食品）……65g（小5個）
❇食塩濃度5％減塩しょうゆ……2g（小さじ⅓）
酢……5g（小さじ1）
練りがらし……少量

●せん切り野菜とはるさめの中国風酢の物

きゅうり（細切り）……20g
にんじん（細切り）……10g
鶏ささ身……5g
はるさめ（ゆでてもどす）……乾7g
A ❇食塩濃度5％減塩しょうゆ……3g（小さじ½）
　酢……2g（小さじ½弱）
　サラダ油・ごま油……各少量

●杏仁豆腐

A 粉かんてん……0.4g（ミニ1弱）
　牛乳……20g（大さじ1と⅓）
　水……15mℓ（大さじ1）
砂糖……2g（小さじ⅔）
キウイフルーツ……10g
みかん（缶詰）・黄桃（缶詰）……各10g
さくらんぼ（缶詰）……5g
B 水……10mℓ（大さじ⅔）
　砂糖……3g（小さじ1）
　アーモンドエッセンス……少量

point

チャーハンにおかず2品と杏仁豆腐のごちそう献立。減塩しょうゆの活用で食塩量をセーブします。シューマイは冷凍品で手間を省いて。

■五目チャーハン

1 イカは1cm角に切り、ピーマンとパプリカは5mm角に切る。

2 ねぎはあらいみじん切りにする。

3 フッ素樹脂加工のフライパンを熱し、卵を入れていり、とり出す。続いて油の半量を熱し、**2**、**1**、エビの順に加えていため、とり出す。

4 フライパンを洗ってから、残りの油を熱し、ごはんを入れていためる。Aで調味し、**3**の具をもどしていため合わせる。

■せん切り野菜とはるさめの中国風酢の物

1 にんじんはゆでる。ささ身は蒸しゆでにして細く裂く。はるさめは食べやすく切る。

2 **1**ときゅうりを器に盛り、Aを混ぜたたれをかける。

■杏仁豆腐

1 なべにAを入れて混ぜながら数分煮立て、火を消して砂糖を加えて混ぜ、器に流して冷やし固める。

2 Bの砂糖と水を合わせて煮立て（電子レンジ加熱でもよい）、アーモンドエッセンスを加えて冷やす。

3 **1**にひし形に切り目を入れ、適宜に切ったくだものをのせ、**2**をかける。

献立1人分

エネルギー	600kcal
たんぱく質	20.1g
カリウム	426mg
食塩	2.2g

昼食・夕食 たんぱく質20g

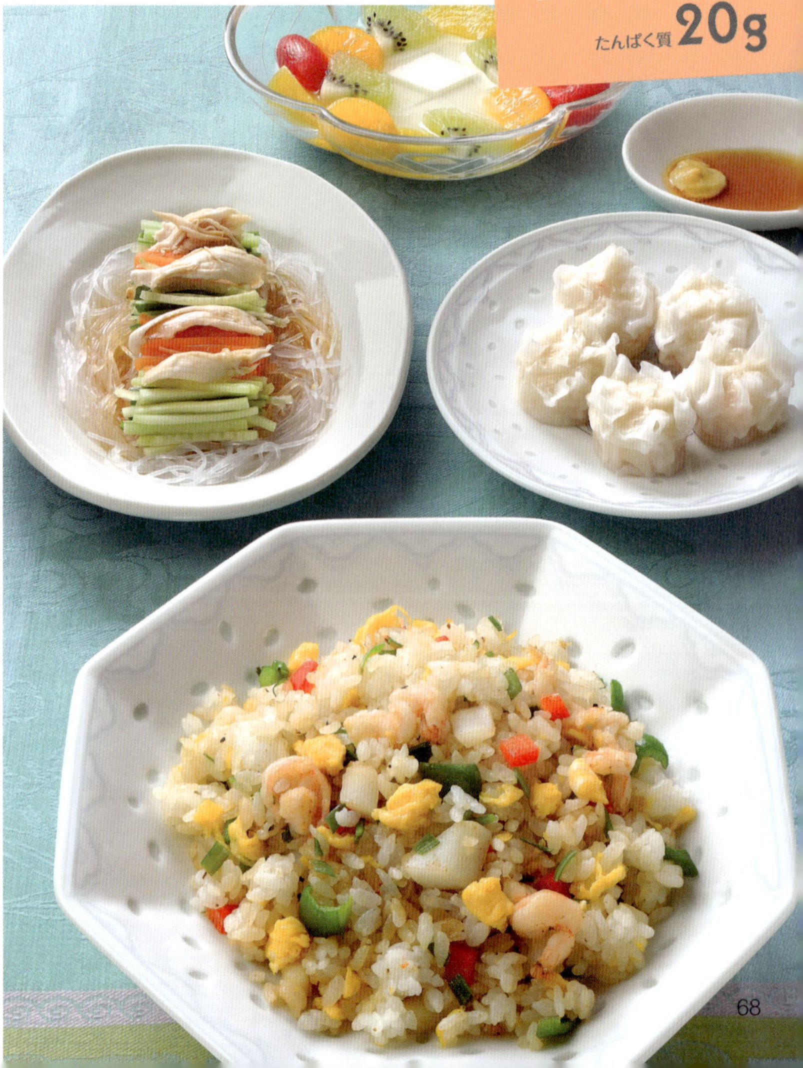

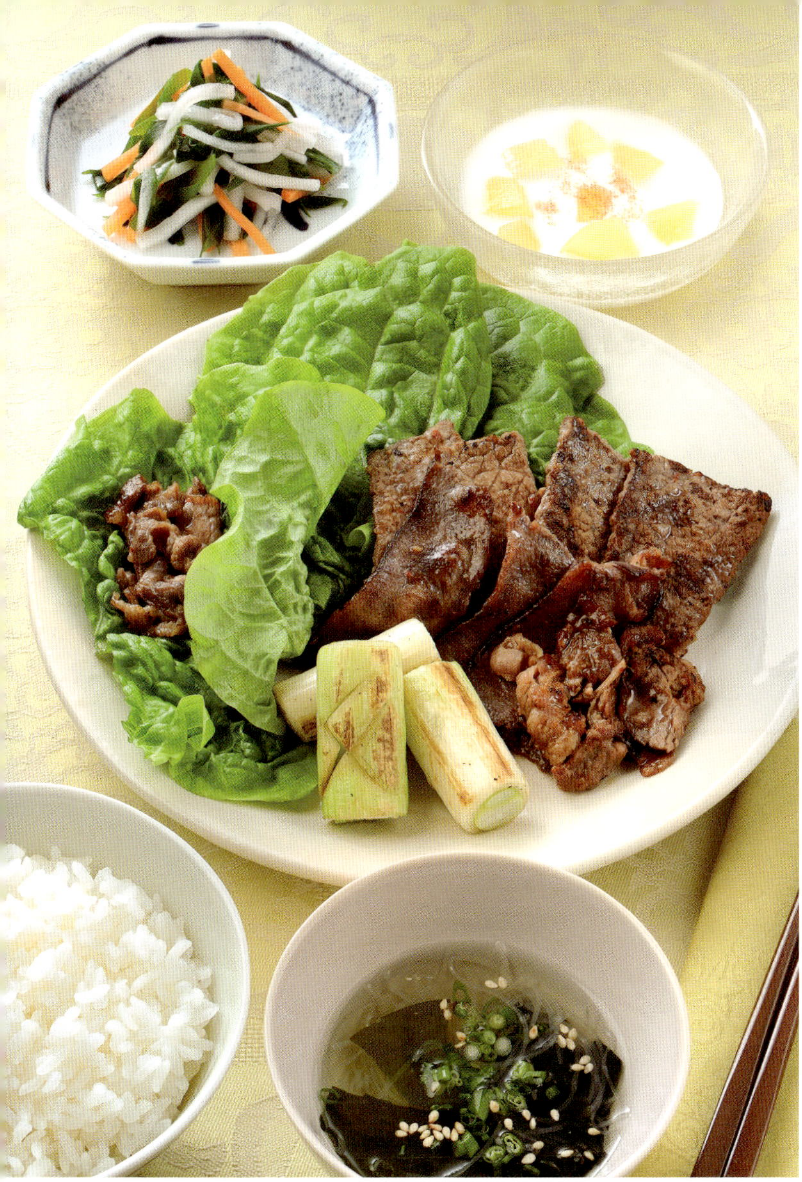

献立1人分

エネルギー	**637**kcal
たんぱく質	**20.9**g
カリウム	**660**mg
食塩	**1.8**g

Menu メニュー 15

焼き肉の献立

昼夕 20g

point

たまには焼き肉を食べたい、というかたのために、牛肉3種を合わせて80gも楽しめるよう工夫しました。サンチュなどの葉に包んで食べると、よりたっぷり感が味わえます。

材料［1人分］

●焼き肉のサンチュ包み

牛もも薄切り肉（脂身なし）…… 45g
牛カルビ薄切り肉……………15g
牛タン薄切り…………………20g
ねぎ（ぶつ切り）………………40g
A［焼き肉のたれ（市販品・しょうゆ味）……………18g（大さじ1）
　レモン汁…………………10g
サンチュまたはサニーレタス
……………………………………30g

●大根とにんじんの酢の物

大根…………………………………25g
にんじん・わけぎ……………各10g
A［酢……………3g（小さじ1/2強）
　塩 ……………………………0.1g
　砂糖……………1g（小さじ1/3）
　しょうが汁……………………少量

●わかめとはるさめのスープ

わかめ…………………もどして3g
はるさめ（もどす）…………乾10g
A［湯 ……………………………70㎖
　顆粒中華だし…… 0.5g（ミニ1）
　しょうゆ …………1g（ミニ1弱）
　塩 ……………………………0.1g
　こしょう ………………………少量
B［小ねぎ（小口切り）…………1g
　いり白ごま……………………少量

●ごはん

ごはん………………………………150g

●りんご缶入りヨーグルト

プレーンヨーグルト…30g（大さじ2）
りんご（缶詰・一口大に切る）…10g
シナモンパウダー………………少量

■焼き肉のサンチュ包み

1 牛肉3種とねぎは網またはフッ素樹脂加工のフライパンで焼き、肉にAをからめる。

2 サンチュを添えて器に盛り、肉を巻いて食べる。

※食卓で焼き、Aを自分でつけながら葉で巻いてもよい。

■大根とにんじんの酢の物

大根とにんじんはせん切り、わけぎは斜め切りにし、Aであえる。

■わかめとはるさめのスープ

なべでAを温め、食べやすく切ったわかめとはるさめを加え、煮立ったら器に盛り、Bを散らす。

■りんご缶入りヨーグルト

器にヨーグルトとりんごを入れてシナモンをふる。

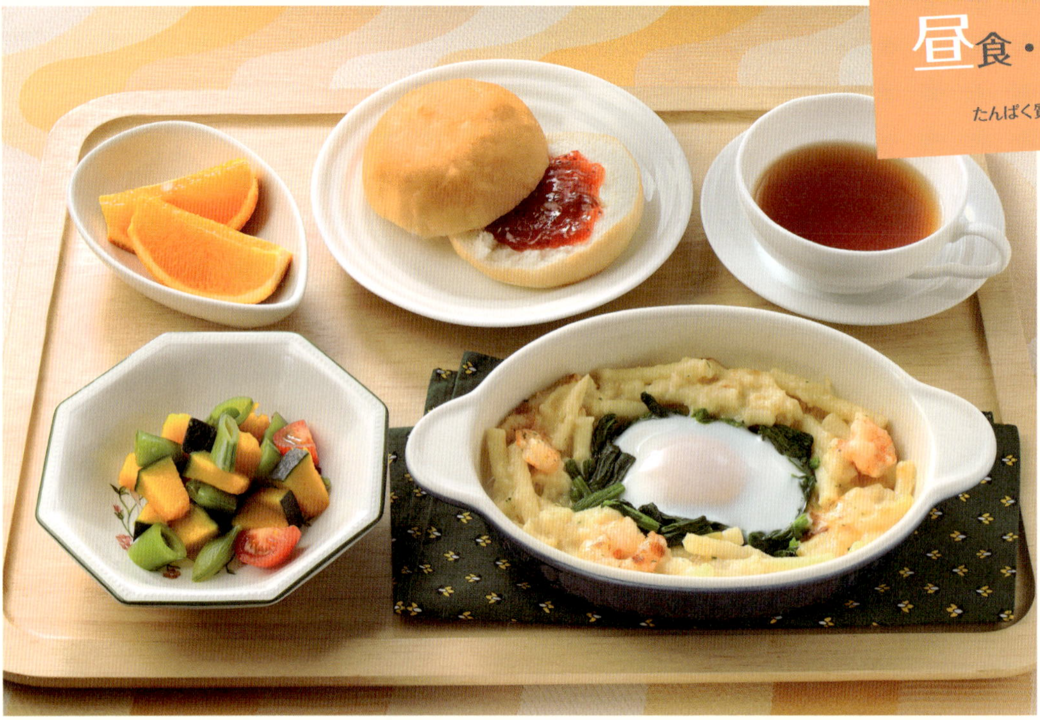

昼食・夕食
たんぱく質 20g

Menu メニュー 16 グラタンの献立

材料［1人分］

●卵のせエビグラタン

エビマカロニグラタン（市販品）
……約200g
卵……50g（約1個）
ほうれん草……20g
こしょう……少量

●かぼちゃのサラダ

かぼちゃ……30g
スナップえんどう……10g
ミニトマト……10g（約1個）

●低たんぱくパン（バターとジャム）

❇越後の丸パン……50g（1個）
バター……5g（小さじ1強）
いちごジャム……10g（大さじ½）

●くだもの

オレンジ……50g

●紅茶

紅茶……100mℓ（½カップ）
❇粉飴……13g（1袋）

■ 卵のせエビグラタン

1 ほうれん草は3cm長さに切ってゆで、水にとり、水けを絞る。

2 耐熱容器にエビグラタンを移し、中央をくぼませて**1**を広げ、卵を割り落とす。

3 こしょうをふり、オーブントースターで6〜8分焼く。

■ かぼちゃのサラダ

かぼちゃとえんどうは一口大に切ってゆで、湯をきる。適宜に切ったミニトマトと混ぜて器に盛る。

献立1人分

エネルギー	**590**kcal
たんぱく質	**17.9**g
カリウム	**613**mg
食塩	**1.9**g

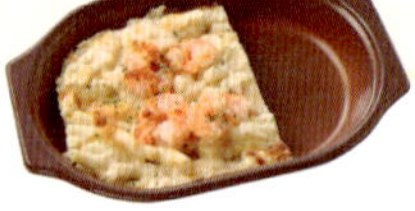

point

市販の冷蔵や冷凍のグラタンは製品により量がさまざまなので、分量を調整して具をプラスする方法を紹介します。使うグラタンの栄養価表示を見て、エネルギー200kcal、たんぱく質10g、食塩1.5g未満に相当するくらいの分量を使いましょう。サラダは調味なしで。

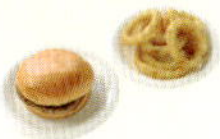

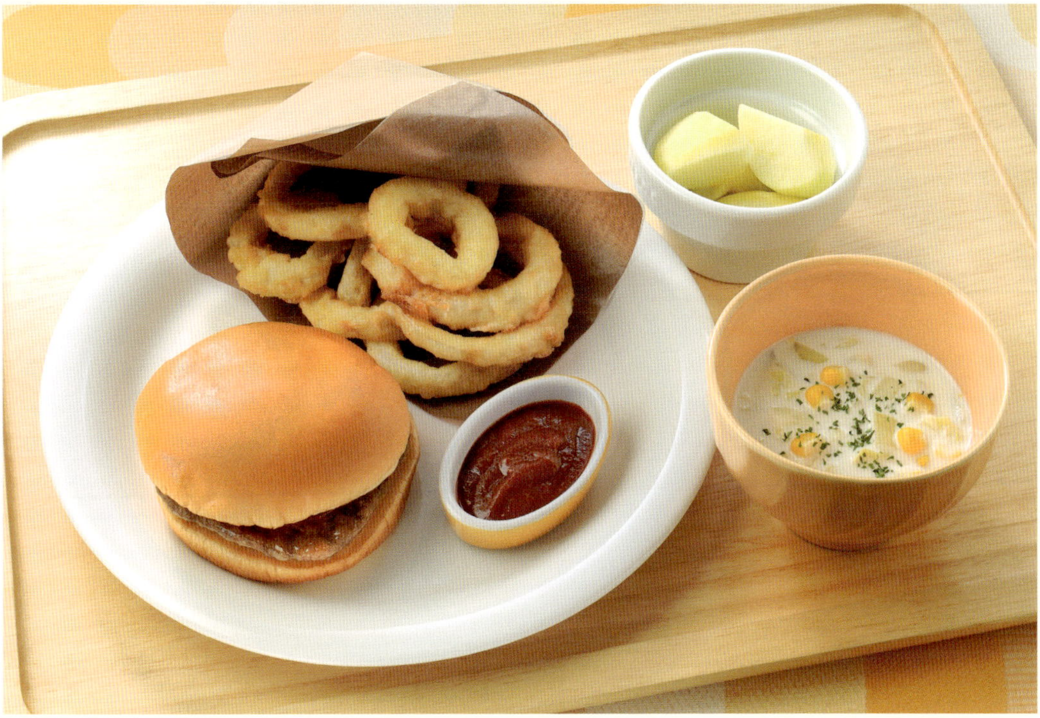

Menu メニュー 17 ハンバーガーの献立

材料［1人分］

●ハンバーガー

ハンバーガー（市販品）……………1個

●フライドオニオン

フライドオニオン（市販品・塩を加えないもの）……1袋（約75g）
❇食塩不使用ヘルシーケチャップ……………………15g（大さじ1）

●野菜のミルクスープ

キャベツ・玉ねぎ……………各20g
コーン（粒状缶詰）……………20g
A［湯……………30mℓ（大さじ2）
A［顆粒コンソメ…1g（小さじ1/2弱）
A［牛乳……………70g（約1/3カップ）
こしょう・乾燥パセリ………各少量

●くだもの

りんご…………………………50g

昼夕
20g

■野菜のミルクスープ

1 キャベツと玉ねぎは一口大に切り、どちらもゆでて湯をきる。
2 なべに**1**とコーンとAを加えて温め、こしょうを加え、器に盛ってパセリをふる。

献立1人分	
エネルギー	**617**kcal
たんぱく質	**19.0**g
カリウム	**621**mg
食塩	**2.0**g

point

ハンバーガーはシンプルなものが無難です。フライドオニオンはフライドポテトよりカリウムが低めです。塩を加えないものを注文し、無塩ケチャップで味わいます。フライドオニオンがない場合は、冷凍食品のフライドポテト50gにし、くだものをゼリーに変えてエネルギーを増やします。

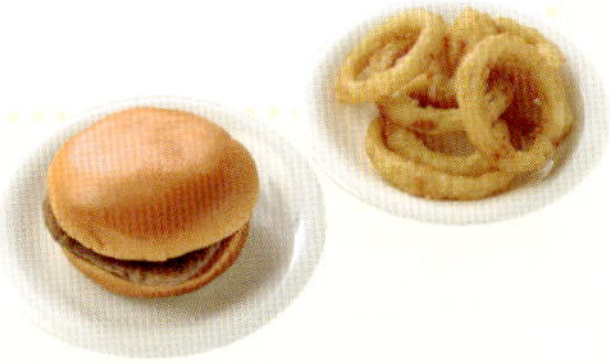

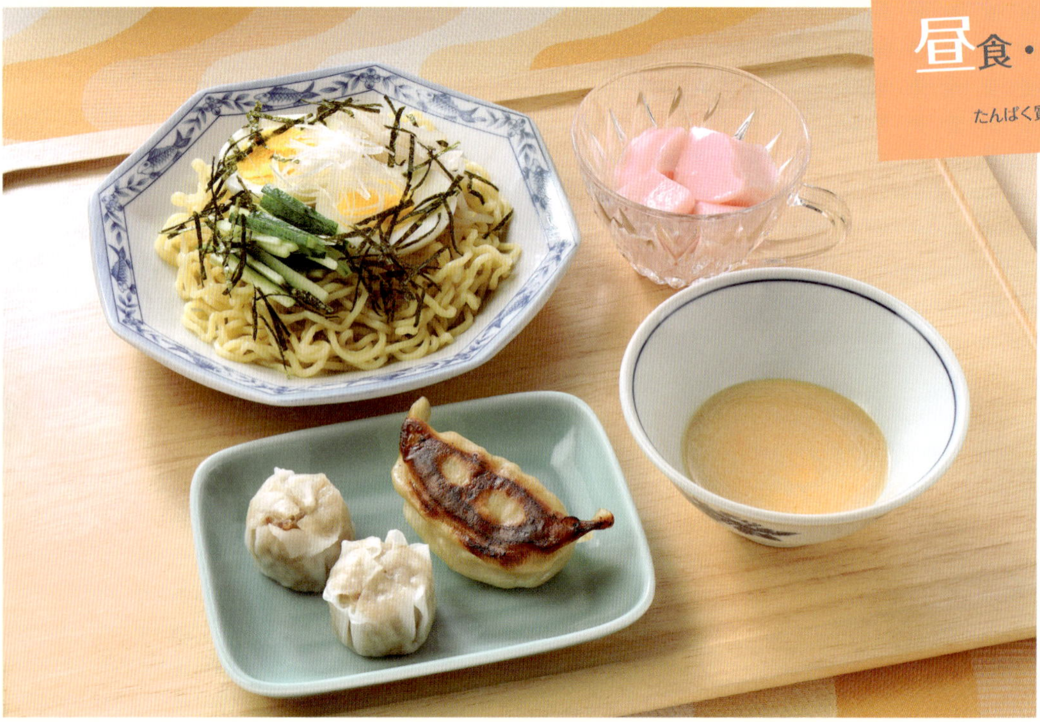

Menu メニュー 18 ギョーザとシューマイの献立

材料［1人分］

●ギョーザとシューマイ

焼きギョーザ（市販品）……1個（30g弱）
肉シューマイ（市販品）……2個（約50g）

●ごまだれつけめん

ゆで中華めん……120g
半熟卵（半分に切る）……50g（約1個）
もやし……20g
きゅうり・ねぎ……各10g
焼きのり（せん切り）……少量
A［めんつゆ（ストレート・市販品）……20g（大さじ1と1/3）
練り白ごま……10g（小さじ2）
水……15mℓ（大さじ1）］
ごま油……少量

●ババロア（特殊食品）

❇はい！ババロア（ストロベリー）……76g（1個）

ごまだれつけめん

1 もやしはゆでて湯をきる。きゅうりは棒状に切る。ねぎはせん切りにして水にさらし、水けをきる。
2 中華めんはさっとゆで直して水で洗い、水けをきって器に盛る。半熟卵と1をのせ、のりをかける。
3 Aを合わせたごまだれを添える。

献立1人分
エネルギー **637**kcal
たんぱく質 **21.7**g
カリウム **373**mg
食塩 **1.9**g

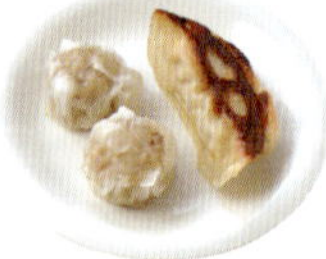

point

市販のギョーザやシューマイ（冷凍品を含む）は1個で0.2～0.3gの食塩を含むので、食べすぎには注意が必要です。手作りのつけめんを組み合わせて、点心風の献立としてみました。ギョーザとシューマイはしょうゆをつけずに食べます。酢やからしは少しつけてもかまいません。

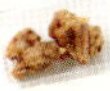

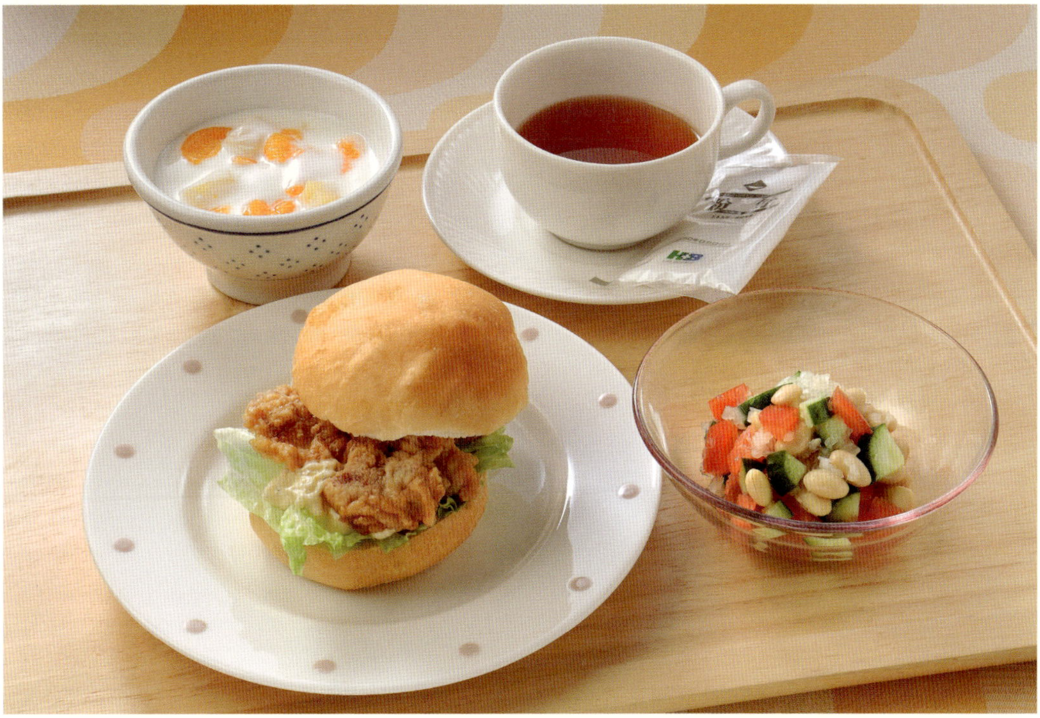

Menu メニュー 19 鶏肉のから揚げサンドの献立

材料［1人分］

●鶏肉のから揚げサンド

鶏肉のから揚げ（市販品）……60g
❇越後のバーガーパン…80g（1個）
レタス……10g
タルタルソース（市販品）……10g

●大豆と野菜のサラダ

大豆（水煮）……20g
トマト……40g
きゅうり……15g
玉ねぎ……10g
A オリーブ油……5g（小さじ1強）
A レモン汁……5g（小さじ1）
A 塩……0.3g（ミニ¼）
A こしょう……少量

●フルーツ缶入りヨーグルト

プレーンヨーグルト……100g
パイナップル（缶詰）……20g
みかん（缶詰）……20g

●紅茶

紅茶……100mℓ（½カップ）

▌鶏肉のから揚げサンド

越後のバーガーパンは横半分に切ってオーブントースターで温める。レタスとから揚げ、タルタルソースをはさむ。

献立1人分

エネルギー	598kcal
たんぱく質	18.8g
カリウム	615mg
食塩	1.9g

▌大豆と野菜のサラダ

トマトときゅうりは7～8mm角に切り、玉ねぎはあらいみじん切りにする。以上と大豆を、Aを合わせたドレッシングであえる。

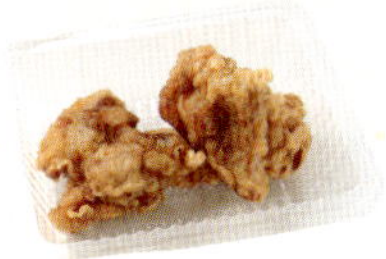

point

鶏肉のから揚げは手に入りやすいお総菜ですが、たんぱく質も食塩も多いので、少量でもほかの食材と組み合わせてボリューム感を持たせる工夫をしましょう。低たんぱくパンにはさむと、2切れでも食べごたえのあるサンドイッチになります。豆のサラダやヨーグルトを添えると栄養バランスも上々です。

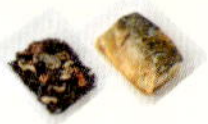

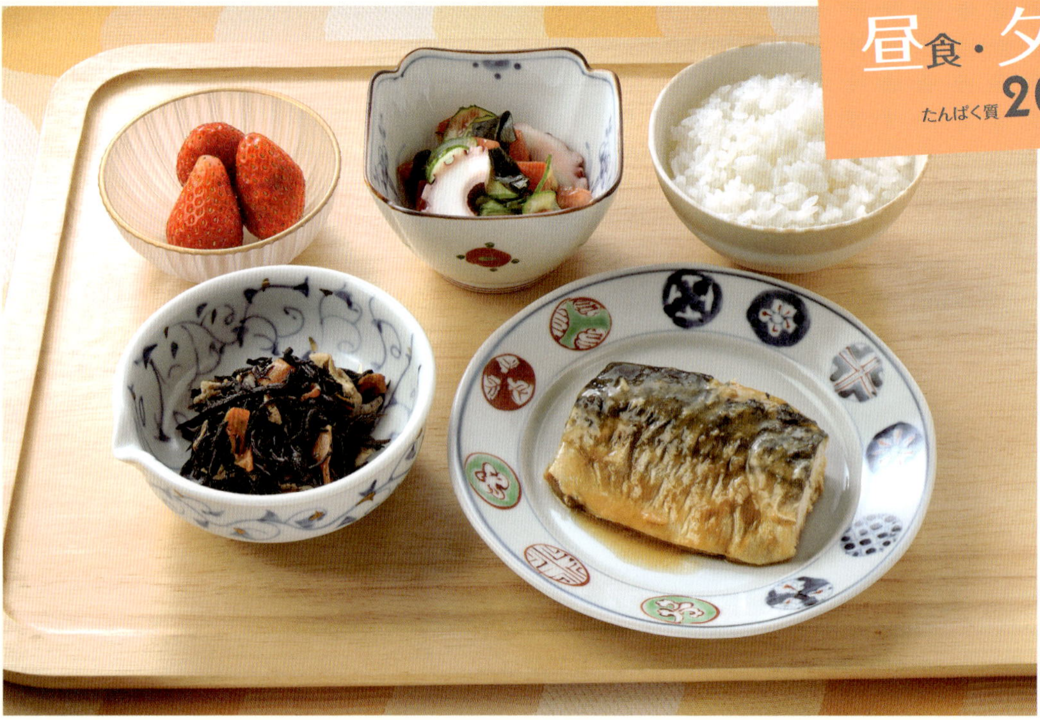

昼食・夕食
たんぱく質20g

Menu メニュー 20 サバのみそ煮とひじきの煮物の献立

材料［1人分］

●サバのみそ煮

サバのみそ煮（市販品）……1切れ（75g）

●ひじきの煮物

ひじきの煮物（市販品）……30g

●タコときゅうりの酢の物

ゆでタコ……15g
きゅうり……30g
トマト……20g
わかめ……もどして10g
A［酢……10g（小さじ2）
　砂糖……2g（小さじ2/3）

●低たんぱくごはん

❇越後ごはん1/5……150g

●くだもの

いちご……50g

■タコときゅうりの酢の物

1 タコは一口大の薄切りにする。きゅうりは薄い輪切りにし、トマトは1cm角に切る。わかめは一口大に切る。
2 1を合わせ、Aをかけてあえる。

献立1人分

エネルギー	607kcal
たんぱく質	20.4g
カリウム	687mg
食塩	1.9g

point

主菜と副菜、どちらも市販のお総菜を利用した、手軽さがうれしい献立です。なるべく味の濃くない店のものを選び、分量はきちんと計ってください。手作りの酢の物を添えますが、塩味はつけません。タコは、冷凍のむきエビなどがあれば代用してもよいし、省いてもかまいません。

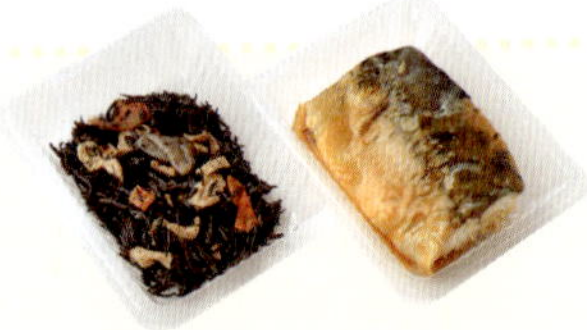

中食ガイド

ポピュラーな中食の栄養成分値の目安です。
あくまでも一例として参考にしてください。

参考：『毎日の食事のカロリーガイド』『塩分早わかり』（女子栄養大学出版部）
撮影／長倉徳生・堀口隆志

デニッシュペストリー（75g）
たんぱく質**4.0**g
269kcal
食塩0.9g

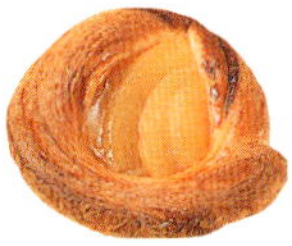

カレーパン（90g）
たんぱく質**4.9**g
248kcal
食塩0.9g

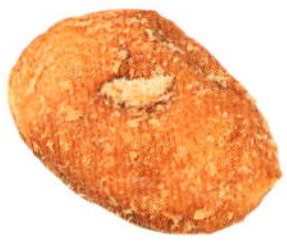

チリドッグ
たんぱく質**14.5**g
420kcal
食塩2.2g

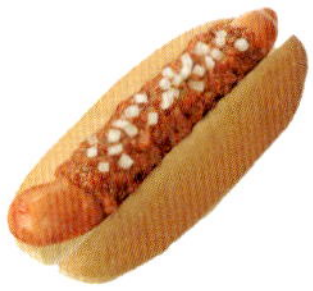

コールスローサラダ
たんぱく質**1.1**g
127kcal
食塩0.9g

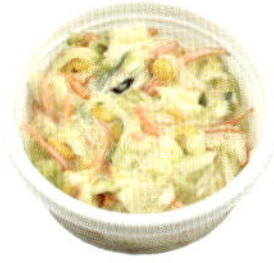

ひとくちサンド（野菜ミックス）
たんぱく質**11.6**g
422kcal
食塩2.0g

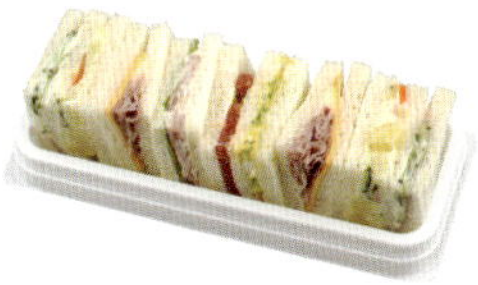

シナモンアップルパイ
たんぱく質**1.9**g
224kcal
食塩0.5g

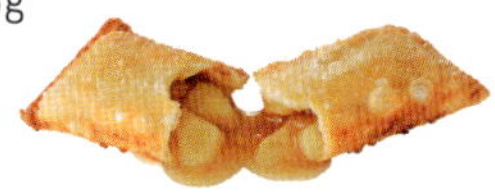

野菜の煮物
たんぱく質**14.2**g
214kcal
食塩3.0g

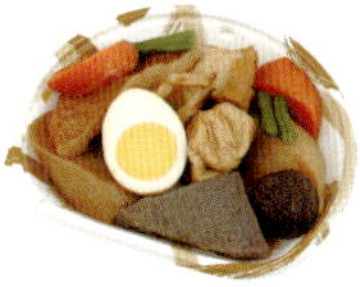

いなりずし（146g）
たんぱく質**10.3**g
340kcal
食塩2.1g

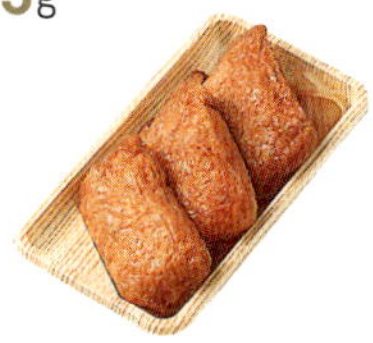

納豆手巻きずし（105g）
たんぱく質**4.9**g
167kcal
食塩1.5g

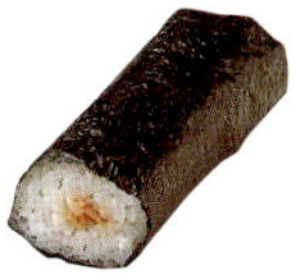

五目あんかけやきそば
たんぱく質**14.9**g
496kcal
食塩4.6g

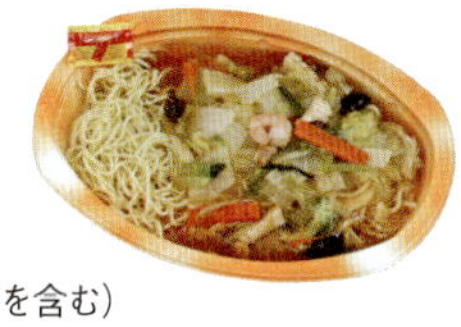

（添付調味料を含む）

豚冷しゃぶ（ごまだれ）
たんぱく質**13.5**g
266kcal
食塩1.5g

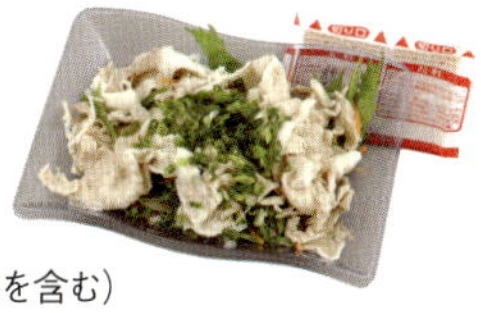

（添付調味料を含む）

ハンバーグと野菜のデミソース
たんぱく質**13.8**g
338kcal
食塩3.6g

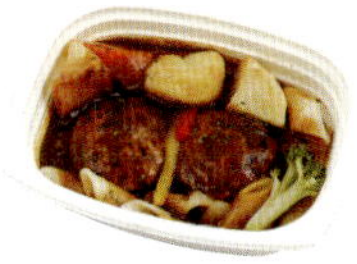

ごまだれ中華
たんぱく質**18.5**g
352kcal
食塩3.3g

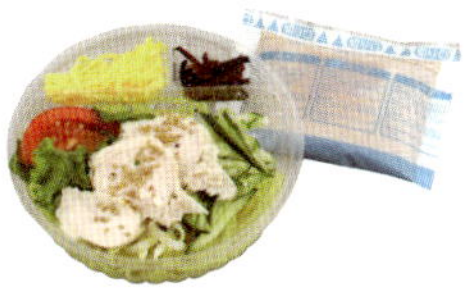

（添付調味料を含む）

紅ザケ弁当
たんぱく質**30.0**g
703kcal
食塩3.3g

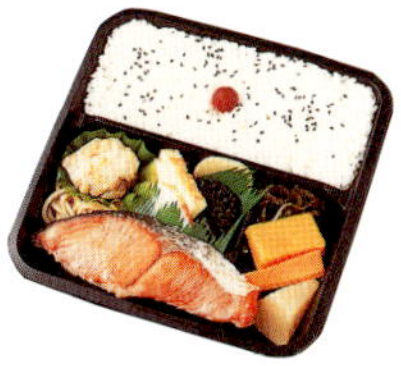

中華弁当
たんぱく質**20.8**g
600kcal
食塩3.3g

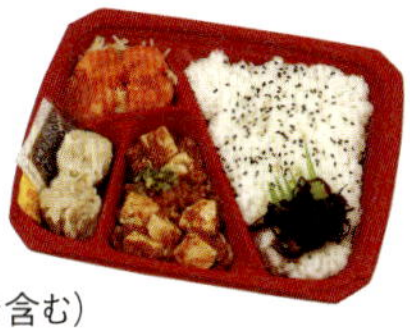

（添付調味料を含む）

たんぱく質5g・25gの特別な日のメニュー

人と集うときやお祝いのあるときなどは、
１食でとる栄養量を多くして、他の２食の栄養量をおさえる、
という工夫をしましょう。そのモデルとして、
たんぱく質５ｇと２５ｇのメニューを２例ずつご紹介します。

＊1日の食事の中での組み合わせ方は、6ページをごらんください。

特別 5g

たんぱく質５ｇのメニュー
１食の栄養量

- エネルギー500kcal
- たんぱく質５ｇ
- カリウム175mg
- 食塩1.5ｇ

特別 25g

たんぱく質２５ｇのメニュー
１食の栄養量

- エネルギー700kcal
- たんぱく質25ｇ
- カリウム900mg
- 食塩2.5ｇ

たんぱく質5gのメニュー

Menu メニュー 1 低たんぱくおにぎりの 5g 献立

>>> P78

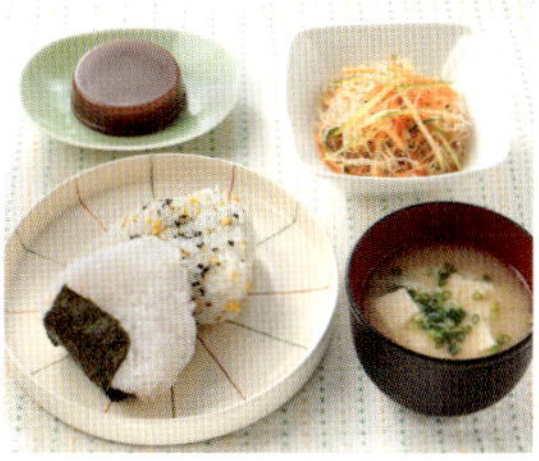

メニュー	エネルギー kcal	たんぱく質 g	カリウム mg	食塩 g
はるさめと野菜の和風サラダ	76	0.7	60	0.3
豆腐のみそ汁	47	3.0	102	0.6
低たんぱくおにぎり	314	0.8	25	0.4
ようかん（特殊食品）	100	0.5	30	0.0
合 計	**537**	**5.0**	**217**	**1.3**

Menu メニュー 2 低たんぱくパンとサラダの 5g 献立

>>> P79

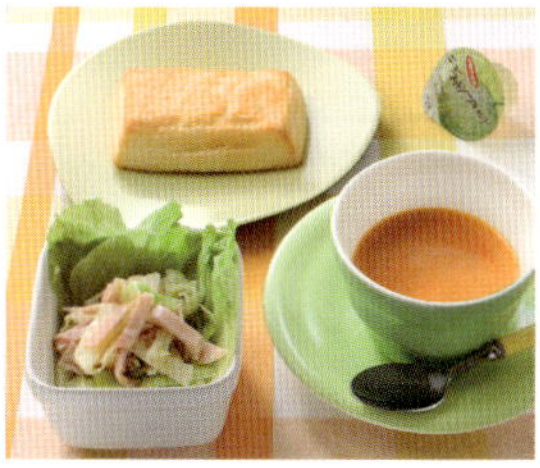

メニュー	エネルギー kcal	たんぱく質 g	カリウム mg	食塩 g
ハムとキャベツのサラダ	105	3.0	89	0.6
野菜のポタージュ（特殊食品）	150	0.8	77	0.4
低たんぱくパン	221	1.9	33	0.3
ゼリー（特殊食品）	50	0.0	2	0.0
合 計	**526**	**5.7**	**201**	**1.3**

たんぱく質25gのメニュー

Menu メニュー 1 魚介ちらしずしの特別献立

>>> P80

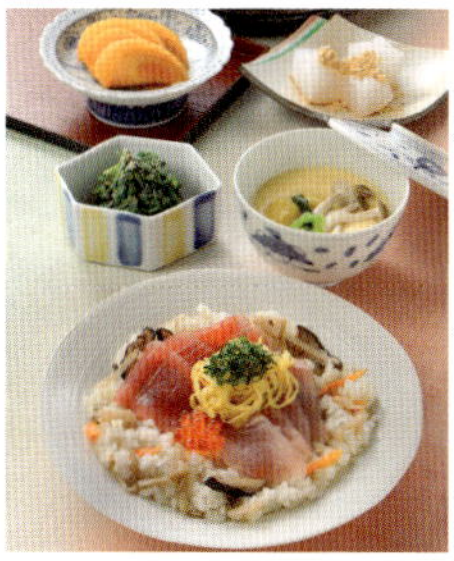

メニュー	エネルギー kcal	たんぱく質 g	カリウム mg	食塩 g
魚介ちらしずし	495	20.0	377	1.2
茶碗蒸し	44	3.7	84	0.8
春菊のごまあえ	39	2.0	142	0.3
くずもち	126	0.7	41	0.0
くだもの	30	0.2	85	0.0
合 計	**734**	**26.6**	**729**	**2.3**

Menu メニュー 2 ミニビーフステーキの特別献立

>>> P82

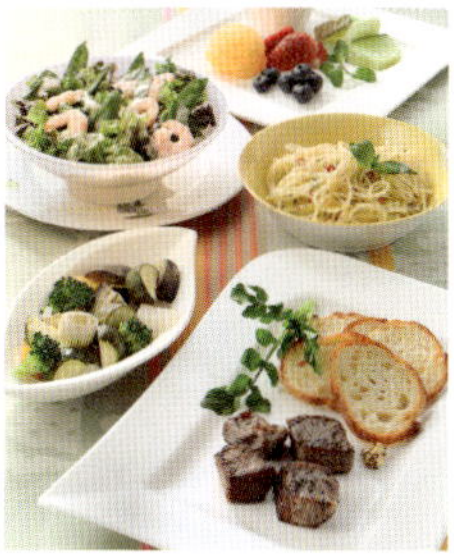

メニュー	エネルギー kcal	たんぱく質 g	カリウム mg	食塩 g
ミニビーフステーキ	109	7.8	148	0.3
シュリンプサラダ	34	5.5	195	0.5
ラタトゥイユ	56	1.7	248	0.8
パスタのソテー	196	5.4	118	0.2
ガーリックトースト	72	2.0	27	0.3
冷菓とフルーツの盛り合わせ	208	0.8	143	0.0
合 計	**675**	**23.2**	**879**	**2.1**

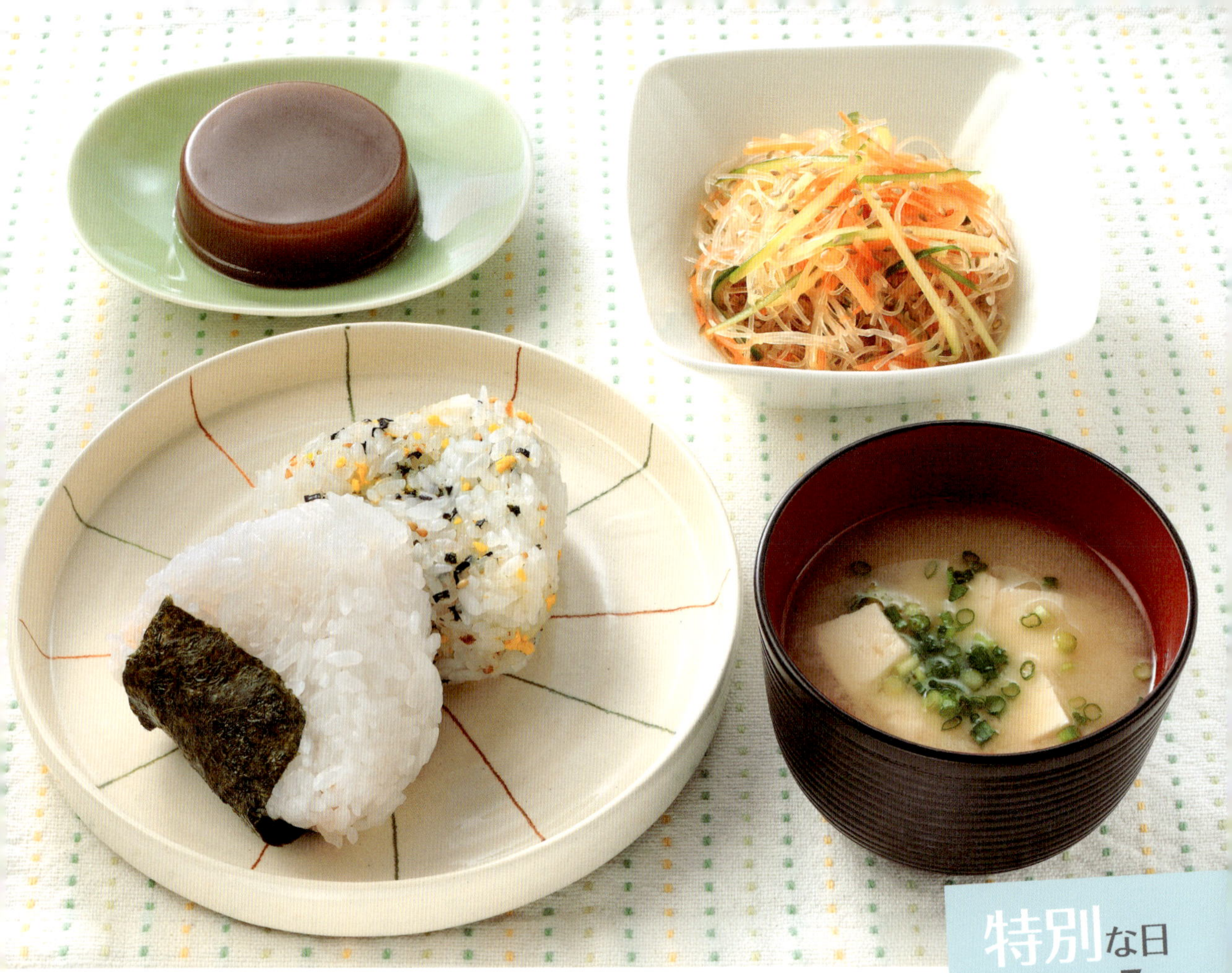

特別な日
たんぱく質5g

Menu メニュー ① 低たんぱくおにぎりの5g献立

材料［1人分］

●はるさめと野菜の和風サラダ

はるさめ……………………乾10g
きゅうり・にんじん…………各10g
しょうが……………………………2g
A ❇だしわりドレッシング
…………………10mℓ（1袋）
いり白ごま………2g（小さじ2/3）

●豆腐のみそ汁

もめん豆腐（1cm角に切る）……30g
だし………………………………70mℓ
❇越後くらぶ米麹みそ
………………10g（大さじ1/2強）
小ねぎ（小口切り）……………3g

献立１人分

エネルギー **537**kcal
たんぱく質 **5.0**g
カリウム **217**mg
食塩 **1.3**g

●低たんぱくおにぎり

❇ゆめごはん1/35……………180g
❇カルシウムふりかけ（のりたまご）
……………………………3g（1袋）
❇レナケアーねり梅………6g（1袋）
焼きのり…………………………1/8枚

●ようかん（特殊食品）

❇マクトンようかん（小豆）
……………………………55g（1個）

■はるさめと野菜の和風サラダ

1 はるさめはゆでてもどし、水けをきって食べやすく切る。
2 きゅうりとにんじんとしょうがはせん切りにし、にんじんはゆでて湯をきる。
3 1と2をAであえる。

■豆腐のみそ汁

だしを温めてみそをとき入れ、豆腐を加え、煮立ちかけたら小ねぎを加えて火を消す。

■低たんぱくおにぎり

低たんぱくごはんは温めて2等分し、片方はふりかけを混ぜてむすぶ。もう片方はねり梅を芯にしてむすび、のりで巻く。

point

1食たんぱく質5gにおさえるため、おかずは野菜とはるさめ中心にします。低たんぱくごはんは、ときにはこのようにおにぎりにすると、食べやすいでしょう。

Menu メニュー ② 低たんぱくパンとサラダの5g献立

材料［1人分］

●ハムとキャベツのサラダ

ロースハム……………………15g
キャベツ………………………20g
マヨネーズ…………10g（大さじ1弱）
レタス…………………………15g

●野菜のポタージュ（特殊食品）

❇たんぱく調整スープ（野菜のポタージュ）*…………100g（1袋）

*写真のトマトのポタージュは終売。

●低たんぱくパン

❇生活日記パン*…………50g（1個）

*写真の低たんぱくデニッシュパンは終売。

●ゼリー（特殊食品）

❇ニューマクトンプチゼリー……………………25g（1個）

ハムとキャベツのサラダ

1 ハムは短冊切りにする。

2 キャベツも同様に切り、ゆでて湯をきり、さます。

3 **1**と**2**をマヨネーズであえる。

4 レタスを食べやすくちぎって器に敷き、**3**を盛る。

point

たんぱく質やカリウムや塩分を低くおさえつつエネルギーを確保するために、低たんぱくのパンとレトルトスープを利用します。サラダには良質たんぱく質を含むハムを加えます。

献立1人分
エネルギー **526**kcal
たんぱく質 **5.7**g
カリウム **201**mg
食塩 **1.3**g

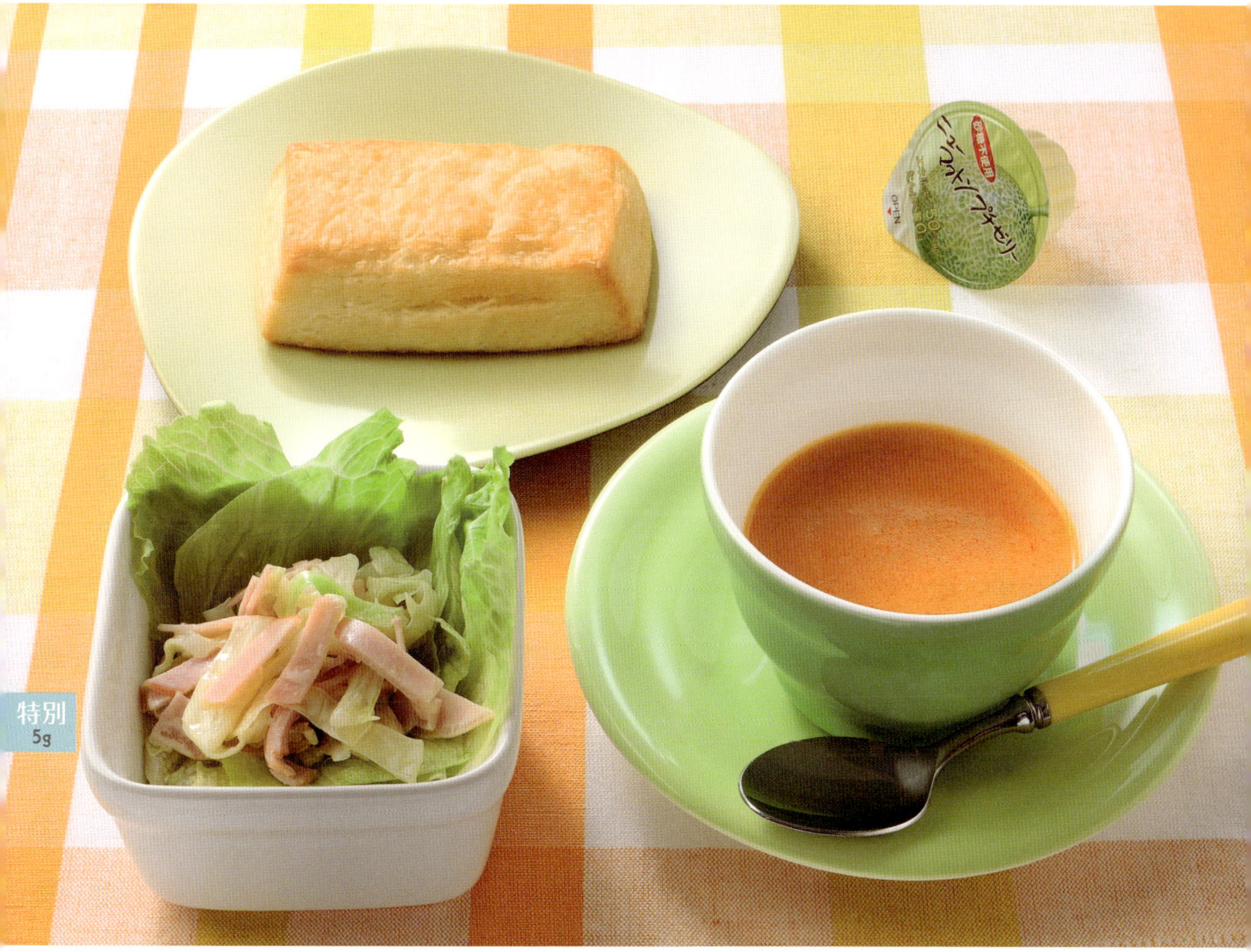

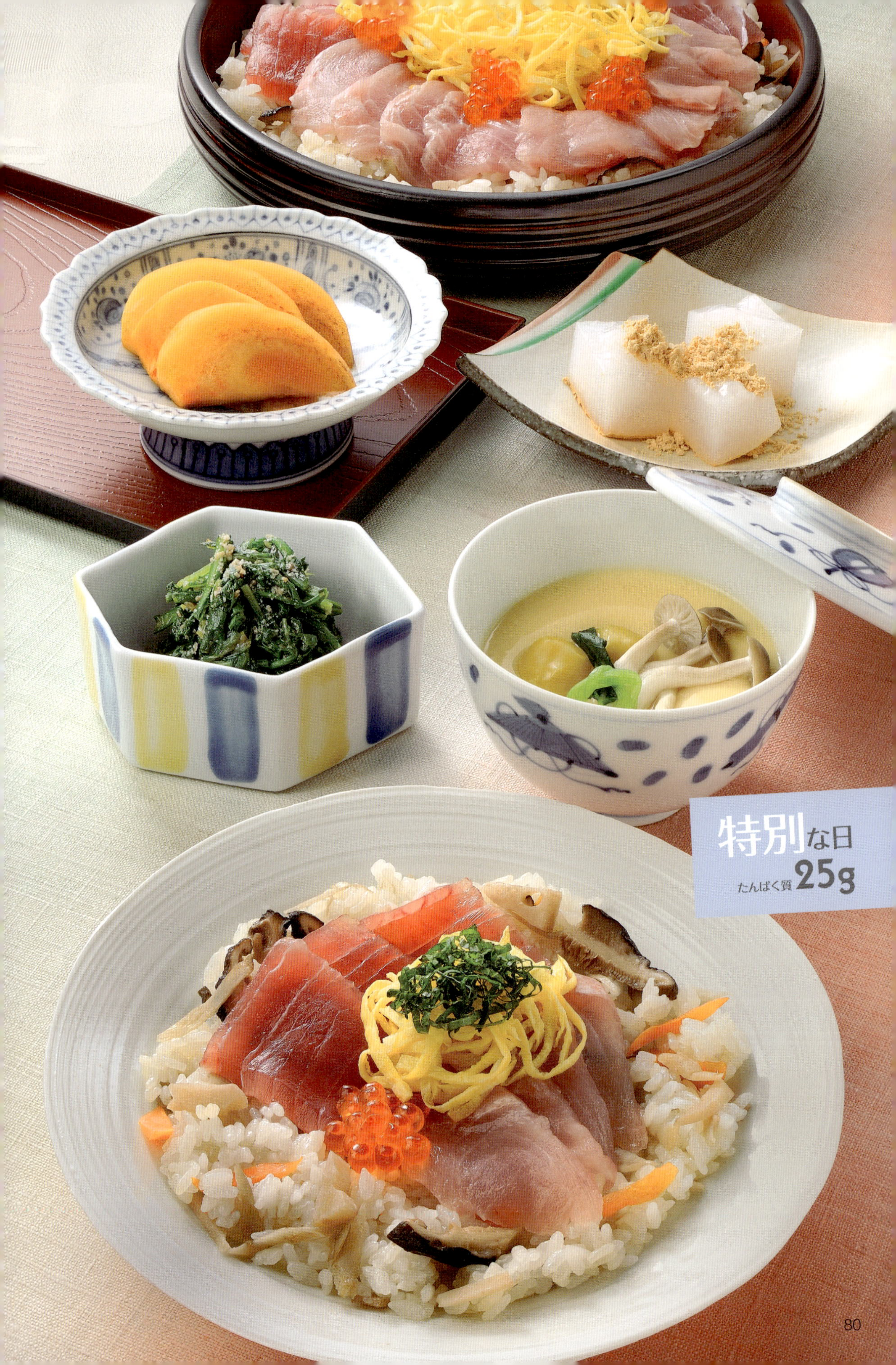

特別な日
たんぱく質 25g

Menu メニュー 1 魚介ちらしずしの特別献立

材料［1人分］

●魚介ちらしずし

ごはん（かためにに炊く）……150g

A
- 酢……10g（小さじ2）
- 砂糖……2g（小さじ⅔）
- 塩……0.6g（ミニ½）

キンメダイまたはマダイ（生食用・そぎ切り）……30g

マグロ脂身（トロ・そぎ切り）……30g

イクラ……3g

- ごぼう・れんこん……各10g
- にんじん……5g
- 干ししいたけ（もどす）……1g

B
- だし……10mℓ（小さじ2）
- うす口しょうゆ……2g（小さじ⅓）
- みりん……2g（小さじ⅓）
- 砂糖……少量

- 卵……25g（約½個）
- 油……1g（小さじ¼）

青じそのせん切り……1枚分

●茶碗蒸し

卵……25g（約½個）

A
- だし……75mℓ
- 塩……0.6g（ミニ½）
- しょうゆ……少量

ゆでぎんなん……2g

しめじ（小房に分ける）……3g

三つ葉（半分に折って結ぶ）……1本

●春菊のごまあえ

春菊……40g

A
- ❄食塩濃度5％減塩しょうゆ……5g（小さじ1弱）
- 砂糖……4g（小さじ1と⅓）
- すり白ごま……1g（約小さじ⅔）

●くずもち

A
- 本くず粉……15g
- 水……60mℓ
- ❄粉飴……13g（1袋）

きな粉……2g（小さじ1）

砂糖……4g（小さじ1と⅓）

＊くずもちは4～5倍量で作るほうが作りやすい。

●くだもの

柿……50g

■魚介ちらしずし

1 ごぼうとにんじんはささがき、れんこんは薄いいちょう切りにし、それぞれ水にさらし、水けをきる。しいたけは薄切りにする。

2 なべにBと**1**を入れ（煮汁が少なければ水を補う）、中火弱で汁けがすっかりなくなるまで煮る。

3 温かいごはんにAの合わせ酢をかけて混ぜ、**2**も加えて混ぜ合わせ、さます。

4 卵はときほぐし、油を熱した卵焼き器かフライパンで薄焼きにし、せん切りにする（錦糸卵）。

5 器に**3**のすし飯を盛り、タイ、マグロ、イクラと錦糸卵、青じそを彩りよく盛る。

■茶碗蒸し

1 卵はときほぐし、Aをよく混ぜた液を加えて泡立てないように静かに混ぜ、網でこす。

2 蒸し茶碗にぎんなんとしめじを入れて**1**の卵液を注ぐ。

3 なべ底にふきんを敷いて**2**を入れ、器の高さの半分まで熱湯を張る。ふたをして強めの火で5～6分、その後弱火で5～6分蒸す。竹串を刺して澄んだ液が上がればよい（蒸し器で蒸してもよいが、このような湯せん蒸しにすると手軽で、すが立ちにくい）。

4 三つ葉をのせて火を止め、余熱で火を通す。

■春菊のごまあえ

1 春菊は3cm長さに切ってから沸騰湯でゆで、水にとり、水けを絞る。

2 Aを混ぜた衣で**1**をあえる。

■くずもち

1 なべにAを入れて木じゃくしでよく混ぜ、火にかけながら、絶えずなべ底全体をかき混ぜる。もろもろと固まってきたらさらに練り、全体が完全に透明になったら火からおろし、あら熱をとる。

2 保存容器などにラップを敷いた中に**1**を入れて平らにならし、上にもラップをかけ、冷蔵庫で軽く冷やす（冷やしすぎに注意）。

3 一口大に切って器に盛り、きな粉と砂糖を混ぜ合わせてかける。

point

3種類の魚介をのせたおすしに茶碗蒸しやデザートもつけた、見た目にも華やかなごちそうは、家族のお祝いやおもてなしにもなります。どの料理も食べる人数分まとめて作り、食べる人の健康状態や好みに合わせて量や具を調整するとよいでしょう。

＊この献立はたんぱく質25gの特別献立なので、他の2食はたんぱく質5gと10gの献立パターンを利用しましょう。

献立1人分

エネルギー	**734**kcal
たんぱく質	**26.6**g
カリウム	**729**mg
食塩	**2.3**g

特別な日
たんぱく質 25g

Menu メニュー ② ミニビーフステーキの特別献立

材料［1人分］

●ミニビーフステーキ

牛ヒレ肉……40g
塩……0.3g（ミニ¼）
あらびきこしょう……少量
油……2g（小さじ½）
粒入りマスタード……1g
クレソン……1枝

●シュリンプサラダ

むきエビ……25g
サニーレタス……10g
リーフレタス……10g
さやえんどう……20g（約8枚）
❄ジャネフノンオイルドレッシング
フレンチクリーミー……10g（小さじ2）

●ラタトゥイユ

かぼちゃ・かぶ……各20g
ブロッコリー……20g
なす・ズッキーニ……各10g
ねぎ……5g
オリーブ油……2g（小さじ½）
にんにく（みじん切り）……少量
A ［ 酢（あればワインビネガー）……3g（小さじ½強）
　 顆粒コンソメ……1g（小さじ½強）
　 塩……0.3g（ミニ¼）
　 しょうゆ……1g（ミニ1弱）
　 こしょう……少量

●パスタのソテー

スパゲティ……乾40g
オリーブ油……4g（小さじ1）
赤とうがらし……少量
A ［ パセリ（みじん切り）……少量
　 ❄食塩濃度5％減塩しょうゆ……5g（小さじ1弱）
　 こしょう……少量
バジル……少量

●ガーリックトースト

フランスパン……20g
A ［ 無塩バター……2g（小さじ½）
　 にんにくのすりおろし……1g

●冷菓とフルーツの盛り合わせ

オレンジシャーベット（市販品）……30g
❄カップアガロリー（マスカット）……83g（1個）
いちご・メロン……各20g
ブルーベリー……10g
ミントの葉……少量

ミニビーフステーキ

1 牛肉はさいころ形に切り、塩とこしょうをまぶす。
2 フライパンに油を熱して1を並べて強火で焼き、こんがり焼けたら裏返し、好みの加減に焼く。
3 器に盛り、粒入りマスタードとクレソンを添える。

シュリンプサラダ

1 エビはゆでて湯をきる。
2 レタス2種は食べやすくちぎる。さやえんどうはゆでて水にとり、水けをきる。
3 器に2を盛ってエビをのせ、ドレッシングをかける。

ラタトゥイユ

1 野菜はどれも一口大に切り、なすは水にさらす。かぼちゃとブロッコリーはゆでて湯をきる。
2 フライパンにオリーブ油を熱してにんにくを香りよくいため、かぶ、ねぎ、ズッキーニ、なすを焼きつけるようにいためる。
3 2にかぼちゃとブロッコリーを加え、Aをかけ、ふたをして軽く蒸し煮にする。

point

ミニビーフステーキにサラダ、パスタ、カラフルなデザートなど、盛りだくさんでおしゃれな洋食献立です。ステーキ肉は40gとやや少なめですが、量を増やしたければ、パスタやパンを低たんぱくの製品に変えましょう。サラダのエビをやめてその分肉を増やす方法もあります。

＊この献立はたんぱく質25gの特別献立なので、他の2食はたんぱく質5gと10gの献立パターンを利用しましょう。

パスタのソテー

1 スパゲティはゆでて湯をきる。
2 フライパンにオリーブ油を熱して赤とうがらしを弱火でいため、1を加えていため合わせ、Aをかけて調味する。
3 器に盛り、バジルを飾る。

ガーリックトースト

フランスパンは薄切りにし、Aを混ぜたものを塗り、オーブントースターでカリッと焼く。

冷菓とフルーツの盛り合わせ

くだものは一口大に切り、シャーベット、特殊商品のゼリーとともに彩りよく盛り合わせミントを飾る。ゼリーは小さい器に入れるとまとまりがよく、食べやすい。

献立1人分	
エネルギー	675kcal
たんぱく質	23.2g
カリウム	879mg
食塩	2.1g

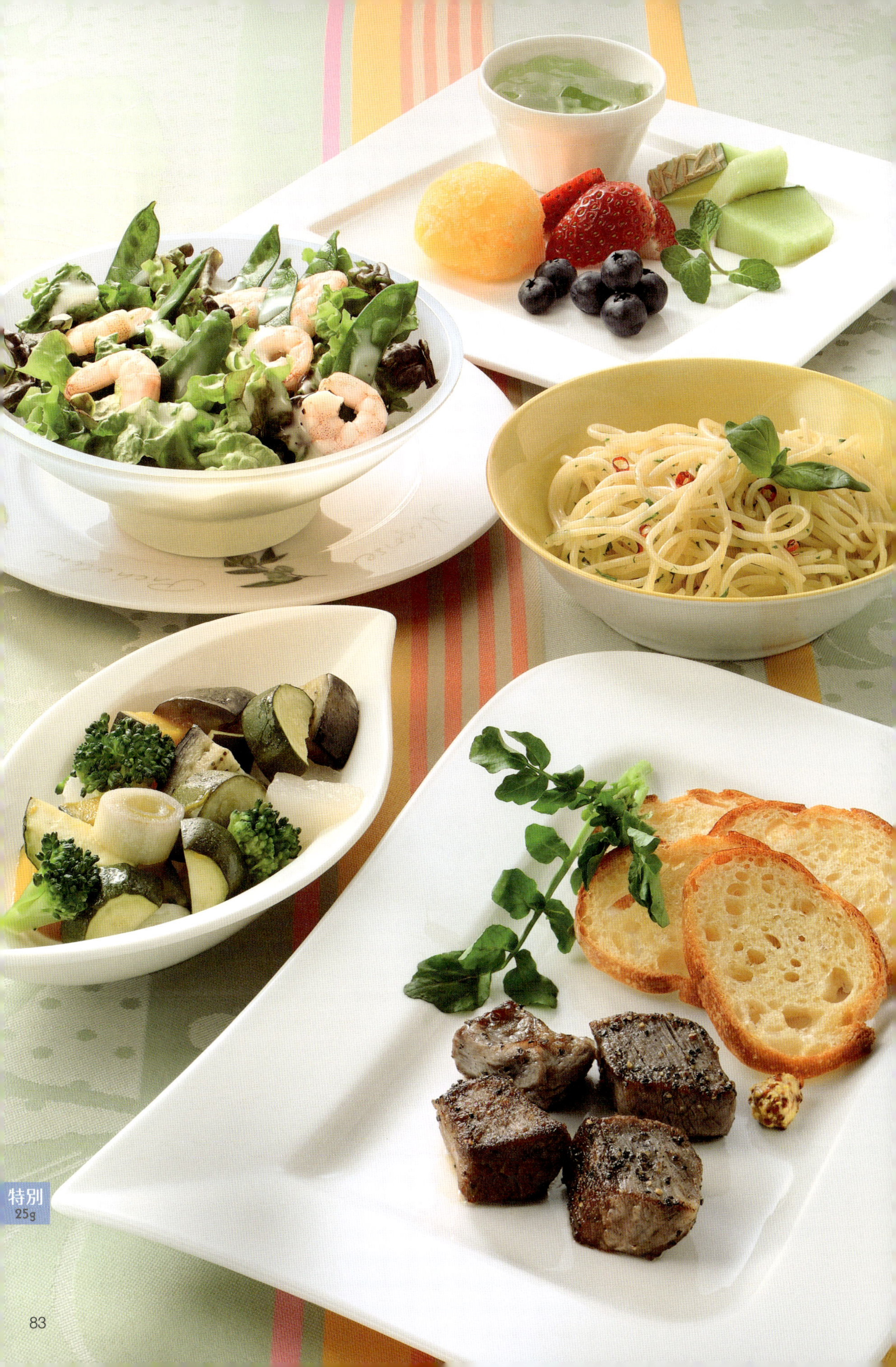

特別
25g

エネルギーアップのための1品料理

約100kcalの料理 & 約200kcalの料理

ここに紹介する料理は、たんぱく質・カリウム・食塩を低めにおさえた、エネルギー補給によい一品です。エネルギーが不足ぎみのとき、また、1日のエネルギー量を本書の献立（1800kcal）より多く必要とする場合などに、お役立てください。
なお、低たんぱくごはんなどの特殊食品は、なにより手軽で安心なエネルギー補給源です。135ページに製品例を紹介しています。

エネルギーアップに向く市販のお菓子

市販のお菓子にも、比較的低たんぱく・低カリウム・低塩でエネルギーアップに役立つものがあります。
一般的なものの栄養価を表に示しました。

（数値は摂取量あたり）

	摂取量 g	エネルギー kcal	たんぱく質 g	カリウム mg	食塩 g	目安
マシュマロ	10	33	0.2	0	0	2～3個
マロングラッセ	25	79	0.3	15	0	1個
ういろう	40	73	0.4	7	0	小1切れ
らくがん	20	78	0.5	4	0	直径1cmのもの8個
ソフトビスケット	10	52	0.6	11	0.1	1枚
ゆべし（くるみ入り）	25	82	0.6	16	0.2	小1切れ
八つ橋（乾）	20	79	0.7	10	0	4枚
ハードビスケット	10	43	0.8	14	0.1	1枚
練りようかん	25	74	0.9	6	0	厚さ1cm
くずまんじゅう	35	77	1.1	8	0	小1個
水ようかん	45	77	1.2	8	0	小1個
串団子（しょうゆ）	40	79	1.2	24	0.2	2～3玉
うぐいすもち	50	121	1.8	19	0.1	1個
桜もち（道明寺）	60	120	2.0	13	0.1	1個
ゼリー（オレンジ）	100	89	2.1	180	0	1個
今川焼き	60	133	2.6	35	0.1	小1個
もなか	60	171	2.9	22	0	1個

注）「日本食品標準成分表2015年版（七訂）」より。
※表の数値はあくまでも一つの参考です。できるだけ商品の栄養成分表示を確認してとりましょう。原材料に黒砂糖、抹茶、ナッツ類、チョコレート、コーヒー、果汁などを使用したものは、カリウムが多い場合があります。使用材料にも注意をしましょう。

なすのフライ

材料［1人分］

なす……40g
塩……0.3g（ミニ¼）
小麦粉・卵……各少量
パン粉……約大さじ2
揚げ油……適量

1 なすは2切れの輪切りにして水にさらし、水けをふいて塩をふる。
2 1に小麦粉、とき卵、パン粉の順で衣をつけ、中温の揚げ油でカラリと揚げる。

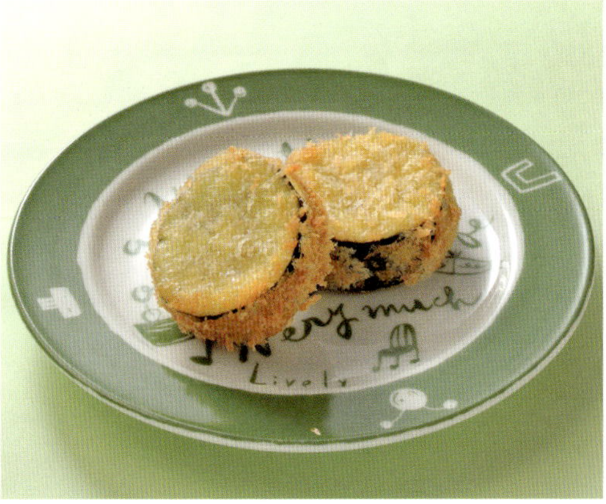

1人分	
エネルギー	99kcal
たんぱく質	1.9g
カリウム	104mg
食塩	0.4g

ポテトのマヨネーズ焼き

材料［1人分］

じゃが芋（皮をむく）……50g
A 塩……0.3g（ミニ¼）
A カレー粉……少量
A マヨネーズ……10g（大さじ1弱）
A パセリ（乾燥）……少量

1 じゃが芋は小さめの一口大に切ってやわらかくゆで、湯をきる。
2 1にAを加えてざっと混ぜ、耐熱皿にのせ、オーブントースターで軽く焦げ目がつくまで焼く。

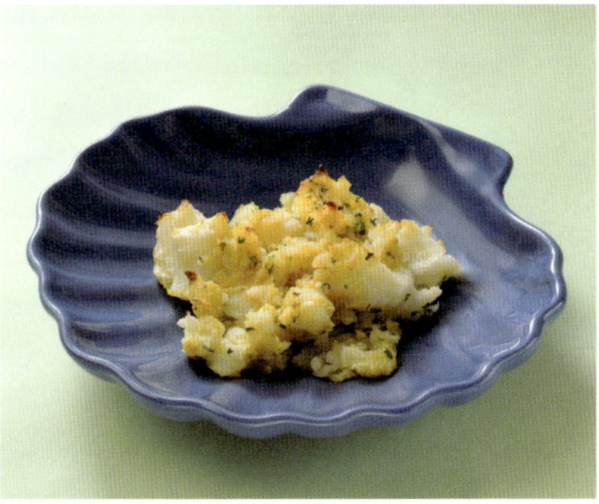

1人分	
エネルギー	107kcal
たんぱく質	1.0g
カリウム	174mg
食塩	0.5g

くずきりの黒みつかけ

材料［1人分］

くずきり……乾15g
A 砂糖……7g（小さじ2強）
A 黒砂糖……5g
A 水……30mℓ（大さじ2）

1 Aは小なべに入れて煮立てて砂糖と黒砂糖をとかし、さます。
2 くずきりは袋の表示通りにゆでて水にとり、水けをきって冷やす。器に盛り、1のみつをかける。

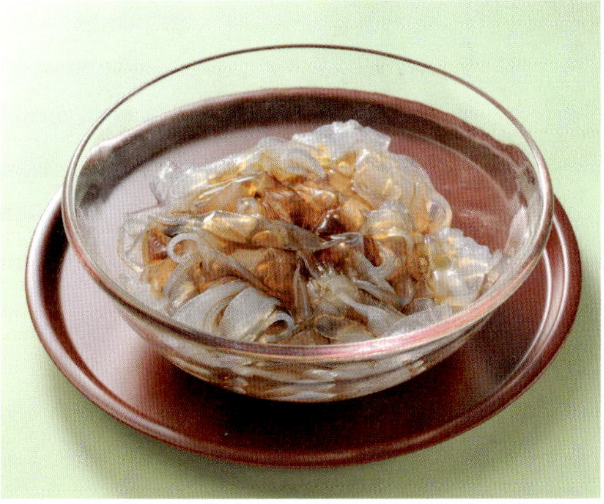

1人分	
エネルギー	98kcal
たんぱく質	0.1g
カリウム	55mg
食塩	0g

低たんぱくきな粉もち

材料［1人分］

❇げんた速水もち……16g（2枚）
❇グンプンきな粉……5g（½袋）
砂糖……5g（小さじ2弱）

げんた速水もちは袋の表示通りに水でもどし、器に盛る。グンプンきな粉と砂糖を混ぜ合わせたものをかける。

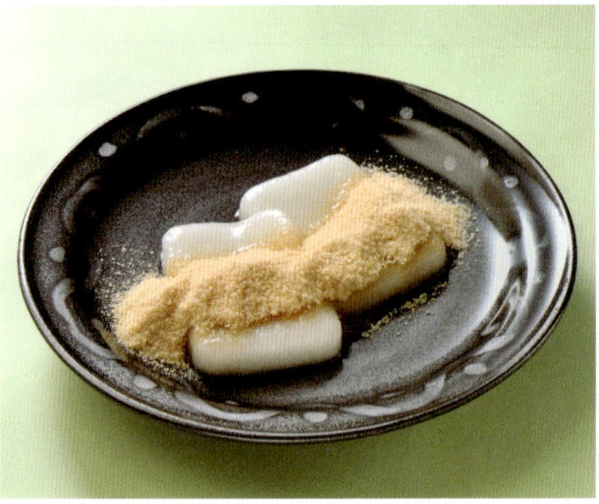

1人分	
エネルギー	94kcal
たんぱく質	0.3g
カリウム	16mg
食塩	0g

くずきりの酢の物

材料［1人分］

くずきり……乾10g
きゅうり……30g
にんじん……10g
A［酢……6g（小さじ1強）
　砂糖……3g（小さじ1）
　塩……0.5g（ミニ½弱）
　ごま油……5g（小さじ1と¼）］

1 くずきりは袋の表示通りにゆでて水にとり、水けをきる。きゅうりとにんじんは細い棒状に切る。
2 Aを合わせ、1をあえる。

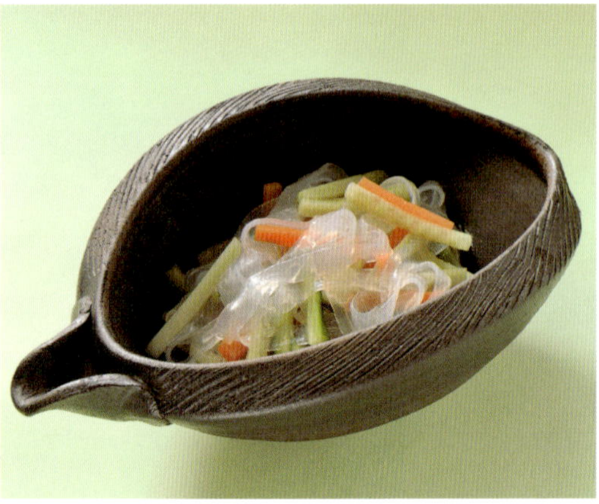

1人分	
エネルギー	104kcal
たんぱく質	0.4g
カリウム	88mg
食塩	0.5g

揚げはるさめの汁仕立て

材料［1人分］

はるさめ（5cmに切る）…乾10g　揚げ油…適量　オクラ…5g　A［だし…100mℓ（½カップ）　うす口しょうゆ…1.5g（小さじ¼）　塩…0.4g（ミニ⅓）］

1 はるさめは中温の揚げ油で白くふんわりふくらむまで揚げる。オクラはゆでて小口切りにする。
2 1を器に入れ、Aを合わせて煮立てた熱い汁をかける。揚げたはるさめは丼1杯ほどのかさがあるが、汁をかけるとシュッとしぼむ。

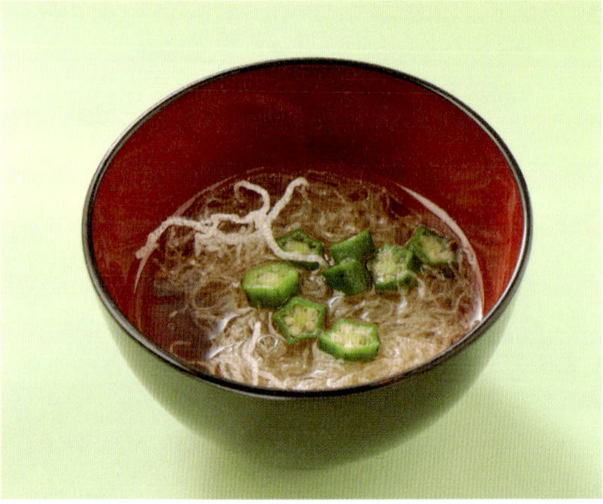

1人分	
エネルギー	106kcal
たんぱく質	0.7g
カリウム	46mg
食塩	0.7g

玉ねぎのかき揚げ

材料［1人分］

玉ねぎ（1cm幅に切る）……25g
三つ葉（3cmに切る）……5g
A ┌ 卵……6g
　│ 水……22mℓ（大さじ1と½）
　└ 小麦粉……15g（大さじ1と⅔）
揚げ油……適量

1 Aを合わせて衣を作り、玉ねぎと三つ葉を入れて混ぜる。
2 1を平たくまとめて中温の揚げ油に入れ、カラリと揚げる。

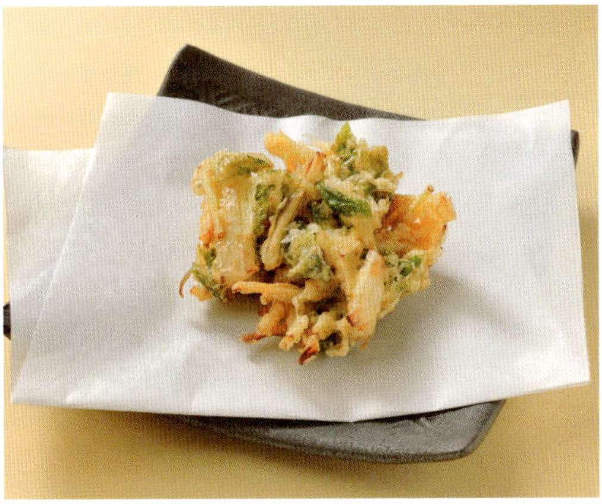

1人分

エネルギー	**171**kcal
たんぱく質	**2.2**g
カリウム	**88**mg
食塩	**0**g

抹茶ういろう

材料［1人分］

かたくり粉……30g
白玉粉……6g
水……100mℓ（½カップ）
❇粉飴……20g
抹茶（熱湯少量でとく）……1g（小さじ½）

なべに全材料を入れて木じゃくしでよくとき混ぜ、弱火にかけながらさらに混ぜる。もったりとして透き通ってきたら、水でぬらした容器に入れてさます。食べやすく切って器に盛る。

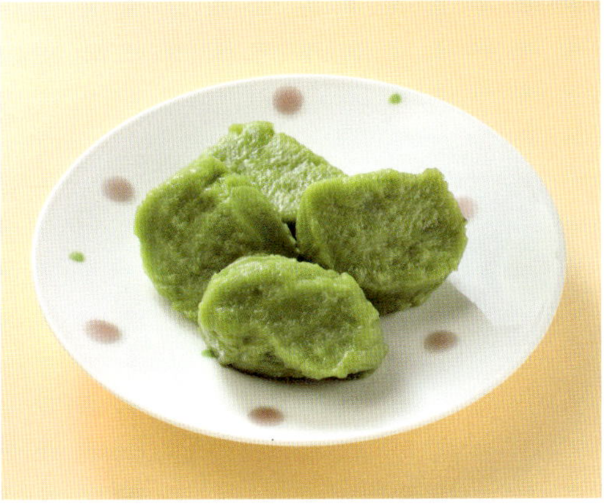

1人分

エネルギー	**201**kcal
たんぱく質	**0.7**g
カリウム	**38**mg
食塩	**0**g

低たんぱくマカロニのかりんとう

材料［1人分］

❇アプロテンたんぱく調整
　マカロニタイプ……乾30g
揚げ油……適量
A ┌ 砂糖……6g（小さじ2）
　└ シナモン粉末……適量

たんぱく調整マカロニタイプは乾燥品のまま中温の揚げ油でカラリと揚げ、油をきってAをまぶす。

※かたいのが苦手な人は、マカロニをゆでて、低たんぱくきな粉と砂糖をまぶしてもよい。

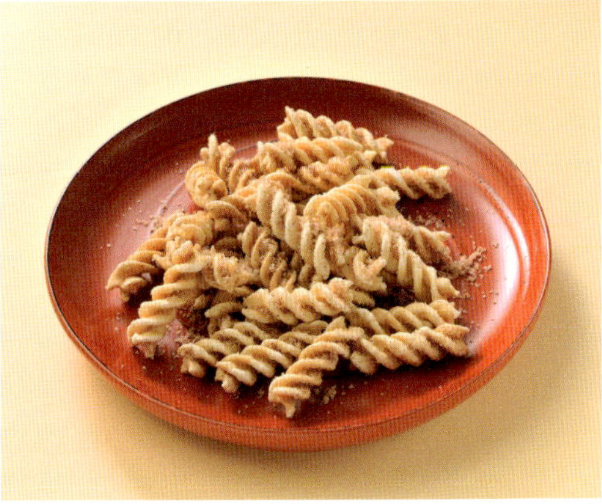

1人分

エネルギー	**189**kcal
たんぱく質	**0.1**g
カリウム	**11**mg
食塩	**0**g

タピオカ入りミルクティー

材料［1人分］

- タピオカ……乾20g
- 紅茶……150mℓ（3/4カップ）
- 生クリーム……15g（大さじ1）
- ❊粉飴……13g（1袋）

1 タピオカは袋の表示通りにゆでて水で冷やし、水けをきる。
2 紅茶に生クリームと粉飴を加えてとかし、**1**を加える。

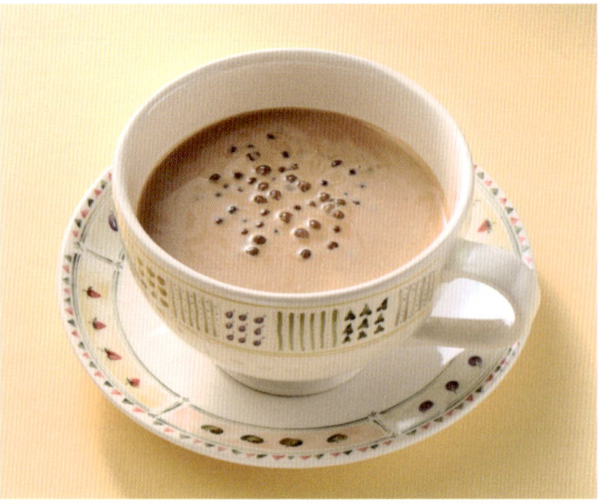

1人分

エネルギー	**182**kcal
たんぱく質	**1.2**g
カリウム	**26**mg
食塩	**0.1**g

低たんぱくスパゲティのガーリックソテー

材料［1人分］

- ❊アプロテンたんぱく調整
  スパゲティタイプ……乾30g
- 油……10g（小さじ2と1/2）
- にんにく（薄切り）……5g
- A［塩……0.4g（ミニ1/3）
  こしょう・パセリ……各少量

1 スパゲティは袋の表示通りにゆでて水で洗い、水けをきる。
2 フライパンに油を熱してにんにくをきつね色になるまでいため、**1**を加えていため、Aで調味する。

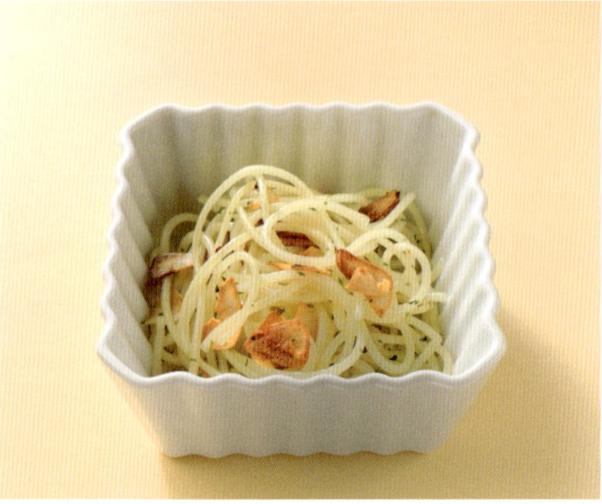

1人分

エネルギー	**206**kcal
たんぱく質	**0.4**g
カリウム	**32**mg
食塩	**0.4**g

外食のとり方アドバイス

仕事の都合で、おつき合いで、たまの息抜きに……、

外食をとる機会はだれしも多少ともあることでしょう。

ただ、ほとんどの外食はたんぱく質や食塩が多いので、

選び方や食べ方に工夫が必要です。

賢く外食とつき合うアドバイスを、お届けします。

現代の食生活事情は「外食」が日常生活の中にとけ込んでいます。外食抜きの食生活はむずかしいものです。普段の食事では、外食するなら1日1回程度とし、下記の手順を参考にして選ぶと、よいコントロールを保つことができるでしょう。

目標栄養量を決める	・外食の1食で、1日の栄養量のうちどれくらいをとるか目標を決めます。 ・仕事中の昼食など日常的な外食ではたんぱく質10～20gを、少しごちそうを楽しみたいときはたんぱく質25～30gを目標にします。
外食の栄養量を確認する	・外食は栄養成分のわかるものを選ぶように心がけます。 ・メニュー表に栄養成分表示のある店もあります。市販惣菜や弁当も栄養表示つきのものから選びましょう。また、外食の栄養価を載せたガイドブックなども参考になります。
たんぱく質が目標に合うように選ぶ	・目標とする栄養量の外食が見つからない場合は、たんぱく質が少なめのものを選びましょう。外食でとるたんぱく質を少なめにすると、その分、家庭の食事で主菜を多めにとれる楽しみがあります。 ・たんぱく質の多いものしかない場合には、魚介類・肉類・卵を残します。魚や肉は一口大の15gで、卵は半個で、それぞれたんぱく質約3g分に相当します。
食塩を減らす	・漬物・つくだ煮・梅干し・汁物を残します（定食は食塩の調整がしやすいのでおすすめです）。 ・料理にかけるしょうゆやソースは少量にするか、減塩の特殊食品の調味料を持参して利用するようにします。 ・めんのつけ汁などは極力残します（めん類はかけめんよりつけめんが減塩に適しています）。
カリウムを減らす	・カリウムの多い芋類、かぼちゃやブロッコリーなどの緑黄色野菜は量を減らします。雑穀やくだもの（ドライフルーツやジュースを含む）も控えめにしましょう。
エネルギーを調整する	・増やす場合には、低たんぱくの菓子類・無果汁のジュースやゼリーが最も簡単です。 ・減らす場合には、ごはんなどの主食を減らす、揚げ物の衣をはがすなどが簡単です。
外食の過不足をふり返る	・目標とした栄養量を外食ですべて満たすのは困難な場合があります。何が多くて何が不足しているかを考えます。
他の食事で過不足を調整する	・家庭の食事で過不足を調整します。

注 1）食塩が目標に対して不足している場合には無理に補わず、その分を家庭の料理にまわすようにします。

2）「カリウムを減らす」対策は、カリウム制限を必要とする人を対象としたものです。カリウムを減らすのがむずかしい場合や目標より摂取量が少なめに思われた場合には、家庭の食事の野菜や芋の量で調整をします。

ひとことアドバイス

外食はいくつかパターンを決めておくと、毎回この手順を考えずにすみます。そして、新たに食べたいものがあるときだけ考えるようにします。面倒に思われるかもしれませんが、何回か実践してみると自然に身についてきます。

外食のとり方対策　実践例

同じ料理名でも店により使用材料も分量も栄養価も異なります。
ここに紹介する外食は、あくまでも一つの例として参考にしてください。

参考：『毎日の食事のカロリーガイド』（女子栄養大学出版部）
撮影／相木博

たんぱく質20gを目安にする場合

１食の栄養目安量を「たんぱく質20g、エネルギー600kcal、カリウム700mg、食塩2g」として、それに近づけるための対策を記しました。

とろろそば

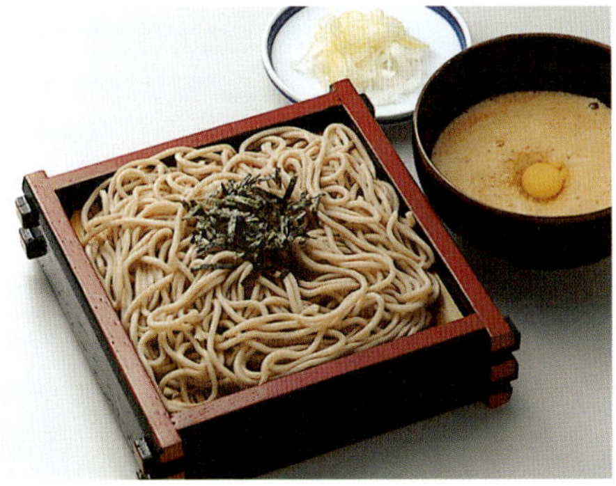

とろろ（山芋）のカリウムと、めんつゆの食塩に気をつけたいメニューです。つゆを残すと少し減塩になります。エネルギーとたんぱく質は低めですが、カリウムを考慮すると、たんぱく質源や野菜の料理はあまり追加できません。食後や間食に特殊食品のお菓子類や市販のヨーグルト（小1個）でエネルギーとたんぱく質を補充しましょう。

1食	
たんぱく質	13.4g
エネルギー	354kcal
カリウム	494mg
食塩	2.7g

スパゲティ和風ツナおろし

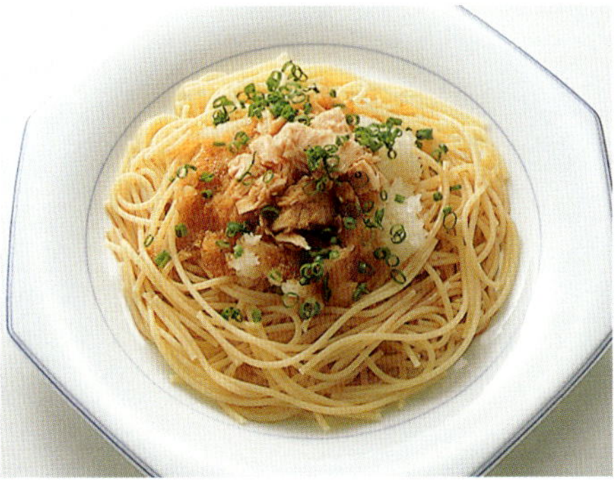

パスタメニューの中ではたんぱく質やカリウムは比較的少ないほうですが、食塩には注意が必要です。カリウムが少ないのでサラダをプラスしてもよいですが、ドレッシングの食塩には注意しましょう。あるいは、家での食事で野菜をとるようにします。エネルギーはちょうどよいくらいです。

1食	
たんぱく質	19.1g
エネルギー	680kcal
カリウム	239mg
食塩	4.5g

ハヤシライス

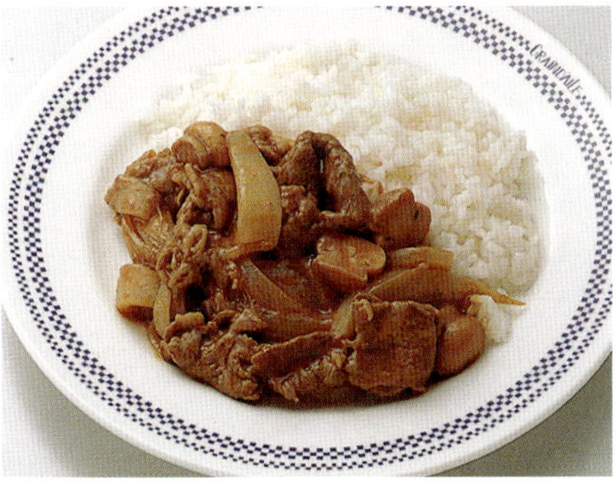

たんぱく質もカリウムも目標量の範囲内ですが、食塩が少し多めです。ルーを一部残すことで調節しましょう。また、カリウムに少しゆとりがあるのでミニサラダを添えてもかまいません。エネルギーは確保できるメニューです。

1食	
たんぱく質	19.3g
エネルギー	728kcal
カリウム	456mg
食塩	2.8g

エビフライ定食

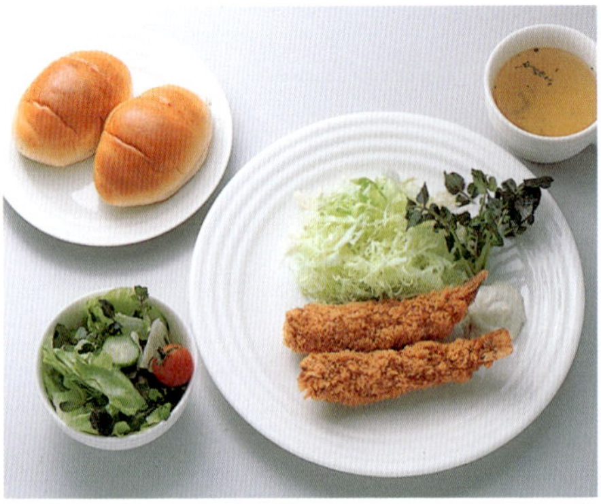

この写真くらいの量なら、たんぱく質もカリウムもほぼ目標量の範囲内です。スープを残して食塩の調節をします（写真のスープは1杯で食塩約1g）。フライは、ウスターソースをかけると小さじ1で食塩0.5gが加わりますが、マヨネーズなら大さじ1で0.3gと「節塩」できるので、野菜もともにマヨネーズでいただきましょう。エネルギーの不足は間食に特殊食品のお菓子などで補充します。

1食	
たんぱく質	**21.3**g
エネルギー	**550**kcal
カリウム	**505**mg
食塩	**2.8**g

（ソースは別）

マーボー豆腐定食

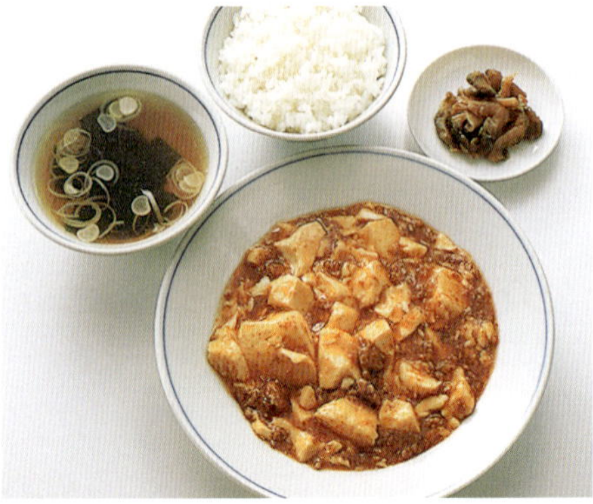

たんぱく質とエネルギーは目標よりやや多いもののおおむね適量ですが、食塩が6g以上もあり、いかに減らすかがポイントです。この例では漬物（ザーサイ）とスープをやめると約3g減塩できます。さらに、マーボー豆腐は、辛味調味料の豆板醤も高塩分のため1皿の食塩は3gを超すので、3〜4割残します。それによってたんぱく質、エネルギーの超過分も減らすことができます。

1食	
たんぱく質	**23.6**g
エネルギー	**690**kcal
カリウム	**645**mg
食塩	**6.3**g

八宝菜定食

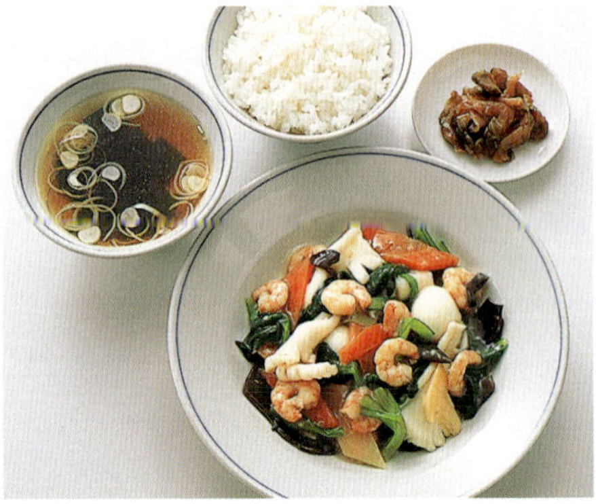

八宝菜は、たんぱく源としてエビ、イカ、うずら卵などが使われていますが、野菜とミックスした料理なので、たんぱく質の量は20gを目安とした場合におおむね適量で、栄養バランスもよい一菜です。ただ、食塩が多いので、漬物とスープは残しましょう。この例の場合は全部残すと約3g減塩できます。野菜の多い料理は店によってカリウム量にかなり差があります。

1食	
たんぱく質	**21.8**g
エネルギー	**661**kcal
カリウム	**577**mg
食塩	**5.3**g

たんぱく質30gを目安にする場合

1食の栄養目安量を「たんぱく質30g、エネルギー800kcal、カリウム1150mg、食塩3g」にして、それに近づけるための対策を記しました。

鶏の照り焼き定食

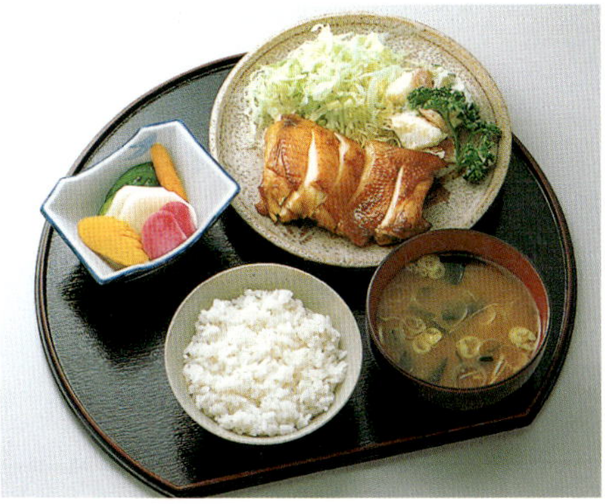

主菜の肉の量がこの写真程度であれば、たんぱく質もエネルギーもカリウムもほぼ適量です。ただ、食塩が多いのが問題。漬物とみそ汁を控えて調節します。特に漬物はカリウムも多いので注意しましょう。この写真のみそ汁と漬物は各2g前後の食塩を含むので、全部残せば約4gの減塩になります。エネルギーの不足分は、食後に特殊食品のお菓子などで補充します。

1食	
たんぱく質	**37.3**g
エネルギー	**748**kcal
カリウム	**1188**mg
食塩	**6.1**g

サケのムニエル定食

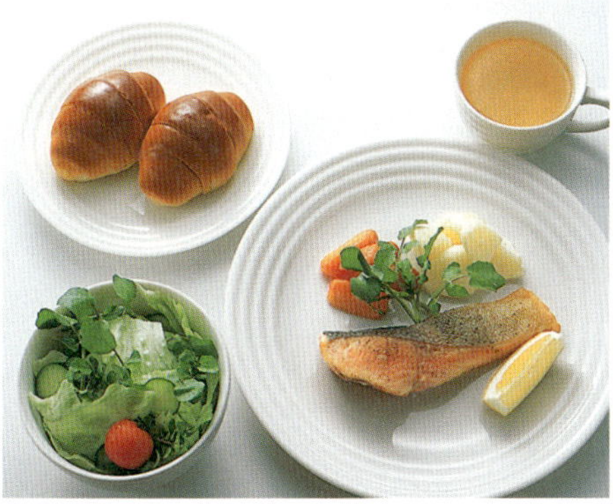

たんぱく質とカリウムは目標量に合っていますが、エネルギーは不足ぎみで、食塩がやや多めです。この例ではスープを半分残すと約0.5g減塩できます。サラダの味つけはドレッシングよりマヨネーズのほうが食塩が少なく、エネルギーも多少多くとれます（大さじ1あたり101kcal）。パンをごはんに変えるのも減塩兼エネルギーアップ対策の一つです（ハンバーグステーキ定食参照）。

1食	
たんぱく質	**31.0**g
エネルギー	**544**kcal
カリウム	**912**mg
食塩	**3.3**g

（ドレッシング、バターは別）

ハンバーグステーキ定食

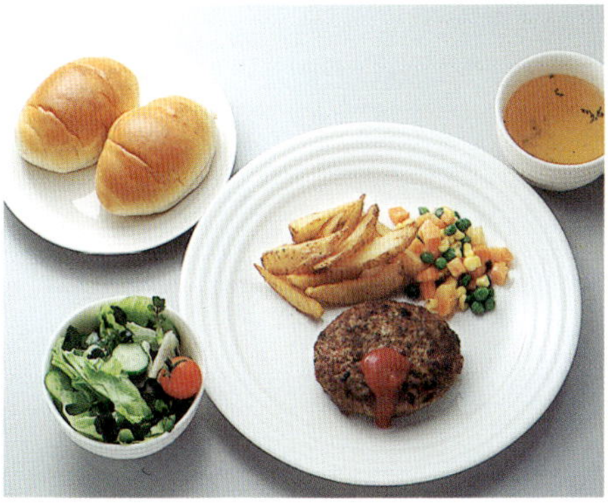

食塩のほかは、ほぼ問題のないメニューです。食塩対策としては、サケのムニエル定食のアドバイスのようにスープを残すほかに、主食を変える手もあります。写真のロールパンをごはん1皿（約180g）にかえると、0.7g減塩になり、エネルギーは100kcal強プラスになります。サラダのドレッシングは大さじ1で約0.5gの食塩を含むので、かける量を少なめにするか、マヨネーズにします。

1食	
たんぱく質	**36.9**g
エネルギー	**895**kcal
カリウム	**1041**mg
食塩	**3.7**g

（ドレッシング、バターは別）

たんぱく質30gを目安にする場合

刺し身定食

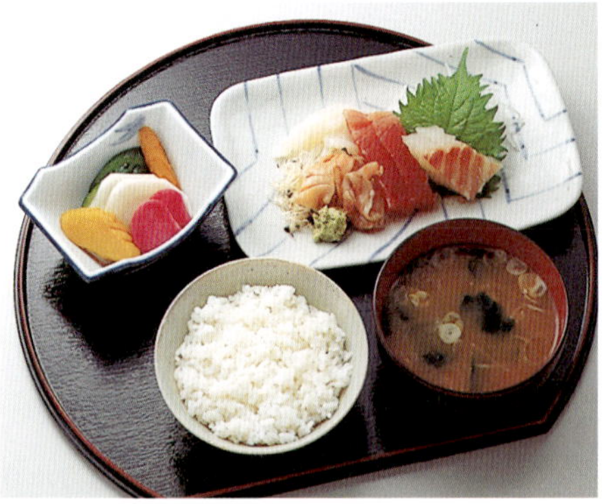

減塩対策として汁物か漬物のどちらかを残すか、どちらも半分ずつ残すかしましょう。それによりこの例では約2g減塩できます。さらに、つけじょうゆの量に注意します。使用量によっては、汁物と漬物を両方残したほうがよいかもしれません。持ち歩きに便利なミニパックの減塩しょうゆ（特殊食品）を持参している人もいます。エネルギーが不足ぎみなので、間食などで補充します。

1食	
たんぱく質	29.6g
エネルギー	517kcal
カリウム	923mg
食塩	4.4g

（しょうゆは別）

アジの塩焼き定食

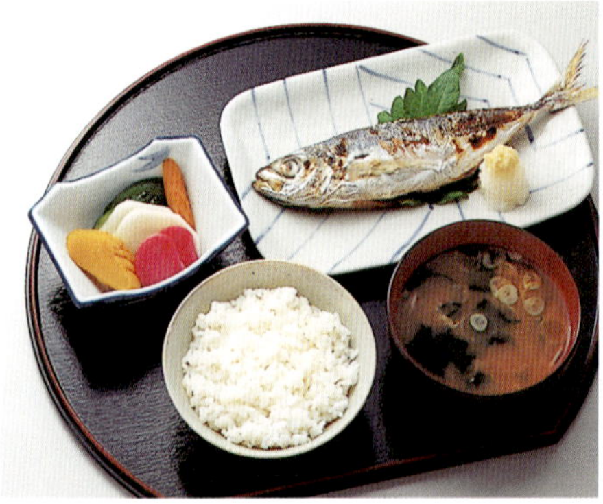

このメニューも、刺し身定食と同様に食塩が多く、また、油の使用量が少ないためにエネルギーが低めです。焼き魚は塩味がついているので、しょうゆはかけないかごく少量にし、あとは汁物を残すか、汁物半分と漬物を残すことで減塩をします。

1食	
たんぱく質	28.3g
エネルギー	519kcal
カリウム	917mg
食塩	5.1g

（しょうゆは別）

うな重定食

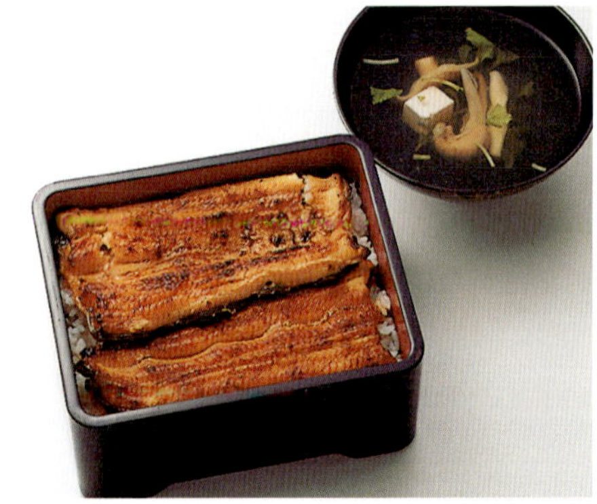

たんぱく質はちょうど目標量ですが、食塩がやや多めです。汁物の食塩は1g強なので、具は食べて汁を残すと減塩できます。漬物がついている場合は、それもやめておきます。

1食	
たんぱく質	30.0g
エネルギー	754kcal
カリウム	434mg
食塩	3.6g

この1品、量と栄養価はどれくらい？

●あくまでも一例として参考にしてください。

参考：『エネルギー早わかり』（女子栄養大学出版部）

撮影／堀口隆志

煮魚定食

みそ汁（汁180g、豆腐などの具50g）
たんぱく質3.3g　42kcal
カリウム186mg　食塩2.1g

ぬか漬け盛り合わせ20g
たんぱく質0.3g　7kcal
カリウム97mg　食塩0.6g

ごはん180g
たんぱく質4.5g
302kcal　カリウム52mg
食塩0g

ほうれん草のごまあえ40g
たんぱく質1.2g　13kcal
カリウム289mg　食塩0.3g

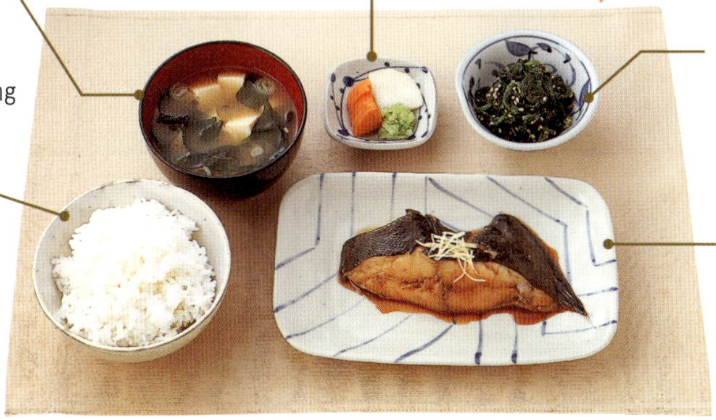

煮魚（カレイ）140g
たんぱく質28.5g
179kcal　カリウム567mg
食塩2.4g

1食

たんぱく質	37.8g
エネルギー	543kcal
カリウム	1191mg
食塩	5.4g

ミックスフライセット

添え野菜（キャベツ15g、きゅうり25g、トマト50g）
たんぱく質0.9g　17kcal
カリウム185mg　食塩0g

コンソメスープ160g
たんぱく質0.4g　13kcal
カリウム35mg　食塩1.0g

添え野菜（ホワイトアスパラガス45g）
たんぱく質1.1g　10kcal
カリウム77mg　食塩0.4g

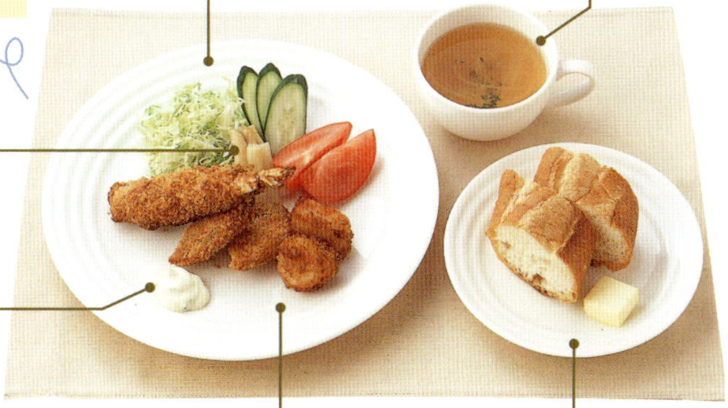

タルタルソース20g
78kcal　食塩0.2g
＊たんぱく質とカリウムはいずれも少量で、フライの数値に含めてある。

フライ140g（エビ40g、白身魚50g、ホタテ50g）
たんぱく質25.7g　365kcal
カリウム464mg　食塩0.6g
＊たんぱく質とカリウムは、タルタルソースを含めた数値。

フランスパン60g
たんぱく質5.6g　167kcal
カリウム66mg　食塩0.9g

バター10g
たんぱく質0.1g　75kcal
カリウム3mg　食塩0.2g

1食

たんぱく質	33.8g
エネルギー	725kcal
カリウム	830mg
食塩	3.3g

外食メニュー単品ガイド

参考：『毎日の食事のカロリーガイド』『家庭のおかずのカロリーガイド』（女子栄養大学出版部）
撮影／相木博・堀口隆志

揚げ出し豆腐（もめん豆腐140g）
たんぱく質**7.5**g
193kcal
カリウム278mg
食塩1.0g

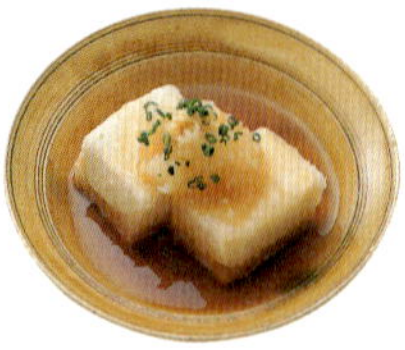

カナッペ（チーズ24g）
たんぱく質**6.5**g
125kcal
カリウム48mg
食塩1.0g

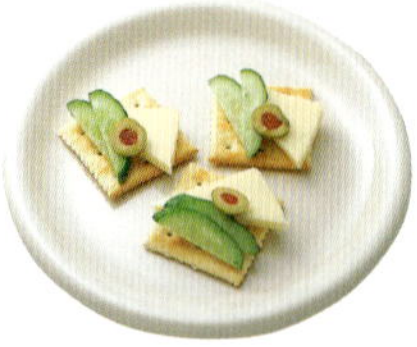

シラスおろし
（大根90g、シラス干し10g、しそ1枚、しょうゆ小さじ½）
たんぱく質**4.6**g
39kcal
カリウム271mg
食塩1.5g

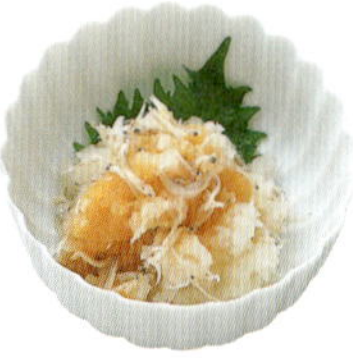

しめさば（サバ80g、つけじょうゆ小さじ⅔）
たんぱく質**15.7**g
196kcal
カリウム326mg
食塩0.8g

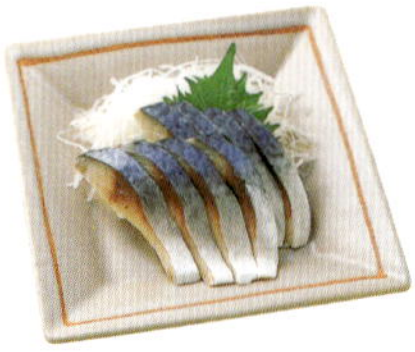

ポテトサラダ（じゃが芋110g）
たんぱく質**2.3**g
195kcal
カリウム521mg
食塩0.6g

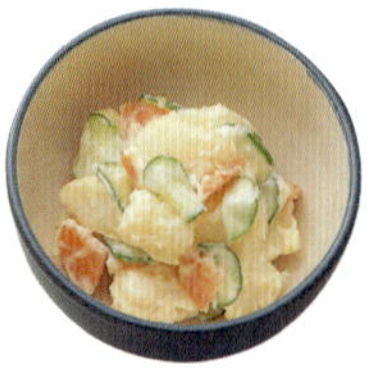

イカリング揚げ（イカ90g）
たんぱく質**18.6**g
264kcal
カリウム319mg
食塩1.0g

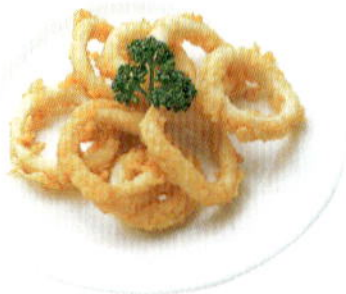

ミニサラダ（生野菜計150g、コーン50g、
フレンチドレッシング14g）
たんぱく質**1.9**g
115kcal
カリウム277mg
食塩0.8g

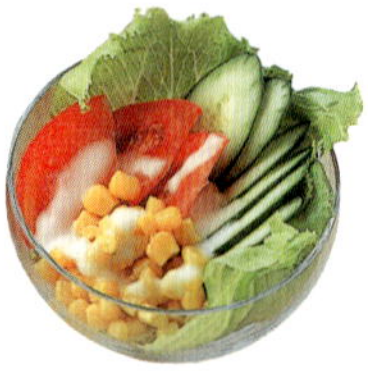

鶏レバー焼きとり（鶏レバー・たれ70g）
たんぱく質**13.6**g
93kcal
カリウム251mg
食塩0.9g

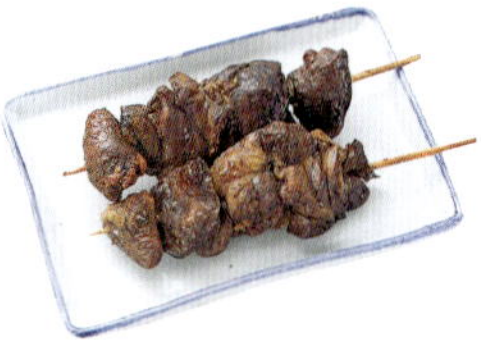

コーンスープ（100g）
たんぱく質**2.0**g
86kcal
カリウム120mg
食塩0.7g

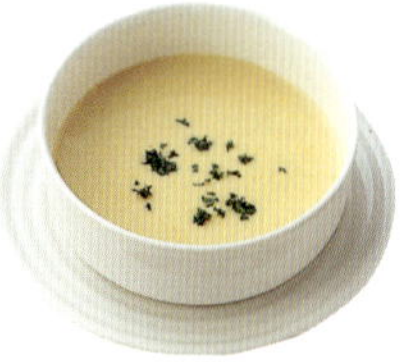

納豆（納豆40g、しょうゆ小さじ1）
たんぱく質**7.3**g
92kcal
カリウム307mg
食塩1.0g

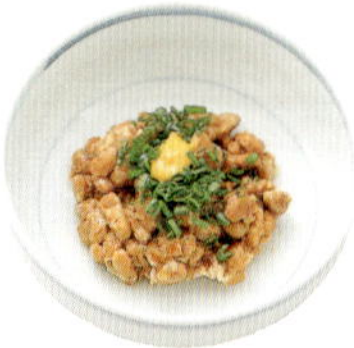

腎臓専門医と管理栄養士による

慢性腎不全の治療と食事アドバイス

慢性腎不全とはなにか、検査値はなにを意味しているのか、

食事療法はなぜ必要なのか、

どんな食事のとり方をすればよいか、

などについてご紹介します。

ご自身の腎機能を守るために、

きちんと学んで実践につなげましょう。

慢性腎不全の食事療法と自己管理

田部井 薫

私どもは、2007年に『腎臓病たんぱく質30ｇの献立集』という本を出版しました。たいへん好評を得て、うれしく思っています。しかし、その後の私どもの研究では、1日のたんぱく質を30ｇまで制限しなくても腎機能の悪化を防げる患者さんも大勢いることがわかりました。これは、腎機能の程度があまり悪くない段階の人です。また、たんぱく質の制限は、後述するように、1日に標準体重1kgあたり0.6〜0.8ｇですので、男性で体格のよい人では、厳しいたんぱく質制限であっても1日のたんぱく質摂取量は40ｇでもよい場合もあります。ご自分の腎機能の程度と体格を考慮して、うまくこの本をご活用ください。

腎臓の働き

慢性腎不全という病気を説明する前に、まず腎臓の機能について簡単にお話ししておきましょう。

腎臓の機能は、①水・電解質の恒常性維持、②老廃物の排泄、③内分泌器官としての働きの3つに大別されます。

1 水・電解質の恒常性維持

私たち人間は「水でできている」といわれますが、確かに体重の60％が水分です。この水分の量は、常に一定に保たれなければなりません。通常は、食事や飲水、飲酒などで気ままに水分をとっても、腎臓が常に一定に保ってくれているので、むくむこともなく、脱水症になることもありません。しかし、水の量が体重の3％以上変化すると、病気になります。水が体重の3％以上多くなれば、むくみ、心不全、水中毒（水分の過剰摂取によって低ナトリウム血症を起こす中毒症状）になります。逆に、3％以上欠乏すれば、脱水症や熱中症になります。

一方、ミネラルの代表格である食塩（ナトリウム）は、血液の中に存在し、その濃度は食塩換算で8.2ｇ／ℓ（0.82％濃度）です。水が一定に保たれるように、血液中の塩分濃度も常に一定に保たれなければ、心臓をはじめ体の機能は正常に働くことができません。

腎臓は、食事などで水や食塩をとると、そのことを感知して尿に余分な水や食塩を排泄して体内の水・食塩の量を調節します。また、水不足による脱水時には「のどが渇いた」と飲水行動を刺激し、さらに尿量を減少させて脱水を防ごうとします。

ミネラルにはナトリウムのほかにカリウム、カルシウム、リン、マグネシウムなどたくさんの種類がありますが、これらも腎臓が排泄量を調節してくれることで血液中の濃度が一定に保たれています。しかし、腎臓の機能が低下するとこれらの調節がうまくいかなくなり、カリウムの蓄積（高カリウム血症）、リンの蓄積（高リン血症）が起こり、さまざまな障害の原因になります。一方、カルシウムは腸管からの吸収が悪くなり、欠乏してきます（低カルシウム血症）。

2 老廃物の排泄

私たちが摂取するのは、水・ミネラル以外にも、炭水化物、脂肪、たんぱく質などがあります。炭水化物は、でんぷん、砂糖、果糖などで、エネルギーのもとです。炭水化物や脂肪は、体内で燃焼するとエネルギーを発生し、その後二酸化炭素と水になります。発生した二酸化炭素は呼気から出ていきます。一方の水（代謝水）は1日300mℓ程度で、尿、汗などに出ていきます。

たんぱく質はアミノ酸で構成されています。体内で不要になったたんぱく質は、たんぱく代謝経路を経てアミノ酸などに分解され、最終的には「尿素窒素」などのたんぱく代謝産物になります。この尿素窒素はトラックなどの排気ガスに含まれる猛毒の窒素酸化物（NO_x）の仲間です。腎臓は、このたんぱく代謝産物を排泄するのが重要な仕事です。

腎臓の機能が著しく低下して、尿に出なければいけない毒素が体内に蓄積してしまう状態を「尿毒症」といいますが、この毒素の本体はほとんどがたんぱく代謝産物です。したがって、腎機能が低下した状態でたんぱく質を過剰に摂取すると、尿毒症が悪化することになります。

3 内分泌器官としての働き

［血圧管理］

腎臓では、レニン—アンギオテンシン—アルドステロン系（RAA系）というホルモン調節機構を介して血圧を調節しています。これは、腎臓が大量の血液を必要としているため、血圧が低下して腎臓に来る血液の量が減少するのを防ぐためです。

しかし、腎炎などで腎臓が傷害され、血流が低下すると、RAA系が亢進して高血圧が発生します。「腎性高血圧」と呼ばれるもので、通常の本態性高血圧と比べて極度に血圧が上昇し、降圧薬に対する反応も悪く、重症高血圧に分類されます。多くの症例で3〜6種類の降圧薬が必要になります。

［造血］

腎臓は酸素を大量に必要とする臓器で、脳と同程度の酸素を消費します。酸素を運ぶ赤血球が減少する貧血になると、腎臓の機能が保てないため、腎臓から造血刺激作用を持つ「エリスロポイエチン」というホルモンを分泌しています。

ところが、腎炎などで腎臓が傷害されるとエリスロポイエチン産生能力が低下して、貧血となります。これを「腎性貧血」と呼びます。1990年に「遺伝子組み換えエリスロポイエチン」という注射製剤が発売されるまでは、悪性貧血あるいは難治性貧血と呼ばれ、鉄剤やビタミン剤には反応せず、腎不全患者は大量の輸血を必要としていました。しかし現在は、この注射製剤があるため、貧血で苦しむ人は少なくなりました。

【骨の形成】

骨を作るのにはビタミンDが重要であることは、皆さんもご存知でしょう。しかし、口から入ったビタミンDは天然型で、これが肝臓で代謝された後に腎臓でさらに代謝されて「活性型ビタミンD_3」という形にならないと、ビタミンDとしての働きをしないのです。腎臓が傷害されると、ビタミンDは血中に存在しても活性型になれず、カルシウムが吸入されないため、「くる病」と同様に骨が弱くなります。これを「腎性骨異栄養症」といいます。現在は、「活性型ビタミンD_3」という薬があるために、早期から治療を行うことができます。

慢性腎不全と食事療法

1 食事療法はなぜ必要か

腎臓の機能が徐々に低下して、正常時の約30%以下に落ちた状態を慢性腎不全といいます。慢性腎不全になる原因は、糖尿病に起因する糖尿病性腎症、慢性糸球体腎炎をはじめ、高血圧や動脈硬化による腎硬化症なども増えています。

腎臓の機能低下が進むと、先にもお話ししたようにたんぱく代謝産物である尿素窒素などの毒素が体にたまり、尿毒症を起こします。その症状は表①に示したようなものがあります。こうなると透析療法を検討しなくてはなりません。そうならないようにするには、薬とともに食事療法によって、早いうちから腎機能を悪化させる要素を遮断することが必要なのです。食事療法は、非常に大切で効果のある治療法です。

2 食事療法の効果

私の患者さんでも、「たんぱく質40g」の食事療法で腎機能の低下を防止できているケースが多くあります。

図①(症例1)の患者さんは68歳の男性です。糖尿病性腎症による慢性腎不全で、急激に腎機能が悪化したために当院に紹介受診となりました。降圧薬の変更と食事療法を行なったところ、腎機能悪化速度は1年間に29mℓ/分だったのが2.9mℓ/分までに改善しました。食事療法の内容は、蓄尿から計算すると、1日の実際のたんぱく質摂取量は39g(体重72kg・体重1kgあたり0.54g)、食塩は5.5gでした。体格のよい人では、たんぱく質制限を厳しくしても1日40g程度の摂取量となります。

図②(症例2)は75歳の男性です。高血圧による腎硬化症で、腎機能の悪化が速いため、当院を紹介受診となりました。降圧薬の変更と食事療法によって、腎機能悪化速度は1年間に21mℓ/分から0.3mℓ/分に改善しました。蓄尿から推定した1日の実際のたんぱく質摂取量は55

g（体重75.9kg・体重1kgあたり0.72g）、食塩8.0gでした。この患者さんは、食事療法を開始した時期の腎機能がまだ40㎖／分ほどあり、予備力があったために、軽度の食事療法でも充分な効果が出たものと考えています。

つまり、腎臓の予備力がある場合には、それほど厳しいたんぱく質制限を行なわなくても、腎機能の悪化を阻止できる可能性が高いということです。

しかし、腎機能が低下していても、さらに厳しい食事療法を行なえば腎機能が安定する、という場合もあります。図③（症例3）は、68歳の男性で慢性糸球体腎炎による慢性腎不全です。透析導入を目的に紹介されましたが、それまでに充分な食事療法を受けておらず、本人もがんばりたいということでしたので、厳しい

表① 尿毒症の症状

●腎機能の低下に伴い出てくる症状

1	早期	高血圧、多尿、夜間尿（就寝後2回以上のトイレ）
2	中期	腎性貧血、電解質異常（高カリウム血症、低カルシウム血症、代謝性アシドーシス）、下腿浮腫
3	末期	消化器症状（悪心、嘔吐、食思不振、下痢など）

●尿毒症状態

1	体液貯留	全身性浮腫、高度の低たんぱく血症、肺水腫
2	電解質異常	低ナトリウム血症、高カリウム血症、低カルシウム血症、高リン血症、代謝性アシドーシス
3	消化器症状	悪心、嘔吐、食思不振、下痢、消化管出血
4	循環器症状	高カリウム血症による心停止、重篤な高血圧、心不全、心包炎、不整脈、完全房室ブロック
5	神経症状	手指のしびれ・知覚低下、足底のむずむず感、低カルシウム血症による筋痙攣やテタニー、記銘力低下、集中力低下、うつ病や統合失調症などの精神症状、全身痙攣、尿毒症性昏睡
6	血液異常	高度の貧血症状、出血傾向、白血球減少症、免疫力の低下
7	視力障害	尿毒症性網膜症、尿毒症性脳症による色覚異常・視野異常
8	皮膚症状	皮下出血、皮膚掻痒症、爪の変形、指先の壊死

図① 食事療法の成果（症例 1）

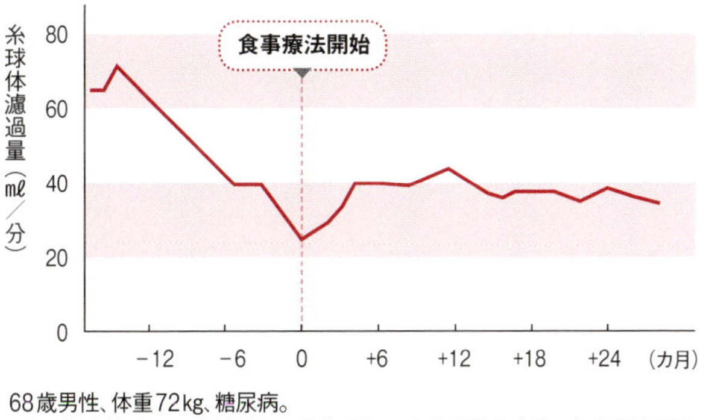

68歳男性、体重72kg、糖尿病。
1日の摂取量がたんぱく質39g、食塩5.5gの食事療法を実践。食事療法開始前の腎機能悪化速度は1年間に29㎖／分だったが、開始後は2.9㎖／分に改善。

食事療法を開始しました。すると、腎機能悪化速度は1年間に5.0㎖/分だったのが0.33㎖/分に改善し、本来透析に導入してもおかしくないような血液検査値だったのですが、食事療法により尿素窒素値が低下してその後も尿毒症症状を起こすことなく、約7年間食事療法を継続しています。このような患者さんでは、食事療法は厳しく、蓄尿から推定した実際のたんぱく質摂取量は1日33g（体重66kg・体重1kgあたり0.5g）、食塩4.9gです。

図② 食事療法の成果（症例 2）

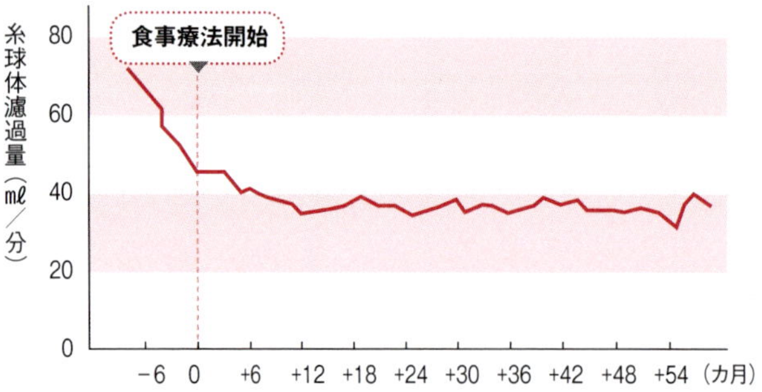

75歳男性、体重75.9kg、腎硬化症。
1年間に21㎖/分だった腎機能悪化速度が、食事療法開始後は0.3㎖/分に改善。1日の摂取量がたんぱく質55g、食塩8.0gで効果が見られたのは、食事療法開始時の腎機能に予備力があったためと思われる。

3 食事療法のポイント

【たんぱく質の制限】

食事療法の中でも重要なのはたんぱく質の制限です。たんぱく質制限を行なうということは、体内に発生する毒素のもとを減少させることになり、腎臓への負担を軽減して守ることにつながります。実際に、透析導入をしなければならないほどに腎機能が低下した人でも、たんぱく質制限を行なっていると、尿毒症の症状が出にくくなります。

【エネルギーの確保】

たんぱく質制限のほかに、充分なエネルギー摂取も大事なポイントとなります。エネルギーが不足すると、体が血液などのたんぱく質をエネルギーに換えようとする「たんぱく異化亢進状態」を起こし、むくみ、貧血、体重減少、筋力低下などの症状を招き、腎機能も悪化させてしまいます。

【食塩の制限】

腎不全になると食塩の排泄がうまくいかなくなり、食塩をとりすぎるとむくみや高血圧の原因となり、腎機能を悪化させます。

このような食事療法の重要性は次ページの検査値の読み方でも触れていますの

図③ 食事療法の成果（症例 3）

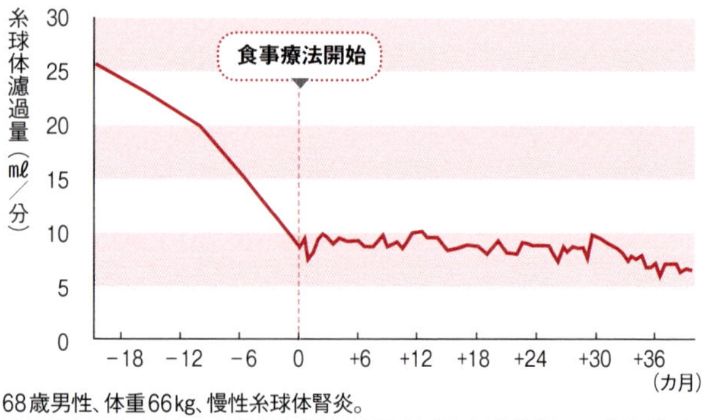

68歳男性、体重66kg、慢性糸球体腎炎。
透析導入目前で厳しい食事療法（1日の摂取量がたんぱく質33g、食塩4.9g）を行なった結果、それまで腎機能悪化速度が1年間に5.0㎖/分だったのが、0.33㎖/分にまで改善し、透析導入を食い止めている。

で、ぜひあわせてお読みいただき、理解を深めてください。

4 慢性腎不全の食事療法の基準

慢性腎不全の食事療法（糖尿病性腎症も含む）は、表②のとおりです。実際の食事作りにおける注意は、113ページを参照してください。

表② 慢性腎不全　食事療法の基準（CKDステージ4以降）

エネルギー	25〜35kcal／kg／日
たんぱく質	0.6〜0.8g／kg／日
食塩	3g／日以上　6g／日未満 低ナトリウム血症に注意する
カリウム	高カリウム血症において制限 1500mg／日以下

（慢性腎臓病に対する食事療法基準2014年版、日本腎臓学会より）
※／kgとは、標準体重1kgあたりの意味。
標準体重は、身長（m）×身長（m）×22で算出します（BMI値）。身長165cmの人の標準体重は、1.65×1.65×22≒60kgとなります。

検査値の読み方

患者の皆さんが病院を受診したときに、血液検査が行なわれますが、その数値の意味と解釈の仕方についてご説明します。今の食事や生活の問題が数値に示されていることもありますから、気をつけてみてください。

*ここで示した正常値は、当院における正常値です。正常値は各々の施設で若干異なりますので、ご注意ください。

1 BUN（血清尿素窒素）

正常値　8〜20mg／dℓ

尿素窒素は、食事中のたんぱく質が体内で代謝されてできる最終産物です。排泄経路は腎臓しかなく、腎機能が低下すると血液中に蓄積します。

通常は、たんぱく質80gの摂取で10gの尿素窒素が発生します。尿毒症は、尿中に出なければいけない尿素窒素などの毒素が体内に蓄積して生ずる状態です。

ですから、慢性腎不全で尿素窒素値が高いということは、たんぱく質の過剰摂取ということになります。

尿素窒素の至適濃度（数値）の目標は、血清クレアチニンが2.0〜5.0mg／dℓ未満では血清クレアチニンの10倍以下ですが、血清クレアチニンが5.0mg／dℓ以上の場合には、5倍以下が理想です。

尿素窒素の値が血清クレアチニンの10倍を超える場合には、たんぱく質の過剰

透析導入基準

食事療法を行なっても腎機能は低下します。では、どのような状態になったら透析療法を考慮しなければいけないかというと、一般的に用いられている透析導入基準は以下の5項目で、これを満たす症例が該当します。

さらにくわしい導入基準もありますが、専門的になるので、ここでは省きます。

1	血清クレアチニン	8mg／dℓ以上
2	尿素窒素	100mg／dℓ以上
3	血清カリウム	7mEq／ℓ以上
4	重度の心不全、肺浮腫	
5	吐気、嘔吐などの尿毒症症状	

摂取かエネルギーの不足を考える必要があります。そのほかに尿素窒素値が上昇する理由としては、①脱水状態、②消化管出血、③代謝性アシドーシスという血液が酸性に傾いた状態、④プレドニゾロンなどの副腎皮質ホルモン薬を服用した場合、などがあります。

　エネルギー不足による尿素窒素高値を改善した症例を2つご紹介しましょう（表③）。

　一人は、Aさん（75歳の男性患者）です。慢性糸球体腎炎による慢性腎不全で、かかりつけの医師からたんぱく質制限をすすめられて実践していましたが、腎機能の悪化が止まらず、当院を紹介されました。外来初診時の血液検査では、尿素窒素68㎎／dℓ、血清クレアチニン3.98㎎／dℓでした。体重はその3カ月前には65.5kgだったのが63.5kgと2kg減少しており、たんぱく質1日35gに加えてエネルギーをしっかりとるように指導し、低たんぱく食品を紹介しました。その後は、表に示すように順調に改善しています。

　もう一人は、Bさん（61歳の女性患者）です。糖尿病性腎症で、200X年7月29日に当院を紹介受診されたときの検査では、尿素窒素68㎎／dℓ、血清クレアチニン3.45㎎／dℓでした。食事療法を開始し、腎機能は安定してきたのですが、当初はむくみもあり、3カ月で体重が2.45kg減少しました。受診から1年後には尿素窒素64㎎／dℓ、血清クレアチニン3.05㎎／dℓとなり、依然体重減少が見られたので、再度エネルギー不足を解消するために食事指導を強化し、指示量の1600kcalをきちんと摂取してもらうように努めまし

表③ エネルギー不足による尿素窒素高値を改善した症例

● Aさん（75歳男性）	尿素窒素（mg／dℓ）	血清クレアチニン（mg／dℓ）	体重（kg）
200X年 7月13日	68	3.98	63.5
200X年 7月30日	38	3.37	64.7
200X年 9月 7日	29	2.49	65.9
200X年10月25日	22	2.04	66.2
200Y年 2月22日	18	2.20	67.4

● Bさん（61歳女性）	尿素窒素（mg／dℓ）	血清クレアチニン（mg／dℓ）	体重（kg）
200X年 7月29日	68	3.45	52.95
200X年10月28日	41	2.23	50.5
200Y年 7月28日	64	3.05	50.0
200Y年11月24日	38	2.43	52.8
200Z年 1月26日	34	2.60	53.45

た。その結果、腎機能は安定し、尿素窒素値も低下しました。図④は、この患者さんの腎機能の推移です。

慢性腎不全ではたんぱく質制限は重要ですが、そのためにエネルギー不足になることのないよう充分に気をつけてください。体は、エネルギー不足になると、体内のたんぱく質を燃やしてエネルギーを補充しようとしますので、体重減少と同時に、筋肉量の減少、筋力の低下、低アルブミン血症、貧血などが起こります。

たんぱく質制限を行なうと元気がなくなると考えるかたもいますが、エネルギー不足にならなければ、たんぱく質制限を行なっても筋力や体力は落ちません。

2 Cr（血清クレアチニン）

正常値　男性　0.58～1.05mg／dℓ
女性　0.39～0.85mg／dℓ

クレアチニンは筋肉で産生される物質（たんぱく質の老廃物）で、個人個人でほぼ一定の量を産生しています。すべてが腎臓から排泄されることから、腎機能の指標となります。

腎機能の低下に伴い血清クレアチニン値は上昇しますが、血清クレアチニン値を見るときに気をつけてほしいことがあります。

①筋肉量が多い人では1日のクレアチニン産生量が多いため、血清クレアチニン値が高くなる。

②血清クレアチニン値が正常範囲内でも腎機能が低下していることがある。

③肉類には動物のクレアチニンが含まれており、肉をたくさん食べると血清クレアチニン値が上昇する。

3 GFR（糸球体濾過率）

正常値　80～120mℓ／分

腎機能の指標の一つです。糸球体とは、腎臓の中にある毛細血管のかたまりで、血液の中の水を濾過しています。その濾過している水分量を糸球体濾過率（量）といいます。濾過された水分には体に大事な栄養素が多く含まれており、尿細管でそれらが再吸収され、残りの1％ほどが尿となって排泄されます。

心臓は1分間に5ℓの血液を送り出しています。その1ℓが腎臓に流れます。この血液から約100mℓ／分の水が濾過されています。つまり、この状態では、糸球体濾過率は100mℓ／分です。24時間では144ℓ／日の水が濾過されています。

左右の腎臓にはそれぞれ約100万個の糸球体があります。腎臓に何らかの傷害が起こり、腎臓の機能が低下するということ

図④ エネルギー不足のみられた症例（Bさんの腎機能の推移）

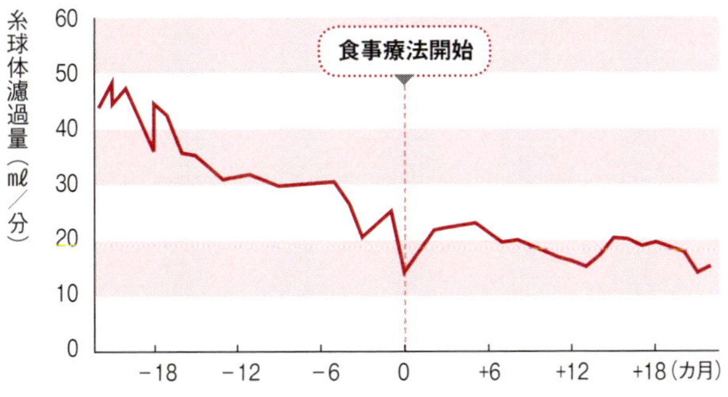

61歳女性、糖尿病性腎症。
食事療法（1日の指示摂取量がたんぱく質33g、食塩7.0g、エネルギー1600㎉）開始後、エネルギー摂取不足による体重減少が見られ、1年後にエネルギー確保のため食事療法の指導を強化。それにより、腎機能が安定。

とは、この糸球体が傷害されて水分を濾過できなくなってしまう状態を意味しています。糸球体濾過率の正常値はおおむね100mℓ／分ですので、各々の人の糸球体濾過率は、腎臓の機能を％で表していると考えてよいことになります。つまり、糸球体濾過率が30mℓ／分ならば、腎機能は正常時の約30％となります。

4 UA（血清尿酸）

正常値 男性 3.2～7.0mg／dℓ
女性 2.4～6.3mg／dℓ

尿酸もたんぱく代謝産物の一つです。尿酸が蓄積すると痛風になります。痛風は、尿酸の結晶が大きな関節に蓄積して関節を覆う滑膜に炎症を起こして痛みを出すものですが、特徴は、最初の痛みが下肢の母趾（親指）のつけ根に起こることです。

尿酸は、たんぱく質、特にプリン体を含む食品を摂取すると産生が多くなります。肉や肉汁、カツオやイワシ、エビ、動物や魚介の内臓などに多いようです。尿酸は筋肉運動でも産生が増加しますので、運動をしている人は高くなりやすいという特徴があります。

尿酸値が高いということは、体内に酸化的ストレスが多く発生していることを意味し、心筋梗塞、動脈硬化などにも関与するといわれています。また、尿酸と腎機能は悪循環を形成する関係にあり、腎機能が悪いと尿酸の排泄能力が低下し、高尿酸血症になります。一方、痛風腎という状態があるように、高尿酸血症は腎機能を悪化させます。

尿酸値を下げるためには、食事療法、特にたんぱく質制限が重要です。それでも高値の場合には、尿酸産生抑制薬であるアロプリノール（製品名アロシトール、ザイロリック）やフェブキソスタット（製品名フェブリク）という薬を飲んでもらいます。しかし、副作用があるので、慎重に服用することが重要です。

5 Na（血清ナトリウム）

正常値 134～148mEq／ℓ

食塩はNaCℓ（塩化ナトリウム）と表されます。したがって、ナトリウムはほぼ食塩と考えてよいのです。実際には、さまざまなナトリウム塩が自然界には存在しますが、食塩に比べると微量であり、体内のナトリウムの代謝には影響を与えません。ナトリウムは血清中の主たる陽イオンですが、細胞中には血清の10分の1、10～20mEq／ℓしかありません。

98ページの腎臓の働きの解説でもお話ししたように、血液中の塩分濃度は8.2g／ℓで常に一定に保たれています（恒常性維持機構）。血清ナトリウム濃度が正常の140mEq／ℓというのは、食塩換算では8.2g／ℓの食塩水に相当します。この維持には抗利尿ホルモン、心房性Na利尿ホルモン、レニン－アンギオテンシン－アルドステロン系などが複雑に関与しています。通常は、経口摂取された食塩の90％は、尿中に排泄されます。汗には1日0.5g、便にも0.5g排泄されます。

しかし、腎機能が低下すると、食塩の排泄能力も低下するため、腎臓の食塩排泄能力を超えて食塩を摂取すると、体内に食塩が蓄積されてしまいます。その結果血清ナトリウム濃度が上昇すると、抗

[糸球体濾過率（GFR:24時間クレアチニンクリアランス）の求め方]

糸球体濾過率を求めるには24時間蓄尿が必要です。尿中に出ているクレアチニン量と血液中のクレアチニン量から以下のように計算します。

糸球体濾過率（GFR）＝24時間尿中クレアチニン（mg／日）**÷血清クレアチニン**（mg／dℓ）**÷1440**
（mℓ／分）

※クレアチニンクリアランスは、血中と尿中のクレアチニンの量の比較からつかむ糸球体の老廃物排泄力。
※1440は、1日24時間を分で表したもの。

糸球体濾過率を知るのに蓄尿をしなくてはならないのではたいへんなので、最近は、血清クレアチニン値と年齢、体格、性別を用いて計算する簡便な方法がすすめられています。一つは、コッククロフト先生が考えた計算式です。

推定糸球体濾過率（eGFR）（mℓ／分）　＝　**[**（140－**年齢**（歳））**×体重**（kg）**]÷血清クレアチニン**（mg／dℓ）**÷72**

※女性では、この数字に0.85をかける。

たとえば、年齢40歳、体重70kgで血清クレアチニンが2.0mg／dℓの男性の場合は、
eGFR＝[(140－40)×70]÷2.0÷72＝48.6 mℓ／分　です。
一方、年齢80歳、体重40kg、血清クレアチニンが2.0mg／dℓの女性の場合は、
eGFR＝[(140－80)×40]÷2.0÷72×0.85＝14.1 mℓ／分　となります。
このことから、血清クレアチニンが同じでも、体格、年齢、性別により腎機能が異なることがご理解いただけるでしょう。

[随時尿から1日のたんぱく質摂取量と食塩摂取量を求める方法]

随時尿（24時間蓄尿ではなく任意の時間に採取した尿）で尿中クレアチニン（mg/dℓ）、尿中ナトリウム（mEq/ℓ）、尿中尿素窒素（mg/dℓ）を測定します。

- 推定たんぱく質摂取量（g/日）＝6.25×[体重（kg）×0.031+{尿中尿素窒素（mg/dℓ）÷尿中Cr（mg/dℓ）}×24時間尿中Cr排泄量予測値※÷1000]

※24時間尿中Cr排泄量予測値（mg/日）＝14.89×体重（kg）+16.14×身長（cm）－2.043×年齢－2244.45

- 推定食塩摂取量（g/日）＝24時間Na排泄量予測値※÷17

※24時間尿中Na排泄量予測値（mEq/日）＝21.98×{尿中Na（mEq/ℓ）÷尿中Cr（mg/dℓ）÷10×24時間尿中Cr排泄量予測値（mg/日）}$^{0.392}$

＜注意点＞
1）最も信頼のおけるデータは、早朝空腹時の尿で測定した場合です。
2）随時尿では朝食を抜いて昼頃に測定した場合、食後では大きく出る可能性があります。
3）尿が薄い場合には、思わぬ結果が出ることがあります。
4）おおむねの傾向を見るには充分でしょう。同一個人では、信頼のおける程度の再現性を認めます。
5）蓄尿と比べると精度が劣りますので、あくまでも参考値として用いてください。
6）各施設により単位が異なる場合がありますので、ご注意ください。

利尿ホルモンが分泌されて口渇中枢を刺激して「のどの渇き」を感じさせ、水分摂取によって血清ナトリウム濃度が正常化するまで続きます。ですから、食塩を過剰にとるとむくみが起こります。

むくみで体重が1kg増加するということは、食塩が8.2g蓄積したことを表しています。

食塩がたまると高血圧の原因にもなりますが、高血圧と腎機能低下の間にも悪循環が形成されます。つまり、腎機能が悪くなると、食塩の排泄障害のみならず、レニン―アンギオテンシン系という血圧管理に関わるホルモンの異常によって高血圧になります。一方、高血圧は、それ自体が腎機能を傷害し、腎硬化症という病態を引き起こします。つまり、食塩過剰により高血圧になると、高血圧自体が腎機能を傷害することになるのです。

6 K（血清カリウム）

正常値　3.6〜5.0mEq／ℓ

血清中の主たる陽イオンはナトリウムですが、細胞内の主たる陽イオンはカリウムです。体内にあるカリウムの98％は細胞内に存在します。食事などから摂取したカリウムの95％は尿中に排泄されます。ただし、腎機能障害により腎臓からの排泄が低下すると、便中へのカリウム排泄が重要となります。

腎臓の機能が正常な人では、一度に8000㎎のカリウムを口からとっても血清カリウムが1mEq／ℓしか上昇せず、数時間以内にはそのほとんどが尿に出てしまいます。しかし、腎機能障害があると尿中への排泄能力が低下するため、高カリウム血症となりやすいのです。血清カリウム値が7.5mEq／ℓ以上になると心臓が停止してしまいますから、注意が必要です。

食事によるカリウム制限は最も重要ですが、どうしても低下しない場合には、カリウム吸着薬を服用します。製品名でカリメート、ケイキサレート、アーガメイトゼリーなどがあります。ただし、これらの薬は珪《ケイ》酸という石を砕いたものが原料で、便秘になりやすいため、必ず下剤を一緒に服用することが重要です。

7 Ca（血清カルシウム）

正常値　8.4〜10.1㎎／dℓ

腎機能が正常な人でも、体内でビタミンDが活性化されないとカルシウムはほとんど吸収されません。腎機能障害があると、腎臓でのビタミンDの活性化が行なわれないために、カルシウムの吸収は非常に悪い状態で、食事からカルシウムをとってもほとんど吸収されません。そこで「活性型ビタミンD_3」を飲んでもらいますが、それでも充分なカルシウムは吸収されません。

体内でカルシウムが不足すると、副甲状腺（甲状腺の裏にある小さな臓器）から副甲状腺ホルモンが分泌され、腸管からのカルシウムの吸収を刺激し、骨からのカルシウムの溶出を起こして血清カルシウムを保とうとします。

極論ですが、腎機能障害のある人が、骨を強くしようと思って牛乳をたくさん飲むと、骨が溶けてしまいます。それは、次のような理由によります。

牛乳にはカルシウム、リン、ビタミン

Dが含まれています。牛乳を飲むと、腎機能が正常な人では、ビタミンDが腎臓で活性化されることにより、牛乳に含まれるカルシウムとリンが腸管からしっかり吸収されます。その後、リンは速やかに腎臓に排泄され、体内に残ったカルシウムが活性化されたビタミンDの力を借りて骨を強くします。

しかし、腎機能障害があると、牛乳を飲んでもビタミンDの活性化は起こらないのでカルシウムは吸収されません。一方、リンは吸収されますが、腎機能障害があるためリンは尿に排泄されにくく、体内に蓄積します。すると、リンを中和するために骨からカルシウムが溶け出してくるのです。さらに、カルシウムとリンが結合して血管に付着すると、動脈硬化になります。つまり、たくさん牛乳を飲むと、骨が溶けて動脈硬化が進行することにもなるのです。

8 P（リン）

正常値　2.4～4.6㎎／dℓ

※慢性腎不全での目標値は5.5㎎／dℓ以下

血液中のリンは、無機リン、たんぱく質と結合した有機リン、有機溶媒により抽出されるリン脂質に分類されます。血清中のリンのうちほぼ3分の1が無機リンで、そのうち約15％がたんぱく質に結合しています。

体内には、リンは体重の1％、約500～600g存在しますが、85％がリン酸カルシウム（$Ca_3(PO_4)_2$）の形で骨や歯に存在し、14％が軟部組織や筋肉、1％が細胞外液中に分布しています。

リンは、骨や歯や細胞の構成成分となるほか、人が生きていくのに必要なエネルギーを産生するのに必須の物質です。

リンはビタミンDに依存しないで吸収されます。体内にリンが蓄積して高リン血症になると、リン酸カルシウム結晶となり、リンを低下させようとしますが、同時にカルシウムが消費されて低下してしまいます。血液内のリンの濃度は、腸管からの吸収、骨からの代謝、腎臓からの排泄のバランスによって決定されます。腎機能が低下している慢性腎不全の人では、リンをとりすぎないように注意が必要です。

血清リン値が高くなるほど、次のようなことが起きやすくなりますから、リンの摂取量の管理は重要です。

①生命予後が短くなる。

②二次性副甲状腺機能亢進症、線維性骨炎になり、骨痛・骨折を起こしやすい。皮膚掻痒症や下肢のいらいら感が増強する。エリスロポイエチン抵抗性貧血が強くなる。心機能障害・心室性期外収縮の原因になる。異所性石灰化を起こしやすい。

③動脈硬化が進行し、心機能障害、心筋梗塞、脳梗塞、閉塞性動脈硬化症になりやすい。

9 Hb（ヘモグロビン）

正常値　男性　13.5～17.5g／dℓ
**　　　　女性　11.5～15.0g／dℓ**

※慢性腎不全での目標値は10～12g／dℓ

ヘモグロビンとは、血液中の赤血球内の赤い色のもとになるたんぱく質で、貧血の指標となります。低いほど貧血が強いことになります。

腎臓は大量の酸素を消費しますが、酸素を供給する赤血球が少なくなると酸素不足になり、腎臓が働けなくなります。そのため、腎臓ではエリスロポイエチンというホルモンを産生して貧血を改善しようとします。

しかし、100ページでもお話ししたように、腎不全になるとこのホルモンが出ないため、貧血（腎性貧血）になり、食事などで鉄分をとってもよくなりません。しかし、幸い1990年から遺伝子組み換えエリスロポイエチン（製品名エスポー、エポジン、ネスプ）、ミルセラが発売され、腎性貧血はかなり改善しています。

エリスロポイエチン薬の副作用としては、高血圧、血小板過凝固があります。過剰な投与は脳梗塞の危険があり、適正使用がすすめられます。

10 Alb（血清アルブミン）

正常値　3.9～5.1g／dℓ

アルブミンは血液中を流れるたんぱく質の主要なものです。総たんぱくは、アルブミン以外に免疫グロブリンを加えた数字です。アルブミンは栄養状態の指標として大切です。

アルブミン値が低下するということは、体内でのたんぱく質合成が減少したことを表します。アルブミン値が低下するのは、エネルギー不足、栄養不良が主ですが、尿が出ている人では尿たんぱくの過剰喪失も原因となります。いわゆるネフローゼ症候群です。さらに、消化管の病気があるとたんぱく質の吸収が悪くなり、アルブミン値が低下します。また、肝機能が極度に低下した状態、特に肝硬変ではアルブミンの合成ができず、アルブミン濃度が低下します。

アルブミン値が低下している場合には食事量、特にエネルギーを多くとることを考える必要があります。通常の食事で充分な栄養がとれない場合には、「レナウェル」などのエネルギー補助食品を使用するのも一つの方法です。

高齢期における慢性腎不全の食事管理

大河原 晋

高齢期の食事の特徴

適切な食事は、身体的活動性の維持、日常生活レベルの維持、さらにはＱＯＬの維持・向上のために重要となります。バランスのよい食事がたいせつなことはいうまでもありませんが、高齢期の食事には特徴があります。食事への関心の薄れ、調理回数の減少、さらには単調な食生活などによってごはん、みそ汁、お新香といった炭水化物と塩分過多の食事になってしまうことも少なくありません。このような食事によるエネルギーやたんぱく質の摂取不足は、フレイルやサルコペニアといった問題の根底に関わります。

高齢期の慢性腎臓病と生体機能・筋肉量

身体機能を含む生体機能の低下を意味する〝フレイル〟や、全身の筋肉量減少を意味する〝サルコペニア〟ということばを、最近、頻繁に耳にしませんか。当初は、高齢期に特徴的な身体の変化を意味する用語として使用されましたが、最近では、各種疾患との関連でも使用されるようになりました。

とくに慢性腎不全では、腎機能低下に伴う体内環境の変化や筋肉内のエネルギー産生障害などにより全身筋肉量が減少し、サルコペニアに容易に陥ることが知られるようになりました。高齢期の慢性腎不全における適切な食事管理は、生体機能の低下や筋肉量の減少を予防し、遅延させる方法としてとても重要なものとなります。

日々の食事記録

高齢期の食事摂取状況は、患者さんそれぞれで大きく異なります。エネルギー、食塩およびたんぱく質について、それらの摂取状況を患者さんご自身が自覚し、医師や栄養士に伝えることがたいせつです。それには、日々の食事をできるだけ正確に記録することです。その記録をもとに、指導者とともに、とりすぎている栄養と不足している栄養を把握し、改善点を明らかにしていくことが必要となります。とくにたんぱく質は各個人で摂取量が大きく異なる傾向があるので注意を要します。

食事管理の実際

1 エネルギー摂取

腎機能の低下を防ぎ、全身の筋肉量の維持のためには充分なエネルギーの摂取が重要となります。103ページに解説があるように、必要エネルギー量は25～35kcal／kg標準体重／日となります。患者さんご自身の実際のエネルギー摂取量は、栄養指導時の食事調査に基づいて計算することになりますので、日々の食事記録は可能なかぎり正確であることが望ましいのです。また、食塩やたんぱく質の摂取量には気をつけているが、エネルギー摂取量にはあまり配慮しない患者さんもみられるので、注意が必要です。

実際、エネルギー摂取量が15～20kcal／kg標準体重／日と、エネルギー摂取不足の高齢期・慢性腎不全のかたも少なくなく、そのような場合はまずは〝食べること〟がたいせつになります。

2 食塩摂取

慢性腎不全の進行を遅らせるためには、食塩摂取の制限が最も重要なポイントです。食塩は3～6g／日内の摂取が推奨され、3g／日未満の食塩制限は推奨しないとされています。食塩摂取評価は24時間蓄尿によって把握されますが、最近では随時尿中ナトリウム濃度測定を使用した簡易法も利用されるようになりました（107ページ参照）。高齢期の慢性腎不全では、食塩摂取が過剰になっているという印象がありますが、実際のところ、3g／日未満の患者さんも少なくありません。食塩の過少摂取を適正化することはむずかしい場合もありますが、じつは全体の食事量の減少によることもあるので、食生活全体のふり返りも必要となります。

3 たんぱく質摂取

たんぱく質摂取量は、腎機能低下の程度に合わせて0.6～1.0g／kg標準体重／日の間で設定されます。腎機能保護の観点からはたんぱく質摂取量は少ないほうが望ましいのですが、過度な制限はサルコペニアにつながる可能性も指摘されています。一方で、適正なたんぱく質摂取量の制限と筋肉量変化には関連がないとの報告もあり、いまだに議論がなされているところです。

高齢期の慢性腎不全の場合、偏った食事が原因となって適正なたんぱく質摂取量にさえ届いていない場合もあり、やみくもに制限を考えることより、その適切な摂取を重視することがたいせつです。一般的に腎機能保持とサルコペニア予防のために、たんぱく質摂取は0.8g／kg標準体重／日程度を目安とするのがよいと考えられています。医師や栄養士と相談し、それぞれの適正たんぱく質摂取量に応じた食事をとることが重要です。

食事療法のポイント

佐藤敏子

たんぱく質40gの食事療法の基本

はじめに、本書のテーマとなっている「たんぱく質40g」の食事は、どういうかたを対象とした食事療法であり、どのような献立を紹介しているかについて、お話しします。

●慢性腎臓病の食事療法の基本

医師の話（98ページ）でも食事療法の重要性が述べられていましたが、ＣＫＤ（慢性腎臓病）のガイドラインでは、ＣＫＤステージ3～5（eGFR30mℓ／分／1.73㎡以下）において、たんぱく質の摂取制限0.6～0.8g／kg標準体重／日は有益であるとされています。目安としては、標準体重が50kgでは、たんぱく質30～40g／日、また、標準体重が60kgでは40～50g／日となります。

あわせて、エネルギーは性別、年齢、運動量を考慮し、27～39kcal／kg標準体重／日とされています。実際的には30～35kcal／kg標準体重／日にて指導されることが多いようですので、標準体重50kgでは1500～1800kcal、標準体重60kgでは1800～2100kcalが目安です。

＊標準体重とは、［身長（m）］^{2}×22

●健康な人の食事とどのくらい違うの？

健康な日本人が1日にとるとよいとされるたんぱく質摂取量（30歳代～の推奨量）は、男性で60g、女性で50gです（＊1）。たんぱく質40gの食事は、それよりたんぱく質が2～3割少ないことになります。もっとも、日本の一般成人が「実際にとっている」たんぱく質量の平均は男性で75g、女性で64g（＊2）ですから、「一般の平均的な食事よりたんぱく質が4割前後少なめの食事」というほうが現実的でしょう。

＊1 厚生労働省「日本人の食事摂取基準2015年版」
＊2 厚生労働省「平成29年国民健康・栄養調査報告」

●たんぱく質以外で気をつける栄養は？

たんぱく質制限とあわせて充分なエネルギー補給を行なうことは、低たんぱく食事療法の基本です。たんぱく質を減らすことにより体内では尿素窒素などの毒物を減少させ、その毒物を排泄する腎臓の負担を軽くします。そして、たんぱく質制限を実践できたとしても、エネルギー不足になると、たんぱく異化亢進状態となり、体内のたんぱく質を分解してエネルギーにかえようとするので、その働きを防ぐため、充分なエネルギーをとることが必要となります。

同時に重要なのが食塩の制限です。腎臓に障害が起きると腎性高血圧を合併しやすく、また、高血圧そのものが腎機能に負担となります。高血圧予防のためにも食塩を過剰にとらないようにします。

そのほか、血清カリウム値が高いときにはカリウムの制限が必要となります。

腎臓の機能が低下すると血中のカリウム調節がうまくいかなくなるため、カリウムを多く含む食品のとりすぎで血清カリウム値が高くなることがあります。

良質たんぱく質とエネルギーを充分に確保するコツ

**低たんぱくごはんを活用しながら
エネルギー補給の食品をじょうずに
使いましょう。**

●特殊食品の活用で、良質のたんぱく質源を確保しよう

たんぱく質は主食のごはん、パン、めんなどに、また、副食では、魚介、肉、卵、乳・乳製品、大豆・大豆製品や野菜にも含まれます。中でもたんぱく質の多い食品の代表は、肉類、魚介類、卵、乳・乳製品、大豆・大豆製品です。これらはとりすぎてはいけませんが、おかずの主役であるだけでなく、良質のたんぱく質（体に必要で食品からとらなければならない必須アミノ酸の含有割合が100に近いたんぱく質）源なので、適量をとることが重要です。

一般のごはんやパン、めんなどの穀類を1日3食の主食にとると、そのたんぱく質は15g以上となり、「1日たんぱく質40g」の場合、ほかの食材でとれるたんぱく質は25gほどに減ってしまいます。

しかし、左ページの食品構成表を見るとおわかりいただけるように、低たんぱく穀類（低たんぱくごはんなど）をとる割合を増やすほど、1日たんぱく質40gにおいても魚介、肉、大豆・大豆製品（第2群）の食品を多く確保することができます。良質のたんぱく質源確保のためには、特殊食品の低たんぱく穀類の使用は、重要なポイントです。

●砂糖・油脂・でんぷん類などの活用でエネルギーを確保しよう

砂糖、油脂類、でんぷん類（かたくり粉、はるさめなど）はたんぱく質をほとんど含まず、エネルギー源として活用できます。

低甘味ブドウ糖重合体食品（粉飴など）も、たんぱく質は含まれていません。甘さが砂糖の1/7～1/3なので、砂糖と同じ甘さで3～7倍使用できるため、エネルギーをとりやすい食品です。

油脂の量は健康な人と同様に、1日のエネルギー量の20～25％がよいとされています。

特殊食品のゼリーや菓子類は低たんぱく質でカリウムをおさえてあり、デザートや間食に用いるとよいでしょう。

エネルギー補給に使いやすい食品

砂糖など	砂糖、ジャム、はちみつなど。
油脂	各種の植物油のほか、マヨネーズやドレッシングも油脂が豊富。マヨネーズは比較的低塩の調味料。
でんぷん製品	はるさめ、くずきり、かたくり粉、くず粉、タピオカなど。
特殊食品	低たんぱく穀類のほかにも、低たんぱくでエネルギー補給によい製品（ゼリー類などの菓子、総菜、粉飴など）がいろいろある（135ページ）。

低たんぱくごはんの利用回数別、1日の食品構成表

下の表を参考にして、日常食での低たんぱく穀類の利用回数を決め、ほかの食品をどれくらいとればよいかの目安量を頭に入れましょう。本書では、1日の2食に低たんぱく穀類（たんぱく質微量のもの）を使用するパターンを基本としています。

（単位はg・1日1800kcal、たんぱく質40gの場合）

低たんぱくごはん[1]の1日の利用回数		3回	2回	1回	0回
第1群	卵	25	25	25	25
	乳・乳製品（牛乳）	80	80	80	80
第2群	魚介	50	50	40	30
	肉	50	50	40	30
	大豆・大豆製品（豆腐）	100	50	50	50
第3群	野菜	200	200	200	200
	芋	50	50	50	50
	くだもの	100	100	100	100
第4群	穀類・低たんぱくごはん	180×3食	180×2食	180×1食	0
	穀類・普通のごはん	0	180×1食	180×2食	180×3食
	油脂	25	25	25	30
	砂糖	10	10	10	10
	でんぷんほか	10	20	20	20
	特殊食品など[2]	150kcal分	150kcal分	150kcal分	150kcal分

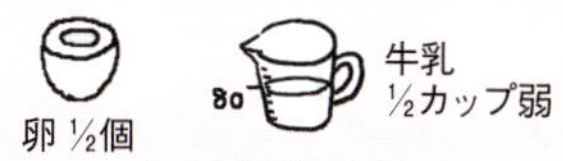

牛乳
½カップ弱
80
卵 ½個

たんぱく質約6g

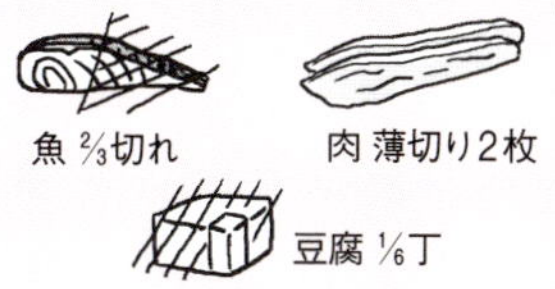

たんぱく質約25g

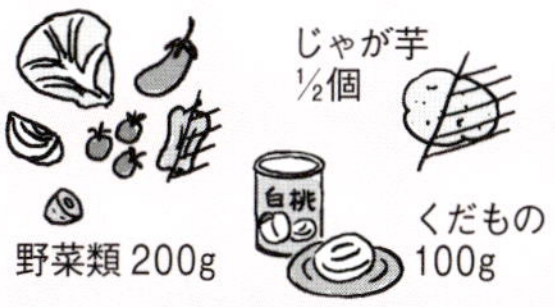

じゃが芋
½個
白桃
野菜類 200g
くだもの
100g

たんぱく質約4g

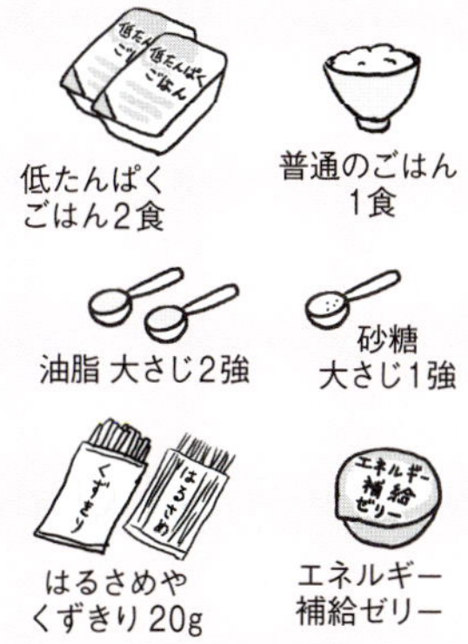

低たんぱく
ごはん2食
普通のごはん
1食
油脂 大さじ2強
砂糖
大さじ1強
くずきり
はるさめ
はるさめや
くずきり 20g
エネルギー補給ゼリー
エネルギー
補給ゼリー

たんぱく質約5g

1）低たんぱくごはんはゆめごはん1/35を使用（1パックあたりたんぱく質0.13g）。
2）特殊食品のデザートはたんぱく質、カリウム、食塩の少ない菓子類。

※第1群と第2群の食品は、両群合わせてのたんぱく質量を考えながら、日によってとる食品と分量を調節します。よく食べる食品のたんぱく質量は、138ページや食品成分表を参考にして覚えておくと、調節に役立ちます。
※この食品構成表は、一つの目安として参考にしてください。

1日食塩6gを身につけるコツ

ご自身の食塩摂取の傾向を知り、調味料の食塩量を考えながら料理にふり分けて使うコツも身につけましょう。

食塩摂取の傾向を知ろう

毎日の食事をふり返って、食塩をどのくらいとっているのか、どんなものから食塩をとっているのか、その傾向を知るために、「塩分チェックシート」を活用しましょう。13項目についてご自分の該当する回数を選んで、得点を記入します。13項目についてご自分の食事の傾向が見えてきます。また、このチェックシートの得点は、107ページで算出方法を説明した、推定食塩摂取量と密接に関わることがわかっています。総得点によって示された評価が、あなたの食塩摂取の傾向と考えてよいでしょう。総得点が減少していれば、食塩摂取量も減少していると評価できます。

得点の高い項目を見ると、なにが原因で食塩をとりすぎているのかに気づくことができます。その項目から順に、1点ずつでも減らしてみてはいかがでしょう。

ただし、チェックシートの総得点が減少しているのに、推定食塩摂取量が減少しない場合もあります。推定食塩摂取量はあくまである時点での摂取量ですし、また、チェックシートの味つけや食事量は、実際に口にしたものと同じとはいえません。ですから、これらはご自身の減塩実践状況の変化を見守るための指標としてとらえてください。

料理をするうえで気をつけたいこと

食塩やしょうゆ、ソースなど料理に味をつけるための調味料の使う量には気をつかうものですが、一般の食材に含まれる食塩量のことも忘れずに考えましょう。魚介や肉や卵などの素材食品からとる食塩量は、1日に1g程度です。1日の食塩を6gにするには、その分を差し引いた5gを調味料や加工食品（パン、ハムなど）で使うようにします。日常の食事では、これを3食に等分して「1食あたり約1.5gの食塩が味つけと加工食品分」です。119ページに実際の1食分、食塩1.4gの献立を紹介しました。これらのポイントを参考に、減塩のコツを身につけてください。

食塩の制限は必要ですが、1日3gを下回ると死亡率や心血管のリスクを高めますので、極端な減塩にも気をつけましょう。

＊この本の1食分の献立（たんぱく質10gおよび20g）の食塩量は、食品中の食塩も含めてほぼ2gに調整してあります。

よく使う調味料の食塩量を覚えよう

食塩量を管理するには、よく使う調味料の食塩量を覚えましょう。特殊食品の減塩調味料の食塩量は、一般の調味料の$\frac{1}{2}$～$\frac{1}{3}$です。なお、一般の減塩調味料はカリウム量が多い場合があるので、表示に注意してください。

塩分チェックシート

	3点	2点	1点	0点	合計点
みそ汁やスープを食べる頻度はどれくらいですか？ 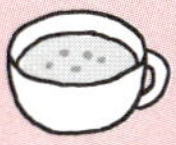	1日2杯以上	1日1杯以上	2〜3回/週	あまり食べない	
漬物、梅干しなどを食べる頻度はどれくらいですか？	1日2回以上	1日1回くらい	2〜3回/週	あまり食べない	
あじの開き、みりん干し、塩鮭などを食べる頻度はどれくらいですか？ 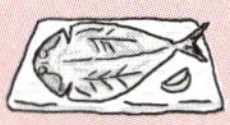		よく食べる	2〜3回/週	あまり食べない	
うどん、ラーメンなどのめん類を食べる頻度はどれくらいですか？ 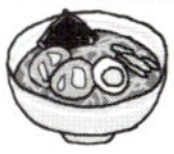	ほぼ毎日	2〜3回/週	1回/週以下	食べない	
しょうゆやソースなどをかける頻度はどれくらいですか？ 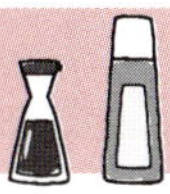	よくかける（ほぼ毎食）	毎日1回はかける	時々かける	ほとんどかけない	
家庭の味付けは外食と比べて濃いですか？	濃い	同じ		薄い	
食事の量は多いと思いますか？	人より多め		普通	人より少なめ	
めん類の汁を飲みますか？	すべて飲む	半分くらい飲む	少し飲む	ほとんど飲まない	
昼食で外食やコンビニ弁当などを利用する頻度はどれくらいですか？ 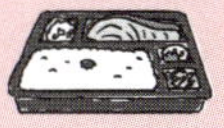	ほぼ毎日	3回/週くらい	1回/週くらい	利用しない	
夕食で外食やお惣菜などを利用する頻度はどれくらいですか？	ほぼ毎日	3回/週くらい	1回/週以下	利用しない	
ちくわ、かまぼこなどの練り製品を食べる頻度はどれくらいですか？ 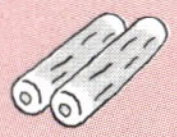		よく食べる	2〜3回/週	あまり食べない	
ハムやソーセージを食べる頻度はどれくらいですか？ 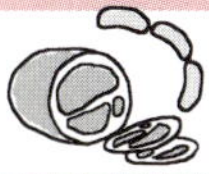		よく食べる	2〜3回/週	あまり食べない	
せんべい、おかき、ポテトチップスなどを食べる頻度はどれくらいですか？		よく食べる	2〜3回/週	あまり食べない	

✓チェック	合計点	評価
	0〜8	食塩はあまりとっていないと考えられます。引き続き減塩をしましょう。
	9〜13	食塩摂取量は平均的と考えられます。減塩に向けてもう少しがんばりましょう。
	14〜19	食塩摂取量は多めと考えられます。食生活の中で減塩の工夫が必要です。
	20以上	食塩摂取量はかなり多いと考えられます。基本的な食生活の見直しが必要です。

出典：土橋卓也（社会医療法人 製鉄記念八幡病院院長）

塩分チェックシート活用法

1 合計点があなたの1日の食塩摂取量の目安です。

2 点数の多い項目から、減らしてみましょう。

3点→**2**点に！　2点→**1**点に！

3 目標の1日食塩6gをめざしましょう。

調味料は正確に計ることも大事です。計量スプーンの使い方は、8ページで紹介しています。

●加工食品からとる食塩量に注意

食塩を多く含む加工食品を表にしました。これらは、できるだけとる回数を減らし、とる場合はその製品の栄養成分表示で食塩量を確かめて量を調節します。

ナトリウム値だけが記載されている場合は、左に示した換算式で食塩量を算出します。また、「ナトリウム約400mg＝食塩1g」と覚えておくと、なにかと役立ちます。

ナトリウム量から食塩量を割り出すには

ナトリウム量（mg）
×
2.54÷1000
＝
食塩相当量（g）

※ナトリウムがｇで表示されている場合は、1000をかけるとmgになります。

● 調味料に含まれる食塩量

（分量あたり）

調味料	分量	食塩相当量（g）
食塩	ミニ1弱＝1g	1.0
	小さじ1＝6g	6.0
しょうゆ	ミニ1＝1.2g	0.2
	小さじ1＝6g	0.9
*食塩濃度5%減塩しょうゆ	小さじ1	0.3
*だしわりしょうゆ	小さじ1	0.4
みそ（淡色辛みそ）	小さじ1＝6g	0.7
*減塩みそ	小さじ1	0.3
ウスターソース	小さじ1＝6g	0.5
中濃ソース	小さじ1＝6g	0.3
*減塩中濃ソース	小さじ1	0.1
トマトケチャップ	小さじ1＝5g	0.2
めんつゆ（3倍希釈用）	小さじ1＝6g	0.6
めんつゆ（ストレート）	小さじ1＝6g	0.2
*だしわりつゆのもと（6倍希釈用）	小さじ½	0.2
ポン酢しょうゆ	小さじ1＝6g	0.5
焼き肉のたれ（しょうゆ味）	小さじ1＝6g	0.5
和風ドレッシング（ノンオイル）	小さじ1＝5g	0.4
フレンチドレッシング	小さじ1＝5g	0.2
マヨネーズ	小さじ1＝4g	0.1
オイスターソース	小さじ1＝6g	0.7
ナンプラー	小さじ1＝6g	1.4
顆粒だしのもと（和風）	小さじ1＝3g	1.2
固形ブイヨン	1個＝5.3g	2.3

＊印は特殊食品の減塩調味料

● 加工食品に含まれる食塩量

（目安量あたり）

加工食品	目安量	食塩相当量（g）
甘塩ザケ	½切れ＝40g	1.1
マアジ開き干し	½枚＝40g	0.7
塩サバ	30g	0.5
シラス干し	10g	0.4
ツナ油漬け（缶詰め）	30g	0.3
ウナギのかば焼き	30g	0.4
タラコ	20g	0.9
焼きちくわ・さつま揚げ	30g	0.6
ロースハム	1枚＝15g	0.4
スライスチーズ	1枚＝18g	0.5
梅干し・調味漬け	1個＝16g	1.2
白菜塩漬け	30g	0.7
きゅうりのぬか漬け	3切れ＝20g	1.1
たくあん漬け	3切れ＝20g	0.9
甘酢らっきょう	小5個＝10g	0.2
こんぶのつくだ煮	5g	0.4
食パン・6枚切り	1枚＝60g	0.8
蒸し中華めん	1玉＝170g	0.7
串団子・甘辛だれ	1本＝60g	0.4

＊食塩量は製品により若干異なります。

実際の献立で減塩レッスン！

1食1.5gまでの調味料と加工食品分をどのように料理に使い分けたらよいか、1つの献立を例にご紹介します。減塩の工夫点も示しました。

サンマの手作り干物の献立

[朝10g] ②の献立（15ページ）

1食の調味料の食塩量1.4g
（食材分を含めると食塩1.6g）

白菜とほうれん草のナムル

食塩濃度5％減塩しょうゆ小さじ1（食塩**0.3**g）

- 特殊食品の減塩調味料で食塩量を⅓に。
- ごま油の風味、ごまやとうがらしの香りも加えて味にアクセントを。

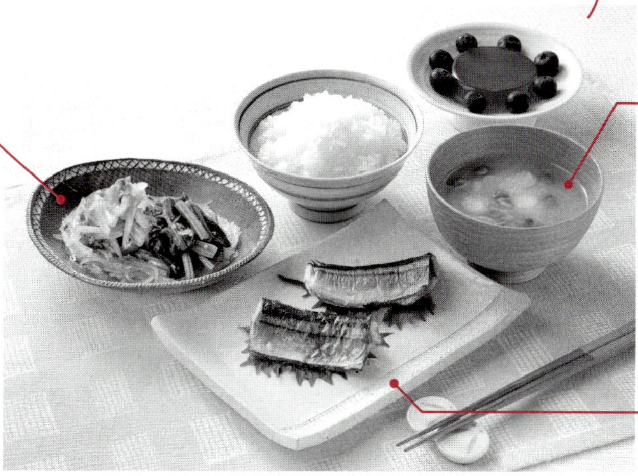

なめことねぎのみそ汁

みそ小さじ1（食塩**0.7**g）

- 汁わんは小さいものにすれば110㎖の汁でも不足感なし。
- みそ汁の塩分は0.8gとややうすめでも、だしがきいていればOK。

サンマの手作り干物

食塩**0.4**g

- 魚は新鮮なものを使うと少ない塩でも生臭みが出ず、風味のよい干物に。

食塩制限を確実に達成するには

- まずは、調理の前に調味料を計量し、使用量を確認してみる。
- ゆで野菜や焼き魚などは味をつけずに作り、食卓で決められた分量の調味料を使用する（食品の表面に味つけをすることになり、濃く感じる）。
- しょうゆやソースなどは、料理にかけるより、小皿にとってつけて食べる。
- 食塩を多く含む食品や料理（漬物、練り製品、インスタント食品、煮物など）は減らす。
- 汁物は1日1〜2回までに（汁わんは小さいものに）。
- めん類はつゆを残す。あるいは「つけめん」にする。
- 外食（めん類、丼物など）は食塩が多いので回数を減らす。
- 特殊食品の調味料を有効に使う。食塩量もわかりやすく、使いやすくなっている。

減塩料理をおいしくいただく工夫

- だしをきかせる。顆粒風味調味料は食塩量に注意して使う。
- 香辛料をじょうずに使って、味にアクセントを。
- 酢などの酸味を利用しさっぱりと。
- 油の風味を生かす（減塩効果とともにエネルギーも確保できる）。
- 魚などは新鮮なものを活用して食材の持ち味を生かす。

1日カリウム1500mgを身につけるコツ

血清カリウム値が上がると、心停止する危険も出てきます。
制限のない人も、カリウムのとりすぎには気をつけましょう。

※通常、血清カリウム値が5.5mEq/ℓ以上になると、食事のカリウム制限（1日に1500mg以下）が必要となります。

●旬の野菜やくだものも食べすぎに注意

カリウムは多くの食品に含まれています。肉類や魚介類などのたんぱく質食品にも多いので、その摂取量を守ることがまず大事です。さらに、野菜やくだもの、芋などの量や種類にも気をつけます。115ページの表に示した量（1日に野菜200g、芋50g、くだもの100g）を目安にして、カリウムのあまり多くないものを中心に選びましょう。

生の野菜やくだものは、血清カリウム値が高くなければ、少しならとってもかまいません。具体的な量などは131ページのQ&Aを参考にしてください。季節にたくさん出回る・その土地でよくとれる・1回に食べる量が多い、といった野菜やくだものは、ついとりすぎてしまいがちです。気をつけましょう。

●水にさらす・ゆでるなどの下調理で低減

カリウムは水溶性なので、材料を水にさらしたりゆでたりするとカリウムが水にとけ出して減ります。材料を小さく切るほど、また、長くさらしたりゆでたりするほど、カリウム量を減らすことができます。

また、煮物の汁や缶詰などのくだもののシロップ煮の汁も飲まないようにしましょう。蒸す・いためる・揚げるなどの調理法ではカリウムは減らすことはできません。いため物や揚げ物は調理前に下ゆでしておきます。

●加工品、外食にも注意

豆類やナッツ、お茶やコーヒーなどにもカリウムは多く含まれています。そうしたものを使ったお菓子などの加工品にも注意が必要です。

また、外食のスープ類や汁めん、野菜の煮物や蒸し物、芋を使った料理、デザートなどにもカリウム量が多いものがあります。例をあげると、チゲなべやタジンなべなどのなべ料理、五目そば、ポテトグラタン、ポタージュ、チョコレートケーキなどにも気をつけましょう。

カリウムの多い植物性食品

野菜	特に生野菜、青菜、根菜、枝豆などの豆類
くだもの	生のくだもの（特にバナナ、メロン、キウイフルーツ、スイカなど）
芋	特に山芋類や里芋
ナッツ類	アーモンドや落花生、くるみ、ごまなどの種実類、カカオ豆製品（チョコレートなど）
お茶類	コーヒー（特に濃いもの）、緑茶（特に玉露）、ココアなど
健康食品[1]	青汁など

1) 健康食品は食品表示のカリウム量を確認してください。
※140ページの「植物性食品に含まれるカリウム量」も参考にしてください。

嗜好品を楽しむために

お酒やお菓子も栄養成分を確かめて、適量をコントロールしながら楽しみましょう。

●アルコールを飲んでもいいの？

過度の飲酒は肝機能障害、血圧の上昇、高尿酸血症、中性脂肪の増加、糖尿病の悪化などの影響を及ぼすことが知られています。腎臓にも悪影響があるため、アルコールについては、慢性腎臓病診療ガイド（2012年版）では、「適正飲酒量はエタノール量として男性では20〜30㎖／日（日本酒1合）以下、女性は10〜20㎖／日以下」としています。しかし、個々人の病状や体調にもよるので、医師に相談して許可された範囲でとりましょう。

アルコールの中でワインやビールはカリウムが多めです。焼酎やウイスキーはカリウムもたんぱく質もほとんど含みません。つまみとして、たんぱく質や食塩の多いものをとりすぎないように注意します。

●お菓子は食べて大丈夫？

まったくダメということはありません。製品の栄養成分表示や食品成分表・ガイドブックなどを参考に、なるべくたんぱく質や食塩・カリウムの少ないものを選び、食べる量を調節しましょう。

カリウム値がわからないものは原材料から多いかどうかを推計します。きな粉、黒砂糖、あずきや枝豆のあん（ずんだ）、チョコレート、ナッツ、くだもの（ドライフルーツや果汁を含む）、抹茶、コーヒーなどをたくさん使ったものは注意しましょう。

比較的安心なのは、ういろう、ビスケット、水ようかん、無果汁のゼリーやシャーベットなどです（84ページ参照）。また、特殊食品にも低たんぱく・低カリウム・低食塩のお菓子が多種類あります。最近は味もよくなり、おいしくいただけます。

各種アルコールの栄養素量（100gあたり）

	エネルギー kcal	水分 g	たんぱく質 g	カリウム mg	リン mg
清酒・本醸造酒	107	82.8	0.4	5	8
ビール・淡色	40	92.8	0.3	34	15
ぶどう酒・白	73	88.6	0.1	60	12
ぶどう酒・赤	73	88.7	0.2	110	13
焼酎・アルコール29g	206	71	0	―	―
ウイスキー	237	66.6	0	1	Tr

※「0」＝未検出、「Tr」＝微量、「―」＝未測定

献立を立てるコツ

エネルギーを確保しながら
たんぱく質10g、たんぱく質20gの
献立を立ててみましょう。

●やさしい献立の立て方

献立は、下の図のように、「主食＋主菜＋副菜＋デザート」を組み合わせたパターンが簡単です。そして、1皿ごとに「エネルギー」と「たんぱく質」の目標量を決めておきます。こうすることで、栄養量のわかるさまざまなレシピに置き換えて活用することができます。それでは、献立を立てる手順をご紹介します。

①主食を決めます。

たんぱく質10ｇ献立の場合は、低たんぱく特殊食品を使うと、たんぱく質を約0ｇにおさえられます。

②主菜を決めます。

たんぱく質源の食材と料理方法を決めます。たんぱく質10ｇ献立の場合は、肉・魚・卵・大豆製品から40～50ｇを、たんぱく質20ｇ献立の場合は、肉・魚から50ｇ、卵・大豆製品から30ｇを選びます。

③野菜を70ｇ程度使った副菜を決めます。

②の主菜と③の副菜は、油脂類やでんぷん類を使って100kcalアップを目指します。

④特殊食品ゼリーなどを使ってエネルギーをアップします。

次ページでは、「チキンカツの献立」と「雑煮の献立」を例に、たんぱく質10ｇ献立とたんぱく質20ｇ献立の違いをご紹介しましょう。

たんぱく質20gの場合	1食600kcal、たんぱく質（P）10gと20gの献立	たんぱく質10gの場合
ごはん…150g 250kcal Ⓟ4g	① 主食 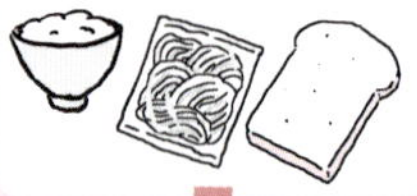	低たんぱくごはん…180g 300kcal Ⓟ0g
肉・魚…50g 卵・大豆製品…30g 150kcal Ⓟ15g	② 主菜 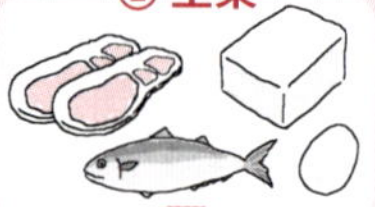	肉・魚・卵・大豆製品…40～50g 80kcal Ⓟ10g弱
野菜…70g 15kcal Ⓟ1g	③ 副菜 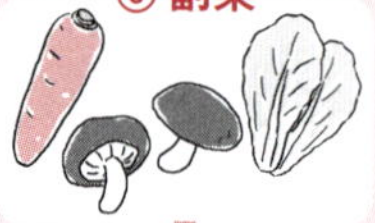	野菜…70g 15kcal Ⓟ1g
油脂類（油、マヨネーズなど） でんぷん類（はるさめなど） +100kcal	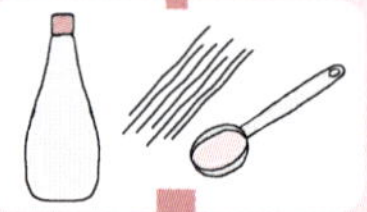	油脂類（油、マヨネーズなど） でんぷん類（はるさめなど） +100kcal
特殊ゼリーなど 100kcal Ⓟ0g	④ デザート 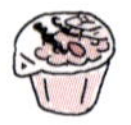	特殊ゼリーなど 100～150kcal Ⓟ0g
1食 600kcal Ⓟ20g		1食 600kcal Ⓟ10g

同じ献立でたんぱく質10gと
たんぱく質20gの場合を比べてみましょう

チキンカツの献立

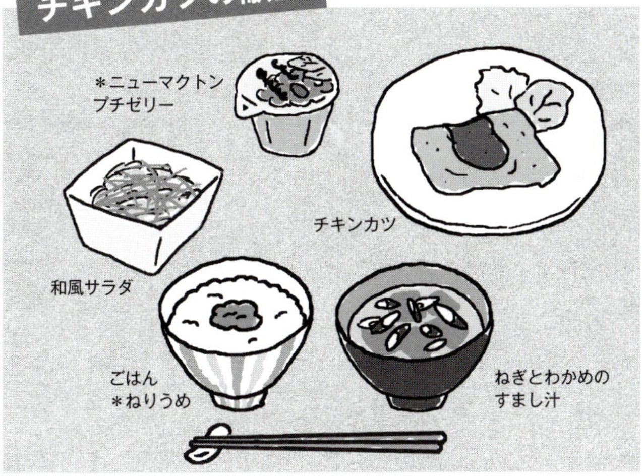

ごはん　＊ねりうめ
- ごはんの種類を変える

チキンカツ
- 鶏肉の大きさを変える
- たんぱく質10gの場合は、鶏肉を小さくした分、なすとしいたけの素揚げを加えてエネルギーアップ
- つけ合わせの野菜は同じでOK

和風サラダ
- 同じでOK

ねぎとわかめのすまし汁
- 同じでOK

＊ニューマクトンプチゼリー
- 特殊食品デザートでエネルギー調節

たんぱく質20gの場合

●ごはん

ごはん	150g
＊ジャネフねりうめ	1袋

●チキンカツ

若鶏胸肉	60g
こしょう（白）	少量
小麦粉	4g
卵	15g
パン粉	6g
揚げ油	適量（油9g）
【つけ合わせ】	
レタス・サラダ菜	5g
＊減塩中濃ソース	10mℓ

●和風サラダ

キャベツ（ゆで）	40g
にんじん（ゆで）	10g
＊だしわりドレッシング	10mℓ

●ねぎとわかめのすまし汁

根深ねぎ	5g
わかめ	もどして3g
だし	80mℓ
塩	少量
＊減塩しょうゆ	1g

ニューマクトンゼリー	1個

献立1人分

エネルギー	591kcal
たんぱく質	21.1g
カリウム	478mg
食塩	1.7g

たんぱく質10gの場合、ここを変える！

低たんぱくごはんに
- ＊ゆめごはん1/35……180g

肉は小さめに
- 若鶏胸肉……30g

野菜の素揚げをプラス
- なす……10g
- 生しいたけ……10g

献立1人分

エネルギー	598kcal
たんぱく質	11.4g
カリウム	374mg
食塩	1.7g

雑煮の献立

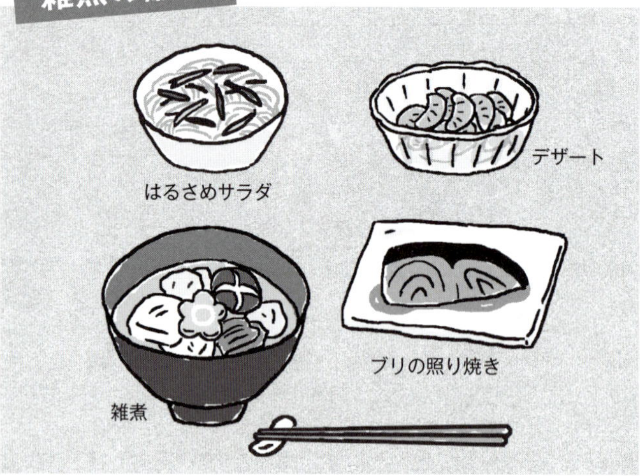

雑煮

▶ もちの種類を変える

▶ 野菜は同じでOK

ブリの照り焼き

▶ ブリの大きさと調味料の量を変える

はるさめサラダ

▶ エネルギーアップのはるさめも野菜も同じでOK

デザート

▶ みかん缶を特殊食品のゼリーに変える

たんぱく質20gの場合

● 雑煮

- もち……100g
- 若鶏もも肉……10g
- 小松菜……50g
- 生しいたけ……10g
- にんじん……10g
- だし……200mℓ
- 塩……0.5g
- 酒……5g
- しょうゆ……3g

● はるさめサラダ

- 緑豆はるさめ（乾）……10g
- きゅうり……20g
- マヨネーズ……10g

● ブリの照り焼き

- ブリ……60g
- しょうゆ……4g
- みりん……4g
- 油……4g

● みかん缶……50g

献立1人分

エネルギー	622kcal
たんぱく質	21.4g
カリウム	865mg
食塩	2.0g

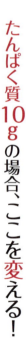

たんぱく質10gの場合、ここを変える！

低たんぱくもちに

▶ ＊グンプンのNRでんぷんもち……90g

ブリの大きさと調味料を半分に

▶ ブリ……30g

▶ しょうゆ……2g

▶ みりん……2g

▶ 油……2g

特殊食品のゼリーに変える

▶ ＊おいしくサポート エネルギーゼリー……98g

献立1人分

エネルギー	592kcal
たんぱく質	10.8g
カリウム	677mg
食塩	1.9g

慢性腎不全と食事療法 Q&A

回答者／
田部井　薫
宮本佳代子／茂木さつき（Q13）

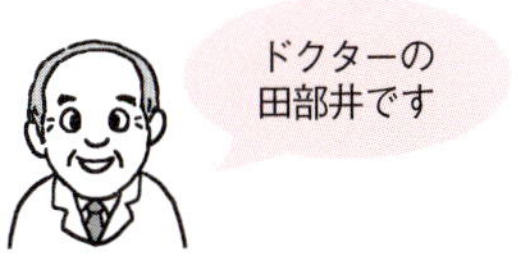
ドクターの
田部井です

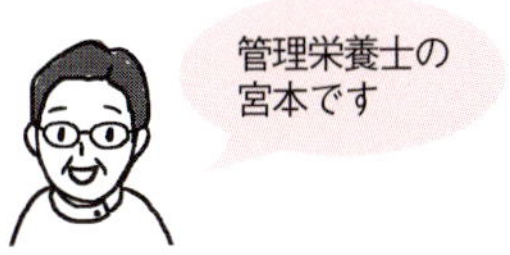
管理栄養士の
宮本です

Question 1

慢性腎不全というのはどのような病気ですか。

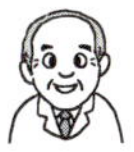

A ドクターから

慢性腎臓病（ＣＫＤ）とは、慢性腎炎や糖尿病などにより腎臓の機能が低下し、腎臓の機能が正常の60％以下になった状態をいいます。しかし、症状が出るのは腎臓の機能が30％以下になったときで、これ以降を慢性腎不全とよびます。透析が必要となるのは10％以下にまで低下した場合です。

腎臓の機能はおもに老廃物の排泄能力によって測定します。老廃物の排泄は、腎臓にある糸球体という毛細血管のかたまりで行なわれます。血液中に含まれる老廃物は糸球体で濾過されて排泄されます。ですから、糸球体自身の障害、あるいは糸球体に血液を供給する毛細血管が閉塞するなどの障害が起こると、血液の濾過・老廃物の排泄が行なわれなくなり、体内に老廃物が蓄積してしまいます。

老廃物の代表的なものとして、尿素窒素、クレアチニン、尿酸などがあり、腎臓の機能が低下するとそれらの毒素が血液中に蓄積してしまいます。尿毒症は腎臓の機能が10％以下になったときに起こる症状ですが、字のごとく、尿に排泄されるべき毒素が体内に蓄積した状態をいいます。

Question 2

慢性腎不全の原因にはどのようなものがありますか。

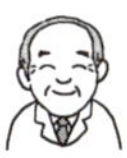

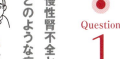

A ドクターから

慢性腎不全で透析に至る病気としては、糖尿病（性腎症）が44.5％、慢性糸球体腎炎が22.0％、高血圧などによる腎硬化症が10.7％です。そのほかにも先天性の多発性嚢胞腎が2.3％、悪性高血圧が0.8％、慢性腎盂腎炎が0.7％、膠原病のSLE（全身性エリテマトーデス）が0.7％です。糖尿病や高血圧などによる腎硬化症の割合が増えてきています。

Question 3

カリウム値が高いといわれましたが、食事療法以外に治療法はないのですか。

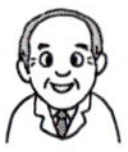

A ドクターから

腎臓の機能が正常な場合にはカリウムの排泄能力はとても高く、摂取したカリウムはほとんどすべて尿中に排泄されます。しかし、腎臓の機能が低下するにつれてカリウムの排泄能力は低下し、その分血液中のカリウム値が高くなります。

血液中のカリウム値は、正常人では3.6～5.0mEq／ℓという極めて狭い範囲に管理されていますが、これが7.5mEq／ℓ以上になると不整脈が起こり、心臓が停止してしまいます。食後1～2時間して急に息をしなくなったという人の中には、この高カリウム血症の人が多い可能性があります。ですから、野菜、くだものなどは、ときとして死に至らしめる猛毒になりうるのです。

カリウムは食事から摂取するものですから、食事を制限するのが最も効果的ですが、腎臓の機能が低下すると、極少量のカリウムの摂取でも高カリウム血症になってしまいます。そこで、薬によるカリウムの除去を行ないます。カリウム吸着レジンという、石を細かく砕いた薬です（製品名カリメート、ケイキサレートなど）。この薬を食後に飲むと、胃や十二指腸でカリウムが吸収される前にカリウムを吸着して、そのまま便に出します。副作用として便秘があるので、下剤を同時に服用することがすすめられます。尿からカリウムが出にくくなると、便に排泄する量が増加するので、便秘がひどいと血中のカリウム値が上がってしまうのです。食物繊維の豊富な根菜などはカリウムが多くておすすめできないので、下剤を積極的に飲んでもらいます。

血液が酸性に傾いた場合も高カリウム血症になりやすくなります。酸性食品を控えると同時に、重炭酸ナトリウム（重曹）を1～3g程度内服することもあります。

また、糖尿病の管理が悪いと、カリウムが肝臓のカリウムプールに入りにくくなり、高カリウム血症になります。インスリンを充分に使用して血糖を管理することも重要です。

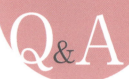

Question 4

以前は低血圧だったのに、腎臓が悪くなったら高血圧が出てきました。なぜですか。

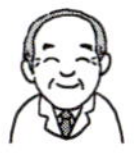

A ドクターから

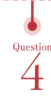

高血圧の原因はいくつかあります。代表的なものとしては、レニン―アンギオテンシン―アルドステロン系（ＲＡＡ系）というホルモンです。このホルモンは本来は腎臓に到達する血液量を調節しているもので、脱水、出血、血圧低下などで腎臓に来る血液の量が減少すると腎臓からこれらのホルモンが分泌され、全身の血圧を上昇させて腎臓に来る血液量を確保しようとするものです。しかし、腎臓が悪くなると腎臓の糸球体の近くにある血圧センサーの部分に血液が到達できなくなり、これらのホルモンが分泌されるために高血圧になります。最近は、このＲＡＡ系を抑制するための血圧の薬があります。

高血圧は腎機能の低下と密接な関係にあり、悪循環を形成します。つまり、高血圧自身も動脈硬化の進行などにより腎臓の機能を低下させますが、腎臓の機能が低下すると必ず高血圧になり、高血圧はさらに腎臓を傷害する、という悪循環になるのです。

現在、腎機能障害者の血圧の管理目標値は130／80㎜Hg以下です。あらゆる薬を使ってでもこの目標を達成することが重要です。

Question 5

腎不全では食事療法以外に治療法はないのですか。

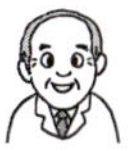

A ドクターから

腎不全の治療原則は、まず原疾患の治療、次に血圧管理、たんぱく質制限、食塩制限です。さらに病態によりカリウムの制限、リンの制限が加わります。

原疾患の治療は、糖尿病では血糖の管理が重要で、エネルギーの適正化とインスリンなどの血糖降下薬の使用が必要です。血圧管理には食塩の制限が必須で、加えてレニン―アンギオテンシン―アルドステロン系の抑制薬でアンギオテンシン受容体拮抗薬、アンギオテンシン変換酵素阻害薬を中心に、カルシウム拮抗薬、利尿薬を併用します。さらにβ遮断薬やα遮断薬も加えることがあります。

たんぱく質制限は最も強力な腎不全進行抑制作用を持っています。たんぱく質制限の効果は、腎機能の悪化抑制のみならず、尿毒症症状の軽減にもつながります。たんぱく質制限が充分に行なえない場合には、活性炭（製品名クレメジン）を内服することによりたんぱく代謝産物を吸着して便に排泄する方法もあります。しかし、食事療法に比べて効果は少なく、補助的なものです。

腎機能低下に伴って起こる腎性貧血はやはり腎機能の悪化を早めますので、エリスロポイエチンという腎性貧血治療薬を皮下注射で投与します。エリスロポイエチンの投与により貧血が改善すると、全身倦怠感がなくなり、腎機能の悪化速度を抑制できます。食事療法がうまくいかないために血清リン値が上昇すると、腎性骨異栄養症という骨粗しょう症のような骨の病気になり、腎機能低下の進行を早めます。その場合には、活性型ビタミンDと炭酸カルシウムの投与を行ないます。

以上のように、治療には食事療法と薬の両方が必要で、どちらも欠かせません。

Question 6

民間療法で腎機能によいという食品などの情報を耳にすることがありますが、どの程度効くのでしょうか？

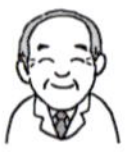

A　ドクターから

新聞や雑誌の広告などで、「腎臓がよくなる○○」と記載された食品や薬品を見かけることがありますが、そのような食品も薬品もありません。また、温泉などでも効能に「腎臓に効く」ように書かれている場合があると聞きますが、そのような温泉もありません。

これは、世間一般で「むくみがあるのは腎臓が悪いため」という風評があり、「むくみがとれる＝腎臓がよくなった」と短絡的に結びつけてしまう「大きな誤解」から生じるものです。確かに、腎臓が悪い患者さんにはむくみが生じることがありますが、透析に入るような末期の腎臓病でもむくみが出るのはごく一部の人です。外来で、むくみをおもな訴えとして来院した患者さんをみると、30%ぐらいに腎臓病の人がいますが、腎機能が低下したからむくみが出るわけではありません。むくみが出るのは尿にたんぱくが漏れるからです。尿たんぱくは腎臓の病気ではありますが、腎臓の機能が低下したために生じる症状ではありません。

むくみをとるには、食塩制限と利尿薬が最も有効です。しかし、利尿薬の使いすぎは逆に腎機能を低下させることもありますので、血液検査をしながら慎重に服用することが必要です。

「腎臓がよくなる○○」と称している食品や薬品は、おそらく利尿効果があるのでしょう。温泉も、むくみが少しとれるのを「腎臓に効く」と称しているものと思います。しかし、一般的に温泉の「入浴時の注意」には、「腎臓病の患者さんは入浴しないでください」、「腎臓病の患者さんは、医師に相談のうえ入浴してください」などと記載されているはずです。

「すいかが腎臓によい」という、恐ろしい誤解もよく耳にします。これはたぶん江戸時代に、むくみがある人にすいかを食べさせたら少しむくみが減少したことから、そのような話が広まったものと考えます。しかし、腎機能が低下している患者さんがすいかをたくさん食べたら間違いなく「高カリウム血症」になり、心臓が停止して命を奪われます。くだものなどの摂取過剰による高カリウム血症では、年間１０００人の透析患者さんが命を奪われていることを忘れないでください。

くれぐれもこのような風評に惑わされることのないように、お願いいたします。

Question 7
治療食を家族が食べても大丈夫でしょうか？

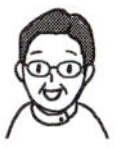

A　管理栄養士から

治療食は特別な食事ではなく「栄養成分の調整をした食事」ですから、家族が食べても大丈夫です。ただ、病気の解説にあるように「たんぱく質40gの食事」は、腎機能の負荷を減らすために、たんぱく質だけでなく食塩やカリウムの調整をしてありますから、食事療法を必要としないかたや、成長期のお子さんにとっては「適切な栄養成分」ではありません。

たとえば、1日たんぱく質40gでは、健康な成人や育ち盛りの子どもには少なすぎます。しかし、食塩6gは小学校高学年から成人であれば足りない量ではありません。「日本人の食事摂取基準」（平成31年3月の報告書〈2020年版として使用予定〉）では、成人男性では7.5g／日未満、成人女性では6.5g／日未満が摂取目標ですから、食塩が多めの外食・中食・間食を利用する日常生活では、食塩不足が問題となることはあまり考えられません。一方、カリウムは、腎臓の働きが正常な人にはきちんととってほしいミネラルです。そうした点をふまえて、次のような工夫をしましょう。

※ここでの解説はアスリートや激しい肉体労働をされるかたを対象としておりません。

●ご家族のたんぱく質量を増やす方法　成人では、1日のたんぱく質60～65gくらいが目安なので、ご家族の場合には多少の間食や外食も入ることを考えるとたんぱく質20g（1食）の献立はそのまま利用できますが、たんぱく質10gではたんぱく質が不足することになります。本書のたんぱく質10gの献立では、低たんぱくごはんを使っていますから、これを普通のごはんに変えるだけで、たんぱく質は5～6g（1食）増えます。これに加えて、魚や肉を30g、卵なら1個（正味で50g）を増やせばよいでしょう。

ご家族も低たんぱくごはんを食べるのであれば、魚や肉を60g、または納豆1パック（40g）＋魚や肉30gを増やしましょう。また、組み合わせによっては牛乳やヨーグルトを増やす方法もあります。牛乳や全脂無糖ヨーグルトは180gがほぼ魚や肉30gと同じたんぱく質になります。

●ご家族の食塩摂取への対応　前述のように食塩は、むりに増やす必要はありません。たんぱく質を増やすためにおかずが増えるので食塩摂取量は必然的に増えます。また、食卓で使うしょうゆやソースを、減塩製品でなく普通のものにすることでも増えますし、外食や間食のさいに食塩を意識せずに選ぶと増えてきます。これを機に、ご家族も薄味生活になじむチャンスにされるのもよいかと思います。ただ、腎臓病のない高齢者で食欲が低下されているかたの中には、食塩の摂取不足がみられる場合があります。もし、医師から食塩ももっととるようにいわれているご家族がいる場合には、みそ汁、漬物、佃煮を足すとよいでしょう。

●ご家族のカリウム量を増やす方法

カリウムはきちんと増やしてほしいミネラルです。

　魚や肉の料理だけでなく、野菜料理の量を増やせばカリウムは増えます。また、缶詰のくだものを生に変える、ゆでなくても食べられる野菜は生や炒め物・揚げ物で食べる、野菜や芋を使った料理を1皿添える、などの工夫で増やすことができます。

Question 8

カップヌードルが食べたいのですが、汁を飲まなければ食塩は問題にはなりませんか？

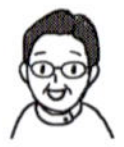

A 管理栄養士から

　カップヌードルの多くは、汁だけでなく、めんそのものにも食塩が含まれています。したがって、汁を飲まなくても食塩の摂取量は多くなってしまいます。栄養成分表示には、めんと汁の栄養量（食塩量）が別々に表記されているものもありますが、「めん」と「汁」が一体化していて自分では分けることができないタイプとめんをもどしてから粉末または濃縮されたスープのもとを入れるタイプとがあります。

　どちらの場合もめんをもどした汁は捨て、新しく規定量の熱湯を注ぐと食塩をかなり減らせます（めんをもどした後にスープを加えるものはここでスープのもとを加えますが、この時、スープのもとを残します。スープのもとを残すのは、汁を飲まないつもりでも、めんが吸ってしまった汁気や付着している汁は口に入ってしまうからです）。これでどれくらいの食塩をとったことになるかは、めんのもどし方や、めんとともに口に入った汁の量によって違ってくるため、はっきりとは申し上げられません。最近は、手軽な塩分濃度計がありますから、捨てるスープをとっておいて塩分濃度を測定すれば、捨てた食塩量を知ることができ、表示されている食塩から引き算をすることで食塩量を知ることができますが、簡易な塩分濃度計の精度は高くありませんので目安量と考えられるとよいでしょう（塩分濃度計は％で表示されますから、捨てる汁は必ず全量を取り、重量を測る必要があります）。

ラーメンを食べたい場合には、栄養量の表示されたスープつきの生めん（ゆでためん1玉200gあたりの食塩は0.4gが目安）を求め、めんはたっぷりの湯でゆで、スープの量を半量にすれば比較的減塩しやすく、スープのもとに食塩表示があるので、食塩量の把握もしやすいでしょう。

しかしながら、ラーメンのスープはカリウムも多い可能性があります。治療用食品のカップヌードルであれば安心して食べられます。最近は種類も多く味もよくなってきました。病院の売店や通信販売などで購入できます（135ページ参照）。

Question 9

魚の干物が大好きです。食べてはいけませんか？

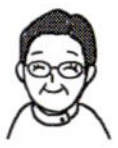

A 管理栄養士から

量を考えて食べれば、いけないことはありません。ただ、干物はものによって食塩量がかなり違います。市販加工食品の食塩量が載った本などを参考にし（141ページ参照）、食塩量の多いほうの数値を参考にするとよいでしょう。一般に「みりん干し」は塩味の干物より食塩が多いので、おすすめではありません。また、サイズが大きいものは食べすぎてしまいがちなので、小さいものを選びましょう。

市販の食品脱水用シート（商品名「ピチット」）を使うと、家庭の冷蔵庫で簡単に、うす塩の干物（一夜干し）ができます。この本の献立でも紹介していますので、参考にしてください（15ページ参照）。干物は、新鮮な魚で作ったほうが少ない食塩でおいしく作れます。

Question 10

カリウムをとりすぎないようにと、野菜はなんでもゆで、くだものは缶詰にしていますが、たまには生の野菜やくだものを食べてもよいでしょうか。

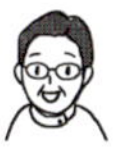

A 管理栄養士から

たんぱく質の量が守られていれば、生の野菜やくだものも少しは食べてもOKです。「野菜はなんでもゆでる」など日ごろからカリウムに気をつけておられるようなので、血清カリウム値のコントロール（108ページ参照）状況を見ながら調整されるとよいでしょう。

カリウムは野菜でも青菜などの緑黄色野菜や根菜（れんこんや竹の子など）などに多く含まれています。また、カリフラワーやブロッコリーやかぼちゃなど、1回に食べる重量が多くなりやすい野菜も注意が必要です。比較的カリウムが少ないのは、トマト、ピーマン、玉ねぎ、キャベツ、白菜、もやし、かぶの根などです。くだものでは、キウイフルーツ、バナナ、メロンなどに多く、食べる量が多くなりがちなスイカにも注意しましょう。比較的少ないのはりんごやぶどうです。また、ドライフルーツには多く含まれています。

生のくだものを食べたければ、その日はカリウムの多い野菜、芋を控えます。食べる量は1食あたり30ｇ（平均カリウム約70㎎）程度を目安とします。生の野菜を食べたい場合は、前記のようなカリウムの少ない野菜を20～30ｇ（平均カリウム60㎎）程度とし、ともに1日に1食までとします。レタスはカリウムが比較的多いのですが、少量でもかさがあるので満足感が得られるでしょう。また、低カリウムのレタスが開発されていますので利用されるとよいでしょう。

　なお、ゆでた野菜をとり入れた場合でも、生で食べた分量を合わせて1日の目安量（野菜は200ｇ、くだものは100ｇ）の範囲におさめます。

Question 11

たまには羽目をはずして思いきり外食などをしたいのですが……。

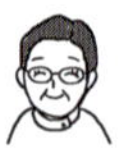

A 管理栄養士から

　あなたの体調がわからないので、簡単にはお答えしにくい質問です。

　腎臓の機能が低下したときには、食事療法が病態のコントロールに非常に重要です。しかし、食事療法を厳格にしすぎるとストレスがたまってしまう、社会生活が不自由になってしまうという問題があります。たまには羽目をはずして食事を楽しみたい、という思いもあると思いますが、その「たまには」が大丈夫かどうかは、日ごろ、皆さんの病気や生活をよくみている主治医や病院のスタッフでないと判断がつきにくいのです。その点を主治医や管理栄養士など病院のスタッフとよく相談しましょう。「検査値の読み方」（103ページ参照）をお読みいただくと、判断基準の理解の参考になると思います。日常の食生活を整えてコントロールをよくすれば、たまには羽目をはずせるでしょう。

　一つお伝えしておきたいのは、体調がときに悪くなったとしても、食事療法や生活に問題があるとは限らない、ということです。「私がダメなのかしら」と自分を責めたり、「こんなに一生懸命やっているのに」とがっかりしたりする必要はありません。そのときどきの病態に合った治療法を主治医が考えていますので、よく説明を受けてください。

Question 12

食塩やカリウムのことを考えると、外食がいつもワンパターンになってしまいます。なにかよい工夫はありませんか？

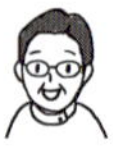

A 管理栄養士から

　いくつかの場面ごとに基本的な考え方をお伝えしましょう。

①仕事先で昼食に外食・中食をとる

　社員食堂や中食（コンビニ弁当、会社に出入りの宅配弁当）なら、栄養成分表示のあるものを選びます。目標栄養量は、本書の「昼夕（たんぱく質）10ｇ」か「昼夕（たんぱく質）20ｇ」（5ページ参照）を目安にします。栄養の過不足の調整方法については、89ページ～の外食のとり方アドバイスをご参照ください。

期待はずれの答えかもしれませんが、一般外食店の場合は、食べるものを決めてしまうのが無難です。目標栄養量は23～27ページの「昼食・夕食10ｇ」と同程度にして、家庭での食事を楽しむようにしましょう。ざるそば（うどん）、野菜サンドイッチ（ポテトは除く）、肉や魚介・芋類が少なめのカレー・スパゲティ・チャーハンなどは比較的低たんぱくです。ただ、食塩が多く、エネルギーが少ないものが多いので、家での食事で調整をはかりましょう。エネルギーは治療用食品の菓子類でも補えます。

ときには治療食の冷凍宅配弁当（137ページ）を利用するのも一つの方法です。

②単身赴任など仕事の関係で外食が多い

行きつけの店を何軒か決めて、個人的な注文に応じてもらうのがおすすめです。最近は、食事療法に応じてくれる店も増えてきています。

自分で食べ方を調整する場合は、定食か、単品を組み合わせできる店がよいでしょう。目標栄養量は「昼食・夕食20ｇの献立」と同程度にすると選択の幅が広がります。ただし、昼も夕も外食の場合にはどちらかの目標栄養量を「昼食・夕食10ｇの献立」と同程度にします。選ぶさいには、主食は白飯とし可能なら低たんぱくのごはんを持参して温めてもらうのがベストです。主菜は肉でも魚でも好きなものを1品とします。「昼夕10ｇ」の場合は1人前の半分よりやや少なめに、「昼夕20ｇ」の場合は小ぶりの1人前が適当です。野菜料理はミニサラダ程度の量にし、ほかの2食では生の野菜や芋類を避け、緑黄色野菜は少なめにします。みそ汁、漬物はやめます。主治医からお酒を許可されて飲む場合には、つまみはおかずの中でとります。エネルギー不足を感じるときは84ページを参考に補給しましょう。つまみには食塩が多いものがあるので気をつけましょう。

なお、中食＋自分で作った食事、宅配治療食の利用等も検討してみましょう。宅配の治療食は種類も多くなり家の冷凍庫に保存しておくと重宝します。

③家族や友人と外食を楽しむ、宴会に出る

せっかくのごちそう、楽しみたいですね。時期を選べるようなら、体調のよいときにしましょう。いずれにせよ、本書の「特別（たんぱく質）25ｇ」または、たんぱく質30ｇ（93ページ参照）を目標栄養量にすれば、けっこう楽しめます。ほかの2食を「特別（たんぱく質）5ｇ」のような組み合わせにするのもポイントです。

料理のうち汁物、漬物、つくだ煮のほか、芋類は残します（洋風料理ではマッシュポテト、コキーユなどに注意を）。

野菜料理も控えめに。特に中国料理では青菜などの使用が多いので気をつけましょう。魚や肉類の主菜が2種類以上の場合には、全部で100g程度（半人前にして2種類程度）までを目安にとります。デザートは、卵やチョコレート、ナッツを多く使ったものは控えます。芋、かぼちゃ、にんじん、ほうれん草などを使ったデザートや果汁100%ジュースもご注意を。サイダーは低カリウムです。アルコール類は医師の許可の範囲でとります。

　なお、最近は個人の希望に応じる店が増えつつあります。たんぱく質やカリウムの調整はむずかしいかもしれませんが、減塩に応じてくれる可能性はあるので、予約時に相談してみましょう。

Question 13

最近体重が減少し、ダイエットに成功したと喜んでいたのですが、先生から「栄養が不足している」といわれました。加齢に伴い、以前に比べて食欲もなくなり、年齢相応と思っていたのですが、無理にでも食べなければいけないのでしょうか?

A　管理栄養士から

　高齢者の問題点として、サルコペニアやフレイルが注目されており、慢性腎不全の患者さんでは、サルコペニアになる可能性がさらに高いといわれています（112ページ参照）。これらの要因として高齢者のADL（日常生活動作）の低下や、嚥下障害を含む消化機能の低下などにより、低栄養になることがあげられ、その特徴としてたんぱく質・エネルギー不足（protein energy malnutrition：PEM）が問題となっています。

　腎不全保存期の食事療法では、残存腎機能の保護を目的として適正エネルギーの摂取と、適度のたんぱく質制限が必要となります。低栄養を避け、腎機能の保護をはかるためには、栄養摂取状況と腎機能の現状を詳細に確認し、それぞれの状況に応じて適切に過不足を判断することが大切です。

　その結果、エネルギーやたんぱく質摂取量の不足がある場合には、補う必要があります。

　食欲の減少に対し、少量でも充分な栄養が確保できるドリンクタイプの栄養補助食品の利用や、高エネルギーの菓子類を3食以外の間食に手軽に摂取する習慣をつけることなどをおすすめします。また、運動不足の影響で食欲が落ちていないか確認することも必要です。

　「高齢だから肉や魚は食べなくてもいいわ」とおっしゃる患者さんがいらっしゃいますが、それは間違いです。消化機能の低下があるからこそ、良質のたんぱく質を多く含む肉や魚を必要量摂取することが、身体機能を維持することにつながります。

食事療法の助けとなる
特殊食品ガイド

＊掲載した商品の情報は2019年5月時点のものです。
＊特殊食品は病気を治療するものではなく、あくまでも食事療法の助けとなるものです。使用にあたっては、主治医や管理栄養士にご相談ください。
＊特殊食品は、食品によって1パック（個）あたりの分量や栄養価が異なります。栄養表示をよくご覧になってご使用ください。

食事療法の手助けのために、一般の同種の食品とエネルギーはほぼ同じでも、たんぱく質やカリウム、食塩、リンなどを減らした食品や、エネルギーを高めた食品などが数多く販売（おもに通信販売）されています。本書では、これらの食品を「特殊食品」と総称しています。特殊食品を組み入れると、食事療法が実践しやすくなります。
ここでは、本書の献立で使用した食品のほか、いくつかの食品を参考としてご紹介します。

栄養成分値は表示分量あたり、「0」＝未検出、「Tr」＝微量、「―」＝未測定

	商品名		分量	たんぱく質 (g)	エネルギー (kcal)	カリウム (mg)	リン (mg)	食塩相当量 (g)
ごはん・もち	ゆめごはん 1/35 トレー	キッセイ薬品工業(株)	1パック180g	0.13	299	0.4	22	0.01
	ピーエルシーごはん炊き上げ一番1/25	ホリカフーズ(株)	1パック180g	0.18	300	0	24	0
	やさしくラクケア　サトウの低たんぱくごはん1/5	ハウス食品(株)	1パック180g	0.9	310	0	29	0
	越後ごはん1/5	木徳神糧(株)	1パック150g	0.75	231.8	6	16.5	0
	お祝い越後ごはん（赤飯風）	木徳神糧(株)	1パック180g	0.7	284.9	7.2	14.4	―
	ジャネフプロチョイス米	キユーピー(株)	100g	0.38	300	0~8	1~22	―
	げんた速水もち	キッセイ薬品工業(株)	1枚8g	0.02	28	0.1	0.4	0
	グンプンでんぷんもち	(株)グンプン	1個45g	0.09	90	1.9	2.2	0.02
パン	越後の食パン	(株)バイオテックジャパン	2枚約100g	0.37	268	14	6	0.7
	越後のバーガーパン	(株)バイオテックジャパン	1個80g	0.27	233	8	15	0.3
	越後の丸パン	(株)バイオテックジャパン	1個約50g	0.2	143	6	11	0.3
	ゆめベーカリー　たんぱく質調整丸パン	キッセイ薬品工業(株)	1個50g	0.2	146	8.3	13.7	0.06
	生活日記パン	ニュートリー(株)	1個約50g	1.9	221	33	17.5	0.3
めん	アプロテン　たんぱく調整スパゲティタイプ	ハインツ日本(株)	100g	0.2	359	13	14	0
	アプロテン　たんぱく調整中華めんタイプ	ハインツ日本(株)	100g	0.3	361	14	13	0
	アプロテン　たんぱく調整マカロニタイプ	ハインツ日本(株)	100g	0.4	364	13	24	0
	そらまめ食堂たんぱく質調整うどん	(株)ヘルシーネットワーク	80g	0.24	295	18	35	0.03
	そらまめ食堂たんぱく質調整そうめん	(株)ヘルシーネットワーク	80g	0.24	297	18	35	0.02
	げんたそば	キッセイ薬品工業(株)	100g	2.4	352	93	51.5	0
	FORICAしょうゆラーメン(カップめん)	ホリカフーズ(株)	1個72.2g	3.2	327	109	70	2.6

	商品名		分量	たんぱく質(g)	エネルギー(kcal)	カリウム(mg)	リン(mg)	食塩相当量(g)
調味料	キッコーマンだしわりしょうゆ	日清オイリオグループ(株)	1袋5mℓ	0.2	4	2	2	0.44
	食塩濃度 5% 減塩しょうゆ	キッコーマン食品(株)	1袋5mℓ	0.4	4.3	3.1	8.5	0.25
	食塩分 8% 風味しょうゆ	ヘルシーフード(株)	1袋3mℓ	0.1	2	7	3	0.25
	げんたつゆ	キッセイ薬品工業(株)	1袋5mℓ	0.3	7	11.6	5.5	0.5
	越後くらぶ米麹みそ	木徳神糧(株)	10g	0.62	22.2	32	12	0.51
	低塩中濃ソース	(株)フードケア	10g	0.06	12.5	8.3	1.1	0.23
	ジャネフ　減塩中濃ソース	キユーピー(株)	1袋5mℓ	0	6	17	2	0.1
	丸鶏がらスープ塩分ひかえめ	味の素(株)	2.5g	0.35	6.4	157	—	0.67
	ジャネフ ノンオイルドレッシングフレンチクリーミィ	キユーピー(株)	10mℓ	0	2	—	—	0.3
	だしわりドレッシング	日清オイリオグループ(株)	1袋10mℓ	0.2	19	3	2	0.34
	食塩不使用　ヘルシーケチャップ	ハグルマ(株)	10g	0.2	9.8	57	—	0
	プロチョイスマヨネーズタイプ	キユーピー(株)	1袋14g	0.03	72	0.26	0.73	0.12
ふりかけなど	カルシウムふりかけ(うめしそ)	ヘルシーフード(株)	1袋2.5g	0.2	8	7	6	0.3
	カルシウムふりかけ(のりたまご)	ヘルシーフード(株)	1袋3g	0.5	11	13	14	0.1
	ふりかけ鉄之助 (のりごま)	ヘルシーフード(株)	1袋3g	0.6	16	16	17	0.2
	三島ペースト減塩のり佃煮	三島食品(株)	1袋8g	0.19	11	—	—	0.29
	三島ペーストうめぴしお	三島食品(株)	1袋8g	0.048	4.8	—	0.8	0.61
	ジャネフねり梅	キユーピー(株)	1袋6g	0.04	2	4	1	0.4
	ジャネフたいみそ	キユーピー(株)	1袋7g	0.6	15	17	7	0.2
	グンプンきな粉	(株)グンプン	1袋10g	0.67	38.1	32	11.7	0
粉飴	粉飴	(株)H+Bライフサイエンス	1袋13g	0	50	0~0.7	0~0.7	0

特殊食品などの通信販売（全国配送）の一例

商品の通信販売やおかずセットの宅配を行っています。
一部配送できない地域もあるので、かかりつけの病院の管理栄養士にお尋ねください。

(株) ヘルシーネットワーク
(特殊食品・冷凍おかずセットなど)
0120-236-977
https://www.healthynetwork.co.jp

(株) 療食サービス　在宅部門
ケアフーズプラザ アールエス (特殊食品)
0120-638-331
https://shop.a-ruesu.co.jp

Dr (ドクター) ミール
(特殊食品)
☎ 078-332-3970
http://www.dr-meal.com/

(株) 武蔵野フーズ
健康宅配
(冷蔵日替り宅配食・冷凍おかずセット)
0120-634-023
http://www.kenko-webshop.jp

	商品名		分量	たんぱく質 (g)	エネルギー (kcal)	カリウム (mg)	リン (mg)	食塩相当量 (g)
レトルト総菜	たんぱく調整スープ かぼちゃのポタージュ	エム・シーシー食品(株)	1袋100g	0.8	150	81	13	0.4
	たんぱく調整スープ 野菜のポタージュ	エム・シーシー食品(株)	1袋100g	0.8	150	77	17	0.4
	たんぱく調整まろやかカレー	ハウス食品(株)	1袋170g	2.5	245	224	52	0.76
	大人むけのパスタソース・イセエビのトマトクリーム	ハインツ日本(株)	1袋100g	1.9	144	150	9	1.3
	ピーエルシー里いも煮	ホリカフーズ(株)	1袋120g	3	107	120	37	0.9
	ゆめシリーズ中華丼	キッセイ薬品工業(株)	1袋150g	4.4	162	62	29	1.2
ゼリー・飲料	ニューマクトンプチゼリー	キッセイ薬品工業(株)	1個25g	0	50	1.0~1.8	0.25	0.03
	レナケアーMCT入りミニゼリー	日清オイリオグループ(株)	1個25g	0	53	2.5~3.0	0.38	—
	粉飴ゼリー	(株)H+Bライフサイエンス	1個82g	0	160	0~3	0~1	0.02
	やさしくラクケアクリーミープリン(カスタード風味)	ハウス食品(株)	1個63g	0	150	7.1	9.8	0.03
	アイスになるゼリー・ライチ	ヘルシーフード(株)	1個50g	0.1	80	7	1	0
	アイスになるゼリー・ぶどう	ヘルシーフード(株)	1個50g	0.1	80	4	1	0
	おいしくサポートエネルギーゼリー・りんご味	ハウス食品(株)	1個98g	0	160	2.5	0.78	0.2
	おいしくサポートエネルギーゼリー・甘夏みかん味	ハウス食品(株)	1個98g	0	160	2.5	0.88	0.2
	カップアガロリー・モモ	キッセイ薬品工業(株)	1個83g	0	150	1~7	0~3	0
	カップアガロリー・マスカット	キッセイ薬品工業(株)	1個83g	0	150	0~5	0~3	0
	粉飴ムースいちご味	(株)H+Bライフサイエンス	1個58g	0	160	1~4	0~1	0~0.01
	ムースアガロリー・プレーンヨーグルト味	キッセイ薬品工業(株)	1個67g	0.2	160	17	10	0.05
	はい!ババロア・ストロベリー	ニュートリー(株)	1個76g	0.1	150	7	5	—
	エネビットゼリー	ニュートリー(株)	1個150g	0	200	18	8	0.03
	カロリーミックス・りんご味	日清オイリオグループ(株)	1個125mℓ	0	160	15	2	0.02
その他菓子	マクトンようかん	キッセイ薬品工業(株)	1個55g	0.1~0.5	100	3.1~30	3.1~4.4	0
	カルシウムまんじゅうこしあん	ヘルシーフード(株)	1個18g	1.3	53	20	15	0.5
	たんぱく質調整純米せんべい・サラダ味	木徳神糧(株)	5枚16g	0.2	100	22	5	0.05
	たまごせんべい鉄入り	ヘルシーフード(株)	1枚5g	0.4	22	5	7	0
	たんぱく調整ビスコ	江崎グリコ(株)	1袋2個	0.3	54	5	6	0.03
	やわらかサブレカルシウム入り・ミルク味	ヘルシーフード(株)	1枚18g	0.8	92	14	13	0.7
	たんぱく調整チョコレート	江崎グリコ(株)	1枚8.5g	0.15	50	10	5.4	0.003

宅配食

● いきいき御膳おかず いきいき御膳

たんぱく質と塩分調整の冷凍食品。和洋中豊富な種類がある。ごはん料理やめん料理、丼の素などもある。[ヘルシーフード(株)]

● やすらぎ膳 健康美膳

やすらぎ膳は日替わり献立の冷蔵腎臓病食。健康美膳は冷凍おかずセット。[(株) 武蔵野フーズ]

たんぱく質を多く含む食品の たんぱく質・エネルギー・カリウム・リン量

出典：「日本食品標準成分表2015年版（七訂）」

	食品	たんぱく質 (g)	エネルギー (kcal)	カリウム (mg)	リン (mg)	備考*
		可食部100gあたり				
卵	鶏卵	12.3	151	130	180	1個50g
乳製品	牛乳	3.3	67	150	93	1カップ210g
	ヨーグルト（加糖）	4.3	67	150	100	1個100g
	クリームチーズ	8.2	346	70	85	
	プロセスチーズ	22.7	339	60	730	スライス1枚18g
魚介類	アジ（マアジ）	19.7	126	360	230	1尾70g
	イカ（スルメイカ）	17.9	83	300	250	
	イワシ（マイワシ）	19.2	169	270	230	1尾60g
	ウナギ（かば焼き）	23.0	293	300	300	
	エビ（ブラックタイガー）	18.4	82	230	210	
	カキ	6.9	70	190	100	
	カツオ（春獲り）	25.8	114	430	280	3切れ50g
	カレイ（マガレイ）	19.6	95	330	200	
	ギンダラ	13.6	232	340	180	1切れ80～100g
	キンメダイ	17.8	160	330	490	1切れ80～100g
	タラ（マダラ）	17.6	77	350	230	1切れ80～100g
	サケ（シロザケ）	22.3	133	350	240	1切れ80～100g
	サバ（マサバ）	20.6	247	330	220	1切れ80～100g
	サンマ	18.1	318	200	180	1尾100g
	ブリ	21.4	257	380	130	1切れ80～100g
	マグロ（クロ・赤身）	26.4	125	380	270	5切れ60g
	マグロ（クロ・脂身）	20.1	344	230	180	3切れ60g
	マダイ（養殖）	20.9	177	450	240	
	メカジキ	19.2	153	440	260	
	ホタテ貝柱	16.9	88	380	230	
	ホッケ（開き干し）	20.6	176	390	330	食塩1.8g
肉類	牛ヒレ肉	20.8	195	380	200	
	牛もも肉（脂身つき）	19.5	209	330	180	
	牛肩ロース肉（脂身つき）	16.2	318	260	140	
	豚もも肉（脂身つき）	20.5	183	350	200	
	豚ヒレ肉	22.2	130	430	230	
	豚ロース肉（脂身つき）	19.3	263	310	180	
	鶏もも肉（皮つき）	16.6	204	290	170	
	鶏胸肉（皮つき）	21.3	145	340	200	
	鶏ささ身肉	23.9	109	410	240	1本40g
	鶏レバー	18.9	111	330	300	
	ロースハム	16.5	196	260	340	食塩2.5g
	ウインナソーセージ	13.2	321	180	190	食塩1.9g
	ベーコン	12.9	405	210	230	食塩2.0g

＊備考欄の数値は食べられない部分を除いた正味重量です。あくまでも一つの目安です。

	食品	たんぱく質 (g)	エネルギー (kcal)	カリウム (mg)	リン (mg)	備考*
		可食部100gあたり				
豆・大豆製品	豆腐(もめん)	7.0	80	110	88	1丁 300g
	豆腐(絹ごし)	5.3	62	150	68	1丁 300g
	納豆	16.5	200	660	190	
	油揚げ	23.4	410	86	350	
	生揚げ	10.7	150	120	150	
	大豆(ゆで)	14.8	176	530	190	
	豆乳(調製豆乳)	3.2	64	170	44	
	きな粉	36.7	450	2000	660	大さじ 1=5g
	いんげん豆(ゆで)	9.3	147	410	140	
種実類	ピーナッツ(いり)	26.5	585	770	390	
	ごま(いり)	20.3	599	410	560	大さじ 1=6g
野菜	枝豆(ゆで)	11.5	134	490	170	
	そら豆(ゆで)	10.5	112	390	230	
	さやえんどう(ゆで)	3.2	34	160	61	
	春菊(ゆで)	2.7	27	270	44	
	竹の子(ゆで)	3.5	30	470	60	
	とうもろこし	3.6	92	290	100	
	菜花(和種)ゆで	4.7	28	170	86	
	ほうれん草(ゆで)	2.6	25	490	43	
	ブロッコリー(ゆで)	3.5	27	180	66	
芋	さつま芋	1.2	134	480	47	
	里芋	1.5	58	640	55	
	じゃが芋	1.8	76	410	47	
	山芋(長芋)	2.2	65	430	27	
	山芋(いちょう芋)	4.5	108	590	65	
穀類	ごはん	2.5	168	29	34	1ぜん 140g
	もち	4.0	234	32	22	1個 50g
	ロールパン	10.1	316	110	97	1個 30～40g
	食パン	9.0	260	88	68	6枚切り 60g
	うどん(ゆで)	2.6	105	9	18	1玉 240g
	そば(ゆで)	4.8	132	34	80	1玉 180g
	蒸し中華めん	5.3	198	86	100	1玉 170g
	中華めん・生	8.6	281	350	66	1玉 230g
	スパゲティ(ゆで)	5.8	167	14	53	1皿分 250g
	そうめん・乾	9.5	356	120	70	1束 50g
菓子類	アイスクリーム(普通脂肪)	3.9	180	190	120	
	あられ	7.9	381	150	150	
	カステラ	6.2	319	79	96	
	シュークリーム	6.0	228	120	150	
	どら焼き	6.6	284	120	80	
	肉まん	10.0	260	310	87	
	ミルクチョコレート	6.9	558	440	240	

植物性食品に含まれるカリウム量

出典：『日本食品標準成分表2015年版（七訂）』

	食品	カリウム(mg)（可食部100gあたり）	備考*
	えのきたけ	340	
	えのきたけ・ゆで	270	
	しいたけ(生)	280	1枚10～15g
	しいたけ(生)・ゆで	200	
海藻	塩蔵わかめ・塩抜き	10	
海藻	ひじき・干し	6400	
海藻	沖縄もずく・塩抜き	7	
くだもの	アボカド	720	1個200g
くだもの	バナナ	360	1本200g
くだもの	メロン	340	
くだもの	キウイフルーツ	290	1個80g
くだもの	ネーブルオレンジ	180	1個200g
くだもの	いちご	170	
くだもの	みかん	150	1個100g
くだもの	ぶどう	220	
くだもの	りんご	120	1個250g
くだもの	白桃缶詰め	80	
くだもの	みかん缶詰め	75	
種実類	ピーナッツ・いり	770	10粒10g
種実類	アーモンド・乾	760	
種実類	くり・ゆで	460	
種実類	くるみ・いり	540	
お茶類	玉露液	340	
お茶類	ミルクココア・粉末	730	大さじ1=9g
お茶類	コーヒー液	65	
お茶類	番茶液	32	
お茶類	煎茶液	27	
お茶類	紅茶液	8	

	食品	カリウム(mg)（可食部100gあたり）	備考*
緑黄色野菜	かぼちゃ	450	
緑黄色野菜	かぼちゃ・ゆで	430	
緑黄色野菜	小松菜	500	1束300～350g
緑黄色野菜	小松菜・ゆで	140	
緑黄色野菜	トマト	210	1個150g
緑黄色野菜	にら	510	1束100g
緑黄色野菜	にら・ゆで	400	
緑黄色野菜	にんじん(皮むき)	270	1本150g
緑黄色野菜	にんじん(皮むき)・ゆで	240	
緑黄色野菜	ブロッコリー	360	1株200～300g
緑黄色野菜	ブロッコリー・ゆで	180	
緑黄色野菜	ほうれん草	690	1束250g
緑黄色野菜	ほうれん草・ゆで	490	
淡色野菜	キャベツ	200	大1枚80～100g
淡色野菜	キャベツ・ゆで	92	
淡色野菜	きゅうり	200	1本100g
淡色野菜	ごぼう	320	
淡色野菜	ごぼう・ゆで	210	
淡色野菜	大根(皮むき)	230	
淡色野菜	大根(皮むき)・ゆで	210	
淡色野菜	玉ねぎ	150	1個150g
淡色野菜	玉ねぎ・水さらし	88	
淡色野菜	なす	220	1本80～100g
淡色野菜	なす・ゆで	180	
淡色野菜	白菜	220	
淡色野菜	白菜・ゆで	160	
きのこ	エリンギ	340	
きのこ	ぶなしめじ	370	1パック100g
きのこ	ぶなしめじ・ゆで	280	

＊備考欄の数値は食べられない部分を除いた正味重量です。あくまでも一つの目安です。

腎臓病の食事療法に役立つ本

本書でご紹介した献立を実際に作って食べてみると、ご自身にあった食事の量や味付けを実感として知ることができます。しかし、ご自身の食べ慣れた料理をアレンジして献立を立てたり、外食や中食をするなど、日常生活ではさまざまな食事をします。それぞれの食事はどのくらいの栄養量なのかを知ることは、腎臓病の食事管理をするうえでたいせつです。そのために参考となる本をご紹介しましょう。

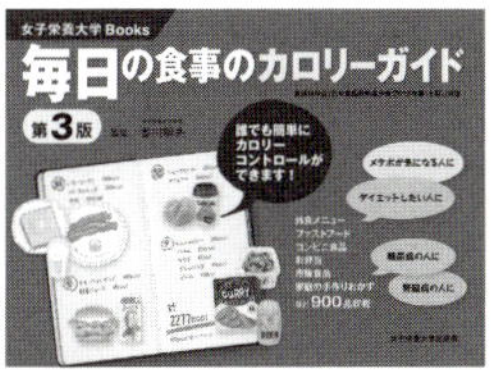

『毎日の食事のカロリーガイド 第3版』

外食編、ファストフード・テイクアウト編、市販食品編、家庭のおかず編の4つのパート別に、おもに1品料理をカラー写真で紹介。写真とともに、主要な栄養成分値（エネルギー、たんぱく質、脂質、炭水化物、食塩相当量、カリウム、コレステロール、食物繊維、添加糖分）を掲載。リンは巻末の栄養価一覧に掲載。料理の栄養価を知るための目安として活用します。
（香川明夫監修、女子栄養大学出版部）

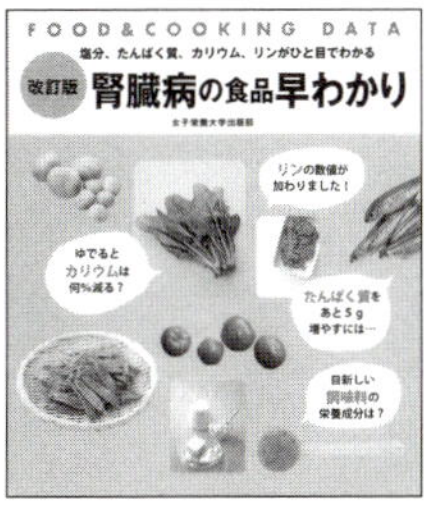

『腎臓病の食品早わかり 改訂版』

ふだんよく使う食品を、魚1切れ、卵1個などわかりやすい概量や1回で食べる量をカラー写真で紹介。写真とともに、食事管理に必要な栄養成分値（塩分、たんぱく質、カリウム、リン、脂質、炭水化物、エネルギー）を掲載。食品の量と気をつけたい栄養素の含有量について写真をみながら知ることができます。
（牧野直子監修、女子栄養大学出版部）

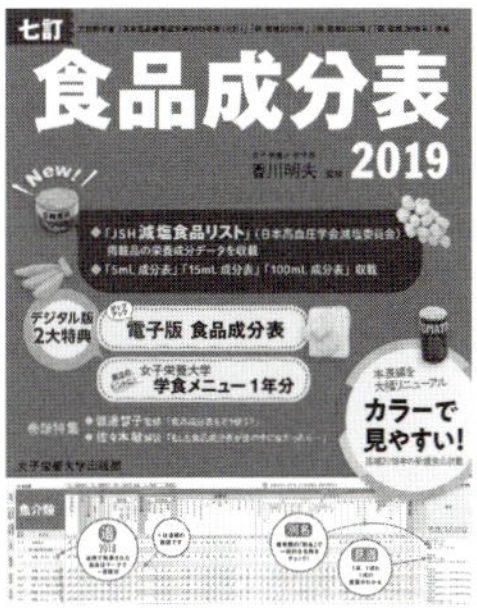

『食品成分表』（年度版）

食品100gあたりの詳細な栄養成分値を紹介。文部科学省から発表された「日本食品標準成分表2015年版（七訂）」をカラー版で見やすく編集。食品成分表の使い方や栄養価計算の仕方も解説しています。
（香川明夫監修、女子栄養大学出版部）

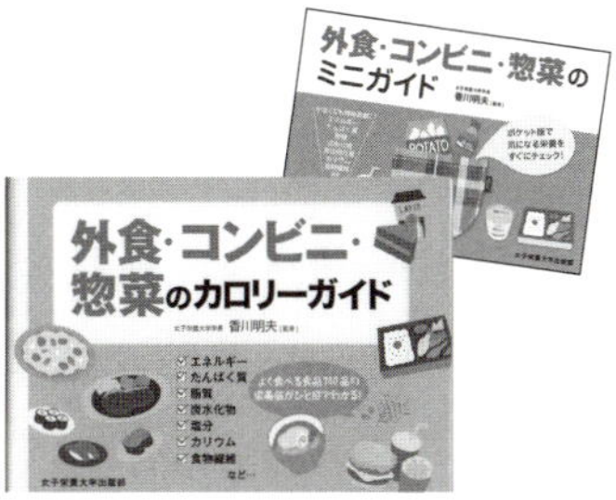

『外食・コンビニ・惣菜のカロリーガイド』

外食編、ファストフード・テイクアウト編、市販食品編の3つのパート別に、おもに1品料理をカラー写真で紹介。主要な栄養成分値（エネルギー、たんぱく質、脂質、炭水化物、食塩相当量、カリウム、コレステロール、食物繊維、添加糖分）を掲載。ふだん外食や中食の多いかたの食事管理に役立ちます。携帯に便利なミニ版『外食・コンビニ・惣菜のミニガイド』もあります。
（香川明夫監修、女子栄養大学出版部）

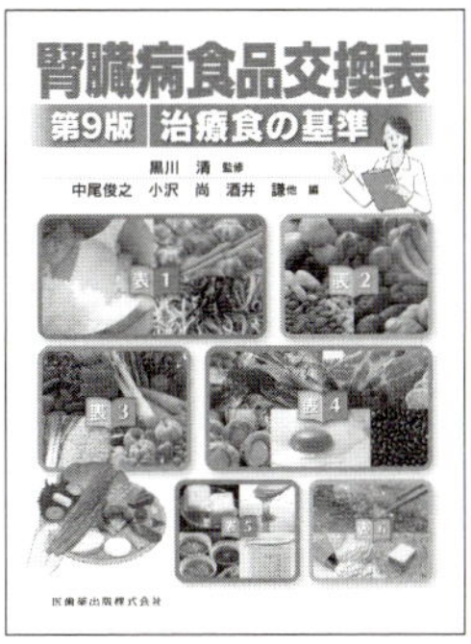

『腎臓病食品交換表 第9版』

たんぱく質を含む食品を表1（ごはん、パン・めん）、表2（果実、種実、いも）、表3（野菜）、表4（魚介、肉、卵、豆、・豆製品、乳・乳製品）に分類し、たんぱく質3g（1単位）あたりの食品重量と栄養価を掲載しています。さらにたんぱく質を含まない食品を表5（砂糖、甘味品、ジャム、ジュース、でんぷん）、表6（油脂）に分類。医師から指示のあった単位数をもとに各表から食材を選んで食事作りに活用します。病院で本表を使って食事指導を受けたかた向き。
（黒川清監修／中尾俊之・小沢尚・酒井謙編著、医歯薬出版）

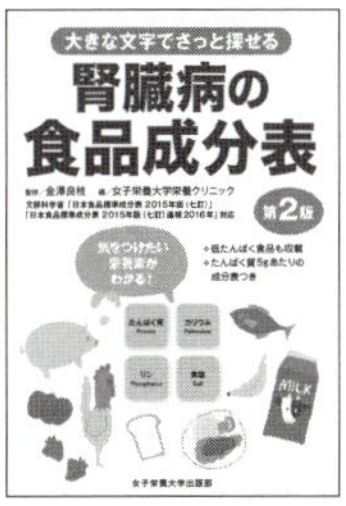

『腎臓病の食品成分表 第2版』

上記の年度版『食品成分表』を、腎臓病の日々の食事管理に使いやすいようコンパクトに再編。食事管理に気をつけたい栄養項目（エネルギー、たんぱく質、脂質、炭水化物、食物繊維、カリウム、リン、食塩相当量）にしぼり、食品名も一般名称を併記するなど探しやすく、文字も大きく見やすくしました。たんぱく源となる食品については、たんぱく質5gあたりの重量と成分値も紹介したので、たんぱく質制限のある献立づくりにも役立ちます。
（金澤良枝監修／女子栄養大学栄養クリニック編、女子栄養大学出版部）

この本に載っている

献立と料理の栄養成分値一覧

●ここに掲載した数値は、「日本食品標準成分表2015年版（七訂）」に基づき、１人分の成分値を計算したものです。特殊食品についてはメーカーの数値をもとにしています。どちらにもない食品は、それに近い食品の数値、またはメーカーの数値をもとにしています。メーカーの数値のうち算出していない栄養成分値については０として計算しました（メーカーの数値は2019年５月現在のものです）。

献立名	掲載ページ	エネルギー	たんぱく質	脂質	炭水化物	無機質					ビタミン					コレステロール	食物繊維総量	食塩相当量
						ナトリウム	カリウム	カルシウム	リン	鉄	A（レチノール活性当量）	D	E（α-トコフェロール）	B_1	C			
		kcal	g	g	g	mg	mg	mg	mg	mg	µg	µg	mg	mg	mg	mg	g	g
たんぱく質10gの朝食メニュー																		
①五目卵焼きの献立	14	584	10.9	13.1	106.0	749	349	272	208	2.3	151	1.5	2.2	0.11	16	213	4.2	1.9
②サンマの手作り干物の献立	15	586	10.4	12.4	107.6	543	340	67	167	7.3	109	6.0	1.6	0.05	8	26	3.0	1.6
③オクラ入り納豆の献立	16	603	9.4	14.3	108.7	573	345	66	149	7.6	10	0.1	1.4	0.13	5	8	3.9	1.6
④生揚げのつけ焼きの献立	17	609	8.9	16.5	105.2	552	342	194	165	8.1	49	0	1.9	0.09	31	0	3.5	1.6
⑤卵と野菜のココットの献立	18	626	9.2	14.3	117.5	778	291	63	144	1.5	104	0.9	1.7	0.08	46	210	8.1	2.1
⑥ゆで卵と野菜の温サラダの献立	19	597	9.7	15.3	104.1	600	298	115	185	1.4	140	0.9	0.8	0.09	15	216	3.7	1.8
⑦ロールパンサンドの献立	20	615	9.4	16.6	108.0	845	332	144	196	1.3	84	0.7	1.7	0.21	25	134	2.9	2.1
⑧低たんぱくパンの焼きサンドの献立	21	622	9.6	13.0	119.5	807	308	146	219	0.7	81	0.6	0.7	0.05	25	27	6.6	2.1
たんぱく質10gの昼食・夕食メニュー																		
①酢豚の献立	28	580	9.5	13.2	106.5	578	355	46	142	1.3	87	0.1	1.8	0.33	14	20	3.8	1.6
②揚げ出し豆腐の献立	29	587	10.7	17.4	93.9	442	346	165	216	1.5	123	0	1.7	0.16	15	6	1.7	1.8
③豚肉の野菜巻きフライの献立	30	610	10.1	15.5	107.8	580	332	63	146	1.2	98	0.1	2.1	0.40	22	35	3.3	1.4
④揚げサンマのあんかけの献立	31	590	10.1	16.4	99.8	537	324	200	164	1.2	21	6.0	1.6	0.05	10	26	2.9	1.6
⑤筑前煮の献立	32	582	10.2	13.6	103.1	591	353	62	171	0.8	136	1.1	1.2	0.10	16	40	3.6	2.0
⑥タラの食パン衣揚げの献立	33	623	10.5	18.1	103.9	727	341	80	168	0.9	19	0.4	2.9	0.10	31	24	3.3	1.9
⑦幕の内風弁当の献立	34	622	10.6	18.4	102.0	250	319	59	201	0.9	597	1.5	3.6	0.08	8	120	3.6	1.6
⑧タンドリーチキン弁当の献立	35	577	9.9	17.2	97.2	658	345	50	133	0.9	152	0.2	1.2	0.10	14	55	6.2	1.7
⑨三色重の献立	36	595	10.6	16.8	99.0	586	333	68	182	1.1	134	0.7	1.2	0.11	16	150	2.0	1.6
⑩中華丼と春巻きの献立	37	615	10.8	17.8	101.4	597	315	74	191	1.3	153	0.5	2.6	0.09	16	99	2.7	1.8
⑪ビーフカレーライスの献立	38	608	9.6	15.7	106.0	719	351	38	124	7.6	196	0	0.8	0.09	10	36	2.4	1.7
⑫チキンドリアの献立	39	609	9.9	19.3	100.3	751	321	89	166	0.6	129	0.2	1.2	0.09	9	71	3.9	1.9
⑬カニあんかけチャーハンの献立	40	588	10.7	15.8	100.4	702	272	74	147	1.1	53	0.5	2.2	0.05	26	127	1.8	1.7
⑭天ざるうどんの献立	41	631	8.5	19.4	103.7	641	370	45	152	0.6	71	0.3	3.7	0.07	10	93	2.8	1.6
⑮ソース焼きそばの献立	42	636	9.8	15.0	115.0	554	341	57	145	1.3	118	0	1.3	0.34	13	21	12.1	1.7
⑯エビのトマトスパゲティの献立	43	636	9.3	15.0	115.5	577	346	148	171	1.1	65	0.3	2.3	0.19	47	42	13.4	1.6
⑰肉じゃがの献立	44	594	9.4	18.4	97.6	319	369	36	110	0.7	42	0.5	1.8	0.03	1	111	0.7	2.0
⑱コロッケとおにぎりの献立	45	592	8.9	31.7	68.2	34	313	21	18	0.2	10	0	0.8	0.02	28	0	1.4	1.8
⑲レタスハムサンドの献立	46	576	10.5	25.6	75.7	166	319	9	29	6.2	1	0	0.3	0.03	15	0	2.8	1.7
⑳肉まんとクリームパンの献立	47	583	11.2	25.4	82.8	6	376	6	11	0.2	7	0	0.7	0.01	0	0	1.0	2.1
㉑手延べそうめんの献立	48	595	10.0	11.8	109.6	751	335	47	123	5.2	33	0	1.9	0.16	13	1	5.0	1.8

献立名	掲載ページ	エネルギー	たんぱく質	脂質	炭水化物	無機質					ビタミン					コレステロール	食物繊維総量	食塩相当量
						ナトリウム	カリウム	カルシウム	リン	鉄	A（レチノール活性当量）	D	E（α-トコフェロール）	B_1	C			
		kcal	g	g	g	mg	mg	mg	mg	mg	μg	μg	mg	mg	mg	mg	g	g
たんぱく質20gの昼食・夕食メニュー																		
①サケのホイル焼きの献立	55	610	20.4	15.0	92.7	612	622	186	321	1.8	129	16.0	1.4	0.20	22	31	4.2	1.9
②カキフライの献立	56	605	20.3	19.7	83.1	570	495	109	277	3.0	150	0.3	5.0	0.18	36	125	3.2	1.9
③アジのかば焼きの献立	57	613	18.2	14.2	97.5	499	590	99	264	0.9	36	5.4	2.7	0.16	38	44	2.7	2.0
④カジキのみそマヨネーズ焼きの献立	58	641	20.4	19.5	91.8	722	703	61	323	1.3	78	6.2	5.1	0.14	28	56	3.6	1.7
⑤ミートボールのクリーム煮の献立	59	614	18.6	21.6	81.9	739	657	95	228	1.9	207	0.5	1.8	0.38	37	58	4.8	1.8
⑥チンジャオロースーの献立	60	601	19.6	20.4	79.7	719	677	68	239	2.5	77	0	2.4	0.17	40	48	3.7	1.8
⑦ピーマンの肉詰め揚げの献立	61	618	18.6	21.4	85.4	702	575	101	233	1.8	61	0.4	2.2	0.47	39	83	4.6	1.7
⑧鶏肉のみそ漬け焼きの献立	62	634	20.7	15.6	95.7	672	678	55	261	1.1	190	0.1	2.5	0.17	17	52	5.8	1.7
⑨マーボー豆腐の献立	63	603	18.8	19.7	83.4	652	475	173	281	2.7	148	0.5	2.9	0.30	11	120	4.2	1.8
⑩生揚げと豚肉のみそいための献立	64	616	20.4	19.6	82.3	734	465	236	274	3.5	172	0.2	2.6	0.51	16	28	4.0	1.7
⑪水炊きなべの献立	65	578	20.0	11.5	95.6	745	709	125	297	2.1	130	0.4	1.2	0.23	25	54	4.1	1.9
⑫ブイヤベースの献立	66	585	21.4	18.3	79.9	739	564	95	304	1.4	46	0.4	2.4	0.16	30	65	4.9	2.0
⑬魚介と野菜の天ぷらの献立	67	621	18.6	20.5	86.9	426	664	62	280	1.2	28	0.6	3.3	0.24	14	95	4.8	1.9
⑭五目チャーハンの献立	68	600	20.1	15.8	78.1	308	426	73	241	1.2	150	0.5	2.5	0.10	39	170	2.4	2.2
⑮焼き肉の献立	69	637	20.9	22.9	82.4	305	660	105	235	2.9	161	0	1.1	0.19	24	71	3.6	1.8
⑯グラタンの献立	70	590	17.9	18.7	95.4	218	613	61	148	1.5	306	0.9	2.8	0.13	42	221	3.5	1.9
⑰ハンバーガーの献立	71	617	19.0	26.3	77.3	247	621	91	89	0.2	29	0.2	0.2	0.05	8	8	2.1	2.0
⑱ギョーザとシューマイの献立	72	637	21.7	21.8	88.4	439	373	68	152	1.5	88	0.9	0.7	0.06	4	210	5.5	1.9
⑲鶏肉のから揚げサンドの献立	73	598	18.8	28.1	68.3	281	615	151	184	0.8	65	0	1.3	0.13	17	12	3.1	1.9
⑳サバのみそ煮とひじきの煮物の献立	74	607	20.4	22.7	81.0	96	687	25	69	0.4	21	0	0.8	0.04	38	23	1.5	1.9
たんぱく質５ｇのメニュー																		
①低たんぱくおにぎりの5g献立	78	537	5.0	9.9	114.0	567	217	325	126	0.9	91	0	0.2	0.05	4	0	2.2	1.3
②低たんぱくパンとサラダの5g献立	79	526	5.7	34.6	49.8	500	201	22	97	0.4	6	0.1	1.6	0.10	12	12	2.2	1.3
たんぱく質25gのメニュー																		
①魚介ちらしずしの特別献立	80	734	26.6	19.7	109.4	807	729	141	459	3.2	469	8.4	3.2	0.19	45	259	5.2	2.3
②ミニビーフステーキの特別献立	82	675	23.2	17.8	104.8	821	879	187	303	3.2	176	0	3.9	0.28	59	74	6.8	2.1
エネルギーアップのための1品料理																		
なすのフライ	85	99	1.9	6.4	8.1	149	104	11	27	0.3	8	0.1	0.9	0.03	2	13	1.2	0.4
ポテトのマヨネーズ焼き	85	107	1.0	7.6	8.9	187	174	2	16	0.2	2	0	1.5	0.03	11	6	0.8	0.5
くずきりの黒みつかけ	85	98	0.1	0	24.6	2	55	15	4	0.4	0	0	0	0	0	0	0.1	0
低たんぱくきな粉もち	86	94	0.3	0.3	22.6	0	16	0	7	0	0	0	0	0	0	0	0	0
くずきりの酢の物	86	104	0.4	5.1	13.7	199	88	13	15	0.3	77	0	0.2	0.02	5	0	0.7	0.5
揚げはるさめの汁仕立て	86	106	0.7	7.1	9.2	272	46	9	23	0.1	3	0	1.0	0.02	0	0	0.7	0.7
玉ねぎのかき揚げ	87	171	2.2	11.4	13.7	9	88	14	30	0.3	23	0.1	1.5	0.03	3	26	0.9	0
抹茶ういろう	87	201	0.7	0.1	48.9	2	38	8	19	0.4	24	0	0.3	0.01	1	0	0.4	0
低たんぱくマカロニのかりんとう	87	189	0.1	6.2	32.9	6	11	12	6	0.1	0	0	0.8	0	0	0	3.8	0
タピオカ入りミルクティー	88	182	1.2	5.9	30.6	41	26	11	37	0.1	1	0	0	0	0	1	0.1	0.1
低たんぱくスパゲティのガーリックソテー	88	206	0.4	10.3	27.6	162	32	1	14	0.1	0	0	1.3	0.01	1	0	4.2	0.4

おもな使用材料別

料理索引

・おもな使用材料を１つに特定しにくいものは、＊印をつけて複数に分類してあります。
・汁物、デザートは別に分類しました。
・作り方や盛り方を記していない料理や食品は載せていません（一部例外あり）。

卵・乳製品

※乳製品利用料理はデザートの項にもあります。

魚介・魚介加工品

肉・肉加工品

大豆・大豆製品

野菜・芋

くだもの・デザート

汁物

めん・パスタ・パンなど

でんぷん製品

ごはん・もち

食事の記録をつけてみましょう

食事記録をつけることは、食事療法の効果を上げる
第一歩となります。できるところから取り組んでみませんか。

※記入用紙はコピーしてご利用ください。

step 1 およその記録をつけてみましょう。

食べた料理の食材や調味料と、わかる範囲でそれぞれの概量を記録してみましょう。カリウム節制のポイントである下ゆでをしたものには、「ゆで」と記しておきます。

［記入例］

日付 5/20 （水）

朝

ごはん 茶碗1杯
焼き魚 鮭 小1切れ
しょうゆ 小さじ半分
サラダ 小鉢1つ
ゆでキャベツ 1/2枚
ゆで人参 3切れ
マヨネーズ 大さじ1

step 2 計量してみましょう。

食べた食材や調味料の重さを計量してみましょう。計量のしかたは8ページを、調味料の重さは118ページを参照してください。計量することで、ふだん口にする食品の重量を確認できます。

step 3 栄養計算をしてみましょう。

『食品成分表』(141ページ参照) には、食品100gあたりの栄養成分値が掲載されています。Step2で計量した重量当たりの栄養成分値を算出してみましょう。食品成分表の見方がわからない場合は、管理栄養士にお尋ねください。

［記入例］

朝昼夕	献立名	食品	重量(g)	エネルギー(kcal)	たんぱく質(g)	カリウム(mg)
朝	ごはん	ごはん	150	252	3.8	44
	焼き魚	鮭	50	67	11.2	175
		しょうゆ	3	2	0.2	12
	サラダ	ゆでキャベツ	50	10	0.5	46
		ゆで人参	20	8	0.1	48
		マヨネーズ	12	84	0.2	2
小計				423	16.0	327
昼						

食事の記録 step 1

日付	／　（　）	／　（　）	／　（　）
朝			
昼			
夕			
間食			
メモ			

食事の記録 step 3-❶

年　月　日

朝昼夕	献立名	食 品	重量(g)	エネルギー(kcal)	たんぱく質(g)	カリウム(mg)	食塩(g)
朝							
	小 計						
昼							
	小 計						
夕							
	小 計						
間食							
	小 計						
	1日合計						

※ステップ2にもご利用ください。

食事の記録 step 3-❷

年　　月　　日

朝昼夕	献立名	食 品	重量 (g)	エネルギー (kcal)	たんぱく質 (g)	カリウム (mg)	食塩 (g)

※ステップ3-❶の記入用紙を参考に自由にお使いください。

検査の記録をつけてみましょう

検査結果に関心を持ち、体重を測る習慣は、
よりよい療養生活を送るのに役立ちます。

	／（ ）	／（ ）	／（ ）	／（ ）	／（ ）	／（ ）	／（ ）	／（ ）

検査の記録

- 血液検査の読み方は103ページをご参照ください。
  目標値は、病態によって異なりますので、
  主治医にお尋ねください。
- 記録用紙はコピーしてご利用ください。

			日付	［記入例］ 5/20（水）	／（　）	／（　）
項目		正常値	目標値			
血圧 (mmHg)			130/80	130/82		
脈拍 (/分)				84		
体温 (℃)				36.5		
体重 (kg)				51.6		
推定糸球体濾過率(eGFR) (mℓ/分)				22.2		
血液検査	尿素窒素(BUN) (mg/dℓ)	8〜20		26.3		
	クレアチニン(Cr) (mg/dℓ)	男性0.58〜1.05 女性0.39〜0.85		2.43		
	尿酸(UA) (mg/dℓ)	男性3.2〜7.0 女性2.4〜6.3		7.9		
	ナトリウム(Na) (mEq/ℓ)	134〜148		136		
	カリウム(K) (mEq/ℓ)	3.6〜5.0		4.8		
	クロール(Cl) (mEq/ℓ)	96〜110		98		
	カルシウム(Ca) (mg/dℓ)	8.4〜10.1		10.3		
	リン(P) (mg/dℓ)	2.4〜4.6	5.5以下	3.6		
	総たんぱく(TP) (g/dℓ)	6.4〜8.2		7.2		
	アルブミン(Alb) (g/dℓ)	3.9〜5.1		3.5		
	ヘモグロビン(Hb) (g/dℓ)	男性13.5〜17.5 女性11.5〜15.0	10〜12	7.8		
	ヘマトクリット(Ht) (%)	男性39.8〜51.8 女性33.4〜44.9	30〜36	23.9		
蓄尿検査	24時間尿たんぱく定量 (g/日)					
	蓄尿からの推定たんぱく質摂取量 (g/日)					
	推定食塩摂取量 (g/日)					
メモ				昨日は歓送迎会で会食		

推定糸球体濾過率（eGFR）＝［(140－年齢)×体重（kg)］÷血清クレアチニン(mg/dℓ)÷72　※女性ではこの数字に0.85をかける

著者プロフィール

監修

宮本佳代子（みやもとかよこ・管理栄養士）
自治医科大学附属病院栄養部栄養室長、千葉県立保健医療大学健康科学部准教授、聖徳大学教授をへて、現在、晃陽看護栄養専門学校管理栄養士学科教授
1976年 女子栄養大学大学院修士課程修了。日本病態栄養学会、日本公衆衛生学会などの評議員を務める。監修『腎臓病 たんぱく質30gの献立集』『腎臓病 透析患者さんのための献立集』、共著『糖尿病の人の食事』（以上、女子栄養大学出版部）、『看護栄養学』（医歯薬出版）、『わかりやすい栄養学』（ヌーヴェルヒロカワ）他多数。

栄養指導

佐藤敏子（さとうとしこ・管理栄養士）
自治医科大学附属病院臨床栄養部栄養室長をへて、現在、東都大学管理栄養学部管理栄養学科講師
1979年 共立女子大学家政学部食物学科管理栄養士専攻卒業。共著『腎臓病 たんぱく質30gの献立集』『腎臓病 透析患者さんのための献立集』（以上、女子栄養大学出版部）、監修『高血圧の食事術』（主婦と生活社）など。

病態解説

田部井薫（たべいかおる・医師）
自治医科大学名誉教授。現在、南魚沼市民病院院長
1975年 群馬大学医学部卒業。編著『そこが知りたい透析ケアQ&A』（総合医学社）、以下共著『腎臓病 たんぱく質30gの献立集』『腎臓病 透析患者さんのための献立集』（以上、女子栄養大学出版部）、『内科学』『新生理科学大系』（以上、医学書院）他多数。

大河原晋（おおかわらすすむ・医師）
自治医科大学教授（腎臓内科）
1991年 自治医科大学医学部卒業。慢性腎臓病症例の栄養療法および栄養状態と認知機能、脳内酸素動態に関する臨床研究を指導中。発表論文多数。

Staff
編　集 ● 足立礼子
撮　影 ● 川上隆二
デザイン ● フレーズ
イラスト ● 野呂田早苗
校　正 ● くすのき舎

献立

茂木さつき（もぎさつき・管理栄養士）
自治医科大学附属病院臨床栄養部
栄養室長

荒川由起子（あらかわゆきこ・管理栄養士）
自治医科大学附属病院臨床栄養部

手塚洋子（てづかようこ・管理栄養士）
元 自治医科大学附属さいたま医療センター栄養部

猪野瀬渚（いのせなぎさ・管理栄養士）
自治医科大学附属さいたま医療センター栄養部

野城詩乃（のしろしの・管理栄養士）
元 自治医科大学附属病院臨床栄養部

調理

今井久美子（いまいくみこ・栄養士）
料理研究家
1974年 女子栄養大学栄養学部卒業。元内閣府食品安全委員会委員。以下、共著『腎臓病 たんぱく質30gの献立集』『腎臓病 透析患者さんのための献立集』『高齢者のための食事制限メニュー』『胃手術後の人の朝昼夕献立カレンダー』（以上、女子栄養大学出版部）他多数。

腎臓を守る食事シリーズ❸
腎臓病
たんぱく質40gの献立集 改訂版

2011年7月20日　初版第1刷発行
2015年7月10日　初版第4刷発行
2019年8月10日　改訂版第1刷発行

著　者 ● 宮本佳代子・佐藤敏子・田部井薫・大河原晋・今井久美子
茂木さつき・荒川由起子・手塚洋子・猪野瀬渚・野城詩乃
発行者 ● 香川明夫
発行所 ● 女子栄養大学出版部
〒170-8481　東京都豊島区駒込3-24-3
電　話 ● 03-3918-5411（営業） 03-3918-5301（編集）
http://www.eiyo21.com
振　替 ● 00160-3-84647
印刷・製本 ● 図書印刷株式会社

ISBN978-4-7895-1855-0